Les annonces en cancérologie

W0309015

Springer

Paris
Berlin
Heidelberg
New York
Hong Kong
Londres
Milan
Tokyo

Olivier Bouché et Bernard Ulrich

Les annonces en cancérologie

Le médecin face au malade

Témoignages et repères méthodologiques

PROSEIC

Repères pour adapter les attitudes et les paroles

Springer

Olivier Bouché

Médecin hépato-gastroentérologue
et cancérologue digestif au CHU
de Reims
Professeur des Université à la Faculté
de Médecine de Reims
Vice-Président du réseau régional
de cancérologie ONCOCHA
Hôpital Robert Debré CHU Reims
Avenue Général-Koenig
51092 Reims Cedex

Bernard Ulrich

Directeur retraité d'un établissement
universitaire
Enseignant, Conseiller pédagogique
Formateur de formateurs
Responsable associatif

ISBN : 978-2-8178-0246-6 Springer Paris Berlin Heidelberg New York

© Springer-Verlag France, 2011, réimprimé en 2012
Springer-Verlag France est membre du groupe Springer Science + Business Media
Imprimé en France

Cet ouvrage est soumis au copyright. Tous droits réservés, notamment la reproduction et la représentation la traduction, la réimpression, l'exposé, la reproduction des illustrations et des tableaux, la transmission par voie d'enregistrement sonore ou visuel, la reproduction par microfilm ou tout autre moyen ainsi que la conservation des banques de données. La loi française sur le copyright du 9 septembre 1965 dans la version en vigueur n'autorise une reproduction intégrale ou partielle que dans certains cas, et en principe moyennant le paiement des droits. Toute représentation, reproduction, contrefaçon ou conservation dans une banque de données par quelque procédé que ce soit est sanctionné par la loi pénale sur le copyright.
L'utilisation dans cet ouvrage de désignations, dénominations commerciales, marques de fabrique, etc. même sans spécification ne signifie pas que ces termes soient libres de la législation sur les marques de fabrique et la protection des marques et qu'ils puissent être utilisés par chacun.
La maison d'édition décline toute responsabilité quant à l'exactitude des indications de dosage et des modes d'emplois. Dans chaque cas il incombe à l'usager de vérifier les informations données par comparaison à la littérature existante.

DANGER
LE PHOTOCOPILLAGE
TUE LE LIVRE

Liste des auteurs

Alain Behar †
Ancien médecin généraliste à Condé-en-Brie
Ancien praticien attaché
dans le service d'hépato-gastroentérologie
et de cancérologie digestive
du CHU de Reims
Membre d'un groupe Balint
7, rue Château
02230 Condé-en-Brie

Michaël Bensoussan
Médecin hépato-gastroentérologue
au Pôle santé Grande Bibliothèque à Paris
Praticien attaché dans le service
de gastroentérologie de l'APHP Cochin
à Paris
Comédien d'improvisation théâtrale
8, rue René-Goscinny
75013 Paris

Olivier Bouché
Médecin hépato-gastroentérologue
et cancérologue digestif au CHU
de Reims
Professeur des Université à la Faculté
de Médecine de Reims
Vice-Président du réseau régional
de cancérologie ONCOCHA
Hôpital Robert Debré CHU Reims
Avenue Général-Koenig
51092 Reims Cedex

Hervé Curé
Médecin cancérologue à l'Institut
Jean Godinot de Reims
Professeur des Université à la Faculté
de Médecine de Reims
Directeur de l'Institut Jean Godinot
de Reims
1, rue du Général-Koenig
BP 171 51056 Reims Cedex

Bruno Cutuli
Secrétaire national de la Société Française
de Sénologie et Pathologie Mammaire
(SFSPM)
Médecin radiothérapeute oncologue
à l'Institut du Cancer Courlancy à Reims
Polyclinique de Courlancy
38, rue de Courlancy
51100 Reims

Sylvie Demière
Psychologue clinicienne dans le service
d'hématologie et l'Unité de médecine
ambulatoire en cancérologie-hématologie
(UMA-CH) du CHU de Reims
Hôpital Robert Debré CHU Reims
Avenue Général-Koenig
51092 Reims Cedex

Reza Kianmanesh
Médecin chirurgien digestif à l'APHP
Louis Mourier à Colombes
Professeur des Université à la Faculté
de Médecine de Paris 7
Praticien attaché dans le service
de chirurgie du CHU de Reims
Hôpital Louis Mourier APHP
178, rue des Renouillers
92701 Colombes Cedex

Hélène Lenglet
Interne en médecine à l'Unité de médecine ambulatoire en cancérologie-hématologie (UMA-CH)
Hôpital Robert Debré CHU Reims
Avenue Général-Koenig
51092 Reims Cedex

Éric Marquis
Attaché de Recherche Clinique
Centre de Recherche et d'Investigation Clinique (CRIC) CHU de Reims
Hôpital Robert Debré CHU Reims
Avenue Général-Koenig
51092 Reims Cedex

Sandrine Milley
Infirmière d'annonces et d'accompagnement du 3C du CHU de Reims
Infirmière de soins dans l'Unité de médecine ambulatoire en cancérologie-hématologie (UMA-CH) du CHU de Reims
Hôpital Robert Debré CHU Reims
Avenue Général-Koenig
51092 Reims Cedex

Antoine Neuve-Eglise
Médecin généraliste dans l'Unité mobile de soins palliatifs (UMSP) de l'Institut Jean Godinot et du CHU de Reims
1, rue du Général-Koenig
BP 171 51056 Reims Cedex

Thuy-Nguyen Nguyen
Médecin Psychiatre de l'EPSMM à Châlons-en-Champagne
Centre Lewis Carroll
51000 Châlons-en-Champagne

Didier Touche
Médecin radiologue
Chef du service « Centre Sein »
Institut Jean Godinot
36-40, rue Buirette
51100 Reims

Bernard Ulrich
Directeur retraité d'un établissement universitaire
Enseignant, Conseiller pédagogique
Formateur de formateurs
Responsable associatif

Sommaire

« Un bon livre, c'est celui qui sème
à foison des points d'interrogations »
Jean Cocteau

Chapitre 3. De l'annonce au dispositif d'annonce

Chapitre 4. Éléments de techniques de communication interpersonnelle

Chapitre 5. Protocole de communication PROSEIC Du savoir-être au savoir-dire !

Chapitre 6. Confidences d'un patient (guéri !)

Chapitre 7. Témoignages de médecins et de personnels soignants

Chapitre 8. De la théorie à la pratique – Additifs

Chapitre 9. Épilogue

Chapitre 10. Annexes

Dédicaces

À la mémoire de mon maître et ami Alain Behar†
À mon maître et ami Paul Zeitoun
À l'équipe médicale et paramédicale des services d'Hépato-gastro-entérologie et de l'Unité de Médecine Ambulatoire-Cancérologie-Hématologie (UMA-CH) du CHU de Reims
À mon élève médecin et comédien d'improvisation théâtrale, Michaël Bensoussan
À mes amis de la Fédération Francophone de Cancérologie Digestive (FFCD)

À Ammaëlle, Christelle, Damien, Élodie, Éric, Gabriel, Géraldine, Lissan, Mouna, Nathalie, Nicolas, Pascal, Philippe, Reza, Thérésa, Véronique, mes amis
À mes malades, ceux pour qui la vie a basculé ; ceux qui ont repris le chemin de la vie…

À Thuy-Nguyen
À Grégoire et Charlotte
Olivier Bouché

À Roselyne, pour son accompagnement et son dévouement sans limite
À tous ceux qui m'ont soutenu, aidé, encouragé dans ma traversée du cancer
À tous les médecins qui ne m'ont jamais fermé la porte de l'espoir
À tous ceux qui m'ont fait découvrir la planète « cancéropolis » et m'ont initié au « cancéropolien », langage spécifique qui s'impose et que l'on impose aux malades
Bernard Ulrich

À tous les médecins qui croient à l'espoir et qui le rendent accessible
À tous les soignants qui relaient les paroles des médecins avec humanité, générosité et bienveillance
À tous ceux qui consolent, encouragent, assistent les malades dans leur difficile et éprouvant cheminement
À tous les proches des malades qui partagent courageusement le destin de ceux qu'ils accompagnent
Et
À tous les étudiants en médecine pour qu'ils trouvent ici matière à réflexion et outils pour pratiquer plus tard une médecine respectueuse des malades
Olivier Bouché et Bernard Ulrich

« Cet épineux fardeau qu'on nomme vérité... »
Agrippa d'Aubigné

« Il est urgent que les étudiants en médecine soient formés pour devenir des humanistes, connaissant l'âme humaine, tout autant que le métabolisme des acides aminés... »
Marie de Hennezel (2004)
Le souci de l'autre

« Avez-vous jamais pensé au gars derrière vous, prêt à sauter par la fenêtre avec sa belle vérité en boutonnière... »
Patrick Ségal (1977)
L'homme qui marchait dans sa tête

« La manière de dire les choses fait voir la manière dont on les sent, et c'est ce qui touche davantage l'interlocuteur »
Fénelon

« Il y a des circonstances où le mensonge est le plus saint des devoirs »
Eugène Labiche

« La vérité est comme le soleil. Elle fait tout voir et ne se laisse pas regarder »
Victor Hugo

« Le cerveau humain est une éponge toute prête à s'imbiber de tous les mensonges »
Jean Rostand

« Les êtres humains sont plus complexes que les théories qui les expliquent »
Albert Einstein

Avertissement

« Lorsque Dieu fit du mensonge un péché, il créa aussitôt une exception pour les médecins. Apprenez à bien mentir pour mieux consoler »
André Soubiran (1969), *Les hommes en blanc*

Le but de cet ouvrage est moins de trouver des solutions toutes prêtes que de stimuler l'imagination et la réflexion en mettant l'esprit sur la voie d'adaptation correspondant le mieux au but recherché, à savoir : donner au malade une information objective, transparente et souhaitée dans le respect de son humanité, de sa vérité et de sa dignité.

Le processus relationnel autour des consultations d'annonce d'un cancer est complexe, difficile à normaliser, à codifier. Il est possible tout au plus de le replacer dans un cadre indicatif, de le réduire à des schémas simplifiés qu'il conviendra d'adapter, d'extrapoler, de moduler selon le contexte et le patient.

À vrai dire, il n'existe pas de méthodes miracles ou académiques, de méthodes à la Descartes, de modèles scientifiques, de théorie élaborée pour annoncer une mauvaise nouvelle, mais il est toujours possible d'optimiser l'instant où tout bascule chez un patient lorsqu'on lui annonce son cancer. La qualité relationnelle de cet instant est primordiale dans la relation thérapeutique car elle déterminera profondément les rapports de confiance et le vécu de la maladie. Il ne saurait y avoir de politiques ou d'attitudes à adopter une fois pour toute et surtout d'habitudes relationnelles installées unilatéralement et définitivement. Une relation d'aide n'est jamais complètement établie. Elle n'est jamais gagnée d'avance. Il ne peut y avoir de discours meilleurs que d'autres… seulement des points de repères ! PROSEIC !

La mise en pratique de la formule « acronymique » et « mnémotechnique » PROSEIC est le fruit d'une expérience et d'une expérimentation clinique qui a déjà fait ses preuves à une époque où les annonces en cancérologie n'étaient pas une priorité bien formalisées.

Cet ouvrage, rédigé dans un langage accessible et simplifié, abondamment illustré par des témoignages n'a pas l'ambition d'être exhaustif ; les annonces de diagnostic en cancérologie pédiatrique et en hématologie par exemple, n'ont pas été abordées. Il est principalement destiné à tous ceux qui se destinent à exercer la profession médicale et à leur fournir ces indispensables points de repères pour entreprendre une relation d'aide porteuse d'espoir.

« PROSEIC » va ainsi aider les futurs soignants (et ceux qui ont besoin de se remettre en question) à s'interroger, à se positionner, de manière à prendre en compte les sources de frustration et d'angoisse liées à la communication médecin-malade, dont les États Généraux de la Ligue contre le Cancer se sont fait l'écho en son temps.

Il va s'en dire que le contenu de cet ouvrage dédié aux annonces en cancérologie peut s'appliquer parfaitement à l'annonce de toute autre pathologie lourde et traumatisante.
Même si le désir et la sensation de bien faire sont toujours à l'œuvre, les praticiens pourront toujours tirer bénéfice d'une réflexion et d'une introspection sur leurs modalités relationnelles, leur permettant d'analyser leurs pratiques, de les améliorer et ainsi de mieux répondre aux besoins d'information et de soutien des malades dans ces moments particuliers de l'annonce d'une pathologie lourde.
Il convient de noter que derrière l'aspect peut-être déplaisant des techniques de communication se profile davantage un esprit de compréhension et de construction qui transcende ce que de telles techniques peuvent avoir au premier abord de mécanique.
Enfin, l'ouvrage a été écrit au masculin, dans un souci de simplicité typographique ; le genre non marqué ne se veut aucunement discriminatoire.
Par commodité syntaxique, afin d'éviter les répétitions, nous avons employé indifféremment le mot malade et le mot patient, en sachant que :

- le malade est une personne dont la santé est altérée ;
- le patient est une personne qui reçoit des soins.

L'éditeur et les auteurs ne sauraient être tenus pour responsables des conséquences d'une mauvaise interprétation du contenu de l'ouvrage par le lecteur.

Préface

De nombreux acteurs interviennent auprès des malades atteints d'un cancer. De façon originale, cet ouvrage rassemble les expériences et les opinions de tous ces intervenants. Les auteurs sont des spécialistes du diagnostic et des soignants de toutes professions. Un patient, Bernard Ulrich, a lui-même pris la plume et s'exprime dans ce livre. Certains cumulent le statut de malade et de praticien.

L'annonce, moment où le médecin met le malade au courant, s'inscrit déjà dans la prise en soins. Elle inaugure les dialogues à venir, interaction indispensable entre celui qui sait agir et celui qui espère guérir.

Est-il plus facile d'annoncer un cancer qu'il y a vingt ou cinquante ans ? Parler du cancer, c'est certain, car le mot est moins terrifiant, ce que l'on doit aux campagnes de dépistages, aux témoignages de vedettes du cinéma, du sport ou de la politique, ainsi qu'aux succès accrus du traitement. Mais comment le dire au patient qui, devant nous en consultation, attend le diagnostic et la suite ? Mais comment se comporter devant la famille qui l'entoure ? De son côté, comment un malade devant son écran d'ordinateur peut-il situer son cas dans le dédale des informations fournies sur internet ? La communication du diagnostic s'inscrit dans une relation de confiance qui passe à travers les paroles du médecin, son attitude et ses gestes, l'expression de son visage, son écoute de ce que dit son patient. Il n'y a pas de recettes : on trouve dans cet ouvrage plusieurs façons de partager une vérité que l'on devrait délivrer « à dose thérapeutique », et qu'influencent notre formation autant que notre personnalité et notre capacité de tact et de contact.

Chaque intervenant fait part des paroles de soutien offertes en même temps que les indispensables fragments de la vérité. Le professeur Bouché laisse de côté ses connaissances de la maladie et de son traitement pour se consacrer à l'écoute et au dialogue, dont il expose un abord pédagogique résumé par l'acronyme original PROSEIC. On enseigne, on partage, on dit ce que l'on sait : ce livre est l'ouvrage de professionnels, au sens le plus noble du mot.

Une notion saute aux yeux lorsqu'on parcourt les chapitres : le temps. Et d'abord celui du malade qui est fait de lenteur : elle lui est nécessaire pour mesurer à quel point sa vie va changer et pour s'en accommoder. Face à cette prise de conscience pas à pas, le temps accordé à chaque malade par les participants au diagnostic et au traitement est forcément limité, ce que ne cache pas un chapitre bien documenté sur le coût de la qualité.

La lecture de ce livre procure d'agréables surprises. L'académisme est exclu : on propose des pistes, pas des certitudes. Le style ne donne pas dans la litote. On ne fait pas davantage étalage de bons sentiments. Il n'y rencontre aucun triomphalisme, surtout pas celui des médias chaque fois qu'une nouveauté ouvre des perspectives. Vous aurez l'impression, à certaines pages, de lire un roman tant l'ouvrage est illustré de récits, paroles et dialogues pris sur le vif au point de rappeler un échange qu'on a eu soi-même avec un malade.

Ce livre complète avec bonheur l'enseignement de la Faculté. Il faut souhaiter aux étudiants d'apprendre la proximité avec leur patient au fil de leurs expériences et, avant cela, au cours de l'indispensable compagnonnage avec leurs aînés. Ils trouveront ici les jalons de leur apprentissage de l'approche du malade.

Cet ouvrage nous expose la médecine telle qu'elle a été préconisée depuis l'Antiquité ; il nous transmet un humanisme de toujours, pas seulement médical. Il n'est donc pas étonnant de lire des citations de romanciers, de poètes, de philosophes, le poème d'une visiteuse bénévole, l'émotion d'un jeune médecin : c'est la solidarité et le partage de la condition humaine entre personnes que le hasard a mis sur la même route. Ce livre nous rappelle que le médecin est meilleur lorsqu'il a le goût des autres.

Paul Zeitoun
Professeur en gastroentérologie

Avant-propos

> *« Le sage à deux langues, l'une pour dire la vérité, l'autre pour dire ce qui est opportun »*
>
> Euripide

Le cancer reste une maladie grave malgré les indéniables progrès thérapeutiques. Il garde souvent dans le grand public une image de « maladie-fléau irrémédiablement porteuse de mort ». Les premiers temps de l'annonce d'un cancer (mais aussi de sa récidive) sont uniques et fondateurs. Ils vont marquer à tout jamais la relation entre le médecin et le malade. Cette étape fondamentale de la prise en charge du cancer est un traumatisme psychologique redouté par le couple soignant-soigné.

L'information en cancérologie est « ***ce qu'un médecin n'a pas envie de dire à un malade qui n'a pas envie de l'entendre*** ». Cette phrase de Nicole Alby (1995), psychologue, résume l'extrême difficulté de la communication entre soignant et soigné. Après des décennies de non-dits, de vérités travesties, où le mot cancer était tabou, le voile s'est levé et « la longue et douloureuse » maladie est maintenant nommée cancer. La question n'est plus « faut-il dire la vérité ? », mais « comment dire la vérité ? »

Nous sommes rentrés dans une nouvelle ère, où le malade a enfin le droit de savoir ou de ne pas savoir, le droit à l'écoute, au respect et à l'espoir. En 1995, le code de déontologie a précisé que le médecin avait le devoir de donner une information loyale, claire et appropriées au malade. En 1998, lors des États Généraux des malades du cancer, l'importance de l'annonce du cancer a été mise en relief par la quête des patients d'une vérité humanisée. Ces droits impliquent des devoirs mais aussi une compétence relationnelle pour les médecins. Les compétences relationnelles ne sont pas innées et justifieraient un enseignement spécifique trop longtemps négligé dans nos facultés.

Isabelle Moley-Massot (2004) a rappelé « ***qu'il n'existe pas de « bonnes » façons d'annoncer une mauvaise nouvelle mais certaines sont moins dévastatrices que d'autres*** ».

Des recommandations et de nombreux ouvrages ont déjà participé à l'amélioration de l'acquisition de « l'art » de communiquer de mauvaises nouvelles, dont ceux parmi d'autres de Robert Buckman (1994) (*S'asseoir pour parler*), de Martine Ruszniewski (1999) (*Face à la maladie grave*), d'Isabelle Moley-Massot (2004) (*L'annonce : une parole qui engage*), de Marie-Frédérique Bacqué (2008) (*Les vérités du cancer*) et de François Goldwasser (2010) (*La relation médecin-malade en cancérologie*) et de Jean-Louis Pujol (2010) (*L'annonce du cancer*). Cet art de communiquer implique du savoir-faire, mais aussi, du savoir-être et de la maîtrise de soi pour mieux dire.

Ce livre, que nous avons choisi d'écrire à deux voix, a été conçu comme une aide aux futurs soignants et aux soignants. Médecin spécialisé dans les cancers digestifs d'une part, et ancien malade d'autre part, nous exposons notre vision de l'annonce enrichie par l'expérience d'autres soignants (un médecin généraliste, un radiologue, un oncologue, un chirurgien, un radiothérapeute, un attaché de recherche clinique, une infirmière, une psychologue, une psychiatre, une étudiante en médecine, et un médecin des soins palliatifs). Nous abordons aussi des expériences originales de formation pratique à la relation (atelier de théâtre improvisé).

Ce livre ne prétend pas définir des pratiques d'information rigide qui conduiraient à une communication non personnalisée. Il n'y a pas une communication mais des communications. Nous proposons des repères (PROSEIC avec un stylo et deux feuilles), illustrés de nombreux exemples, pouvant aider les soignants à mieux adapter leurs attitudes et leurs paroles pour écouter puis communiquer à leur patient un espoir réaliste.

« J'ai suivi six honnêtes serviteurs. Ils m'apprirent tout ce que je connais. Ils se nomment : quoi – pourquoi – quand – qui – où – comment… »

Rudyard Kipling

La grande question !

C'est un problème éminemment actuel ! Un malade doit-il connaître la vérité, toute la vérité, rien que la vérité ? Tout médecin est un jour amené à se demander s'il doit annoncer à son patient un diagnostic, un pronostic, une récidive, une aggravation…

Que dire ? À qui le dire ? Comment le dire ? Quand le dire ? Où le dire ?

Autant de questions, parmi tant d'autres en cancérologie, auxquelles il faut apporter une réponse satisfaisante et cohérente dans le cadre de la **mesure 40** du premier Plan Cancer.

Faut-il : **Dire !** Faut-il : **Ne pas dire !** Faut-il : **En dire assez !** Faut-il : **Ne pas trop en dire !**

Le malade a le droit de savoir et de tout savoir, mais il a aussi le droit de ne pas savoir. Pénétré de ces droits contradictoires, le médecin porte seul la responsabilité de choisir s'il convient ou non de dire.

Comment appréhender les besoins, le désir profond, avoué ou inavoué, l'intériorité du patient, sans trop en dire pour ne pas instiller le doute, la méfiance, l'angoisse et le désarroi.

Faut-il dire la vérité au malade ?

« Une interrogation délicate, une drôle de question assurément qui s'inaugure par un impératif, pour immédiatement le contrarier d'un point d'interrogation » déclare le Dr Guy Even, généraliste.

Parfois, c'est oui, parfois c'est non ! C'est en fait le bien du patient qui doit trancher. Difficile perception, difficile évaluation, d'autant plus que le médecin doit se méfier de sa propre projection et identification. La question aujourd'hui n'est-elle pas dans la négation de l'impératif « il faut » pour privilégier la recherche du « comment » ! La question n'est-elle plus vraiment celle de la vérité ! Il ne s'agit plus de se soucier d'être dans le vrai ou dans le faux, mais d'entendre l'autre pour l'aider et l'accompagner.

Le médecin aujourd'hui doit soigner un malade et non traiter seulement une maladie. Le malade est une personne… Face à la question « faut-il ?», le médecin doit interroger sa propre implication subjective de soignant pour espérer mieux percevoir ce que le patient veut et peut alors entendre sur sa maladie.

En cancérologie, la question n'est plus : « faut-il dire la vérité au malade ? »
mais : « comment dire la vérité au malade ? »

O. Bouché et B. Ulrich, Reims, mars 2011

Exorde

> *« Il ne suffit pas d'avoir l'esprit bon, encore faut-il l'appliquer bien »*
>
> René Descartes

Docteur !

– Dites-moi la vérité ! Laquelle !
– Tout va bien, j'espère !
– Ne me dites pas que j'ai un cancer !
– Dites-moi ce que je veux entendre !
– Dites-moi ce que je peux entendre !
– C'est bénin ? Non, c'est malin !
– La biopsie est positive ! Ce n'est donc pas un cancer…
– La biopsie est négative ! C'est donc un cancer docteur ?
– C'est grave ? Pas de panique, ce n'est qu'un cancer !
– C'est un cancer ? Non, c'est une lésion !
– Je sais que j'ai un cancer, alors dites-moi tout !
– Alors, c'est un cancer ? Oui, mais un petit cancer !
– C'est sérieux ? Oui et non, c'est embêtant !
– Il n'y a rien de méchant, j'espère ?
– Ne me privez pas de mon ignorance !
– Je voudrais savoir et ne pas savoir
– Vous n'avez rien à me dire ? Vous ne m'avez rien demandé !
– On ne m'a rien dit, je suis la dernière informée !
– Quoi qu'il en soit, je préfère ne rien savoir !
– Vous pouvez tout me dire à moi, je suis réaliste !
– C'est grave ? Oui, mais cela se soigne, même très bien !
– Dites-moi la vérité toute crue, sans détours !
– Le diagnostic ? Vous avez une lésion précancéreuse en voie de transformation !
– … Ouf, je croyais que j'étais malade du cœur !

Dites-moi Docteur, c'est une tumeur ? Non, c'est un cancer !
Dites-moi Docteur, c'est un cancer ? Non, c'est une tumeur !

Le constat : Presque tous les malades veulent connaître la vérité, mais à leur rythme, avec précaution et considération. Ils reconnaissent leur ambivalence : ils veulent savoir et en même temps, ils ne voudraient pas savoir.
Il faut dire la vérité, mais jamais la vérité qui tue l'espoir.
C'est l'espoir qui garde en vie et permet l'acceptation des traitements. L'annonce de la révélation d'un cancer doit se faire dans une éthique de précaution raisonnable.

Bref, il faut choisir la voie de la nécessaire et douloureuse vérité…
Nécessaire : sans vérité, il n'est pas possible de progresser dans la qualité des soins
Douloureuse : la vérité est source d'angoisse tant pour le malade que pour le médecin
… **la voie d'une vérité** (et non de la vérité !) **progressive, adaptée et personnalisée**

Pour mémoire : Code de déontologie médicale sur l'information des patients
Dans son article 35 :

« Le médecin doit à la personne qu'il examine, qu'il soigne ou qu'il conseille, une information loyale, claire et appropriée à son état, les investigations et les soins qu'il propose. Tout au long de la maladie, il tient compte de la personnalité du patient dans ses explications, et veille à leur compréhension. Toutefois, dans l'intérêt du malade et pour des raisons légitimes que le praticien apprécie en conscience, un malade peut être tenu dans l'ignorance d'un diagnostic ou d'un pronostic grave, sauf dans les cas où l'affection dont il est atteint expose les tiers à un risque de contamination… »
« Un pronostic fatal ne doit être révélé qu'avec circonspection mais les proches doivent en être prévenus, sauf exception ou si le malade a préalablement interdit cette révélation ou désigné les tiers auxquels elle doit être faite. »

Dans son article 36 :

« Le consentement de la personne examinée ou soignée doit être à rechercher dans tous les cas. »
« Lorsque le malade, en état d'exprimer sa volonté, refuse les investigations ou le traitement proposé, le médecin doit respecter ce refus après avoir informé le malade de ses conséquences. »
« Si le malade est hors d'état d'exprimer sa volonté, le médecin ne peut intervenir sans que ses proches aient été prévenus et informés, sauf urgence ou impossibilité. »

Chapitre 1

Préambule

« Le mal n'est pas dans les circonstances, mais dans l'opinion que nous en avons »

Épictète

Chapitre 1

Préambule

1-1 L'image du cancer

« La bataille contre son cancer est une partie d'échecs. Le problème est que la maladie part avec les blancs, ce qui veut dire qu'elle a un coup d'avance et que la moindre erreur de manœuvre est fatale. »
Pr Lucien Israël

Une maladie de plus en plus fréquente mais de meilleur pronostic

Le cancer est aujourd'hui une redoutable maladie. Il est devenu la maladie qui fait le plus peur dans l'opinion publique. En 10 ans, le cancer aura tué autant que la 1re Guerre mondiale.

À l'heure actuelle, plus personne ne peut se permettre d'ignorer cette terrible et terrifiante maladie. Personne ne peut se sentir particulièrement protégé face à ce fléau.

La France est au premier rang des taux de maladie par cancer des 15 pays historiques de l'Europe (le taux de mortalité est supérieur à 20 % à la moyenne européenne). On dénombre quelque 350 000 nouveaux cas chaque année, près de 200 000 personnes en meurent. Au total, il y aurait plus de 2 millions de personnes atteintes de cancer et elles seraient 800 000 à suivre un traitement. Selon le Professeur David Khayat (1993), il y aurait un nouveau cas de cancer toutes les 2 minutes. Le cancer tue un homme sur trois et une femme sur quatre, soit un homme ou une femme toutes les 4 minutes ; 400 personnes par jour, l'équivalent d'un « 11 septembre » chaque semaine. Le nombre de nouveaux cas de cancer a augmenté de 63 % en 20 ans. Le cancer tue 20 fois plus que les accidents de la route et 30 fois plus que le sida. Environ 90 % des français connaîtront dans leur entourage une personne atteinte du cancer.

Le tableau I présente les chiffres d'incidence et de mortalité. Les données épidémiologiques montrent que, globalement, 50 % des patients atteints d'un cancer seront vivants après 5 ans et 38 % seront guéris. Le pronostic de survie reste cependant très différent selon le type de cancer et le stade de la maladie au diagnostic.

Tableau I – Les derniers chiffres d'incidence et de mortalité du cancer (disponible sur www.e-cancer.fr).

- première cause de décès chez l'homme (33 %)
- deuxième cause de décès chez la femme (23 %)
- hausse de l'incidence : 357 500 nouveaux cas de cancers estimés en 2010
- baisse de la mortalité : 146 500 décès par cancers estimés en 2010
- prévision 2001 : 365 000 nouveaux cas – 1 000 cas par jour

Concernant l'incidence, l'effet du vieillissement continu de la population devrait augmenter encore le nombre de cancers dans les prochaines années. Dans le même temps, il est probable que le pronostic continue à s'améliorer. Il est aussi probable que, dans le futur, plusieurs cancers surviennent dans sa vie. La tâche la plus difficile sera non pas de comprendre le pourquoi de l'augmentation des cancers, mais malheureusement d'apprendre à vivre avec cette maladie…

Le cancer, image du mal impitoyable, anarchique et dévastateur

En 2011, le cancer est toujours la maladie la plus redoutée. Chacun se sent concerné. Pour beaucoup, le cancer est toujours une maladie mystérieuse dans ses causes, une maladie que l'on regarde de loin avec inquiétude et défiance.

Le mot cancer est chargé de tous les maux. Il reste attaché à l'image du crabe ; le crabe qui avance et recule dans tous les sens, qui s'accroche, qui s'agrippe et qui lacère de ses pinces acérées, qui sort sournoisement de sa cachette pour surprendre…

Dans l'imaginaire collectif, on ne retient que l'image d'une maladie qui a des ramifications un peu partout, « qui vous squatte de l'intérieur, ne vous lâche plus, vous dévore et vous ronge d'une manière ni maîtrisée, ni maîtrisable, plus ou moins rapidement, avec une férocité non contenue ». « L'ennemi » est partout, en soi et hors de soi, traître, tapi, toujours prêt à vous attraper. Le cancer a aussi une résonance particulière, et il est souvent ressenti comme une malédiction, une punition divine, un signal du destin : « pourquoi moi ? », « qu'ai-je fait pour mériter cela ? »

Pour nombre de patients, le cancer est une épreuve suprême, la « maladie des maladies », la descente aux enfers, la vision du spectre de la mort, un tsunami dans la vie ordinaire.

Le cancer est aussi associé à des mots qui précipitent dans le sentiment de finitude, l'angoisse et le tourment.

C'est encore une image corporelle dévalorisée. Pascale Kramer (2011) dans son livre *Un homme ébranlé* écrit : *« **le corps terni par la cendre invisible du cancer** »*.

Le cancer c'est toujours l'amputation, l'ablation, la mutilation qui handicape et dévalorise ; la chimiothérapie qui entraîne des troubles importants et ravageurs dans l'organisme ; la radiothérapie qui brûle ; la déchéance physique liée à l'utilisation de médications agressives… Le cancer inspire le doute, provoque l'angoisse car il n'est pas facile de lutter contre quelque chose qui n'a pas de réalité objective, un contour bien défini, tout est diffus et en quelque sorte irréel (tableaux II, III et IV).

Tableau II – Le cancer, image du mal absolu ! Extrait d'un texte de Marie-Claire Célérier (1998) dans *Champ psychosomatique*.

Avec le reflux du sida en Occident, dont on pensait qu'il allait décimer la jeunesse de nos pays [...], le cancer a rapidement repris sa place de terreur qui nous menace tous, réunissant à lui seul les facteurs de peurs ancestrales :

- sa cause reste souvent inconnue, hormis certains facteurs infectieux ou toxiques comme l'alcool et le tabac dont l'éradication est demandée par les non-fumeurs comme si elle allait nous délivrer du cancer ;
- il représente un inconnu niché en nous, qui se développe à notre insu, d'autant plus sournoisement qu'il reste souvent indolore jusqu'à ce qu'il soit trop tard pour le vaincre ;
- il est vu comme porteur de mort, bien que nombre de cancers soient guérissables ; les visibles de bon pronostic comme les cancers de la peau hors mélanomes, ou les cachés, fréquents comme ceux du sein ou du côlon « s'ils sont pris à temps ». Il n'empêche que dans l'imaginaire collectif, le cancer, c'est la mort lente qui nous habite en secret sans que nous puissions nous en prémunir ;
- il est une menace de mort dans la douleur car, même si ce n'est pas toujours le cas, chacun d'entre nous a le souvenir d'un parent, d'un ami qui n'en finissait pas de s'affaiblir, se dénutrir, sans pourtant quitter cette vie peu à peu rétrécie au tempo de la douleur qui habitait une part de son corps avant de diffuser à l'ensemble ; une douleur un moment calmée par les antalgiques mineurs avant de ne plus l'être que par les morphiniques qui, à forte dose, altèrent la conscience et la personnalité. Douleur, morphine et silence gardé sur la mort menaçante nous ont tous confrontés peu ou prou à une difficulté de contact avec quelqu'un qui ne voulait pas mourir, qui peur de mourir et en qui nous tendons à nous projeter dès que nous nous sentons à notre tour menacés.

Tableau III – L'imaginaire du cancer dans un groupe de parole.

Le cancer est synonyme de :	
Mort annoncée	Isolement – solitude – précarité
Déchéance physique	Douleurs insupportables
Altération de la personnalité	Maladie incurable
Amputation – Ablation	Détresse morale
Le cancer provoque :	
Un choc	Une déchirure
Une rupture	Un basculement
Une cassure	Un effondrement
Le cancer, c'est :	
L'impensable	L'inattendu
L'inimaginable	L'inexplicable
L'incompréhensible	La stupeur
L'irréel	La descente aux enfers

Le cancer, une image ambiguë

Le cancer est bien une maladie pas comme les autres.

Son image ambiguë actuelle : ni totalement guérissable, ni totalement mortel, ni totalement chronique... fait que cette maladie traîne une charge d'imaginaire qui n'a rien à voir avec la biologie. Le cancer est une maladie déroutante, à l'évolution imprévisible qui interdit tout pronostic sans nuances.

Tableau IV – Les qualificatifs et termes associés au cancer dans un groupe de parole.

Adjectifs ***Le cancer est :***	**Verbes** ***Le cancer :***	**Noms** ***Le cancer :***
sournois	agresse	chimiothérapie
impitoyable	brutalise	radiothérapie
incontournable	affole	métastases
anarchique	traumatise	tumeur
dévastateur	déstabilise	mort
ravageur	angoisse	souffrance
incurable	désespère	chute de cheveux
gravissime	dévalorise	récidive
intraitable	dégrade	dépendance
irréductible	culpabilise	morphine

Le cancer a objectivement de quoi effrayer. N'est-il pas depuis 2004 la première cause de mortalité en France ?

Le cancer est toujours une maladie marquée du sceau de l'imaginaire et de l'irrationnel. C'est toute la société actuelle qui est imprégnée de l'image mortifère de cette maladie. Le cancer est toujours un mythe qui continue à marquer profondément l'inconscient collectif. Un mythe qui conserve toujours ses préjugés, ses croyances, ses peurs, ses fantasmes, son réseau d'arrière-pensées.

Le cancer possède encore pour beaucoup une image détestable de mort cruelle accompagnée de souffrances ; de déchéances physiques. Actuellement, on meurt toujours « d'une longue et cruelle maladie ».

Parallèlement à cette cancérophobie, les Français connaissent mieux le cancer ; ils attachent plus d'importances aux symptômes révélateurs et se font soigner plus tôt. Prévention et dépistage se vulgarisent. Mais la grande peur est toujours présente ; tant au niveau de la société que de l'individu, malgré les campagnes d'information, du type : ***« on guérit aujourd'hui un cancer sur deux »***. Chacun craint de se retrouver un jour ou l'autre du mauvais côté des statistiques médicales les plus optimistes, même si les perceptions de la maladie ont changé : évolution des traitements et de l'imagerie médicale, prise en charge de la souffrance, traitements ciblés, opérations chirurgicales moins invasives et invalidantes...

Si, par ailleurs, les mentalités évoluent dans la perception de la maladie, le cancer évoque toujours le pire, le pire dans le pire, même si le pire est de moins en moins certain à notre époque.

Mais lorsqu'une idée a pénétré dans le subconscient collectif, il est difficile de l'en chasser. Les croyances d'hier expliquent les attitudes irrationnelles d'aujourd'hui. Les fantaisies imaginaires autour du cancer sont toujours aussi nombreuses et montrent que les représentations sociales sont relativement solides.

Le mot « cancer », les mots du cancer

Le mot « cancer » est toujours plus ou moins tabou, diabolisé et ne doit être prononcé qu'avec précaution et parcimonie. Quand il ne doit pas être tout simplement occulté du discours. Le mot « cancer » choque, dérange, effraie, angoisse, brutalise...

Le mot a toujours une odeur de cendre, de mort, de mort lente, dégradante, mutilante et dévastatrice, une mort inéluctable à plus ou moins long terme, programmée et tapie dans l'ombre.
« *Le cancer qui vit en moi et qui progressivement prend ma place* », comme l'écrivait Sigmund Freud, qui ne voulait pourtant jamais prononcer le « mot » de sa maladie diagnostiquée en 1923.
Après la lèpre, la peste, la tuberculose « le mot » semble avoir pris la relève dans sa diabolisation actuelle.
Le vocabulaire employé en cancérologie est dur, brutal, voire violent, et demande à être expliqué, décrypté. Il doit être de ce fait rendu accessible et dédramatisé pour ne pas être générateur d'angoisse.
Le groupe EPAC (2002) a mis en place un observatoire du langage et de la communication destiné à faire un état des lieux pour déboucher sur des actions visant à faire évoluer la perception du cancer (voir la synthèse des résultats dans le chapitre 2 : « Amélioration des conditions de l'annonce/Trois dates et une enquête »).
« *Mais peut-on parler d'une maladie dure avec des mots doux ?* » déclare le Docteur Daniel Serin (2002), cancérologue dans le document du groupe EPAC sur l'observatoire du langage. Le soignant dans le dispositif d'annonce doit donc se donner comme mission, entre autres, de faciliter l'acceptation et la compréhension des mots associés au cancer, sans en dénaturer le sens.

- **L'incompréhension isole, culpabilise, déprime.**
- **La dramatisation est facteur d'angoisse.**
- **La minimisation inspire le doute, détruit la confiance.**
- **Le jargon technique déresponsabilise, infantilise.**

Le constat est clair : il est certain que la manière dont le malade voit le cancer dépend de la manière dont on lui a présenté et de la manière dont on lui en parle.

Pour Martine Ruzniewski (1999), psychologue-psychanalyste, les « mots du cancer » n'ont pas pour but premier d'apaiser le patient. Les soignants doivent de ce fait accompagner et guider ce dernier dans sa rencontre avec ce nouveau langage. Le patient ne doit jamais être laissé seul avec la terminologie cancéreuse.
La figure 1 schématise les multiples réactions provoquées par les mots du cancer.

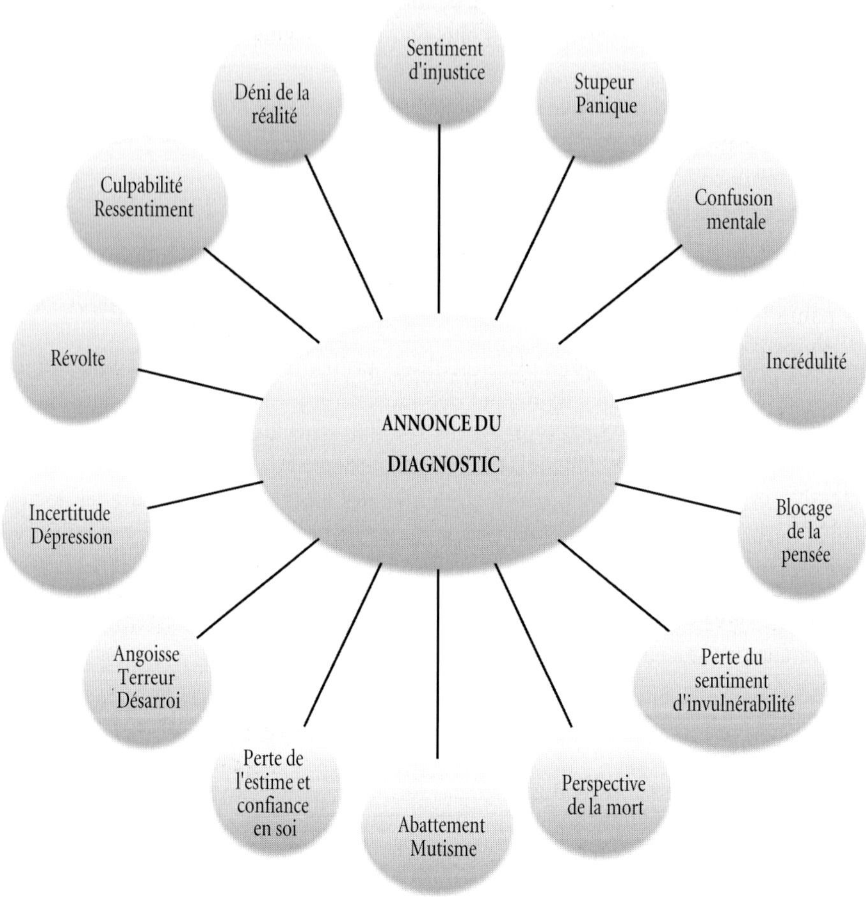

Fig. 1 – Les réactions du patient à l'annonce du cancer.

1-2 Profils de patients

« *L'incertitude est de tous les tourments le plus difficile à supporter* »

Alfred de Musset

Le soignant qui s'apprête à recevoir un patient doit être sans *a priori*, sans avoir à sa disposition un argumentaire préétabli et normalisé. Il doit rester à l'écoute d'un malade qui aura envie d'entendre, de savoir ou au contraire un malade qui préférera rester dans le déni de la maladie pour reporter à plus loin l'annonce du cancer.

Il convient de distinguer le malade qui :

– veut la vérité et la récuse ;
– veut la vérité et l'accepte ;

- veut la vérité pour mieux faire face ;
- veut la vérité et ne peut la supporter ;
- ne veut pas la vérité ;
- ne demande pas la vérité ;
- demande un minimum de vérité ;
- ne se pose pas de question ;
- qui veut partager le savoir du médecin
- se complet dans un optimisme irréaliste ;
- croit toujours en son étoile ;
- panique et s'effondre ;
- n'y croit plus ;
- se résigne et sombre dans la dépression ;
- se fait l'avocat du diable ;
- …

Selon certains médecins, il y aurait deux grandes catégories de patients :

- ceux pour qui la maladie est ancrée au plus profond d'eux-mêmes. Ils sont entièrement habités par la maladie, une maladie qui phagocyte leurs pensées nuit et jour ;
- ceux pour qui la maladie est une contrainte supplémentaire à leur existence. Elle doit être gérée comme il se doit, mais elle ne doit pas prendre le dessus sur le reste. La maladie est une réalité qui doit se gérer avec une certaine hauteur sans envahir leur vie quotidienne habituelle.

Il va s'en dire que ces deux modes de fonctionnement bien distincts induisent des prises en charge différentes.

D'après le chirurgien Gérard Saillant, les patients se répartissent selon une courbe de Gauss :

- une petite catégorie veut absolument tout savoir ;
- une petite catégorie ne veut rien savoir ou ne veut pas entendre la vérité (déni).

Entre ces deux catégories de patients, une grande majorité veut une part de vérité en gardant espoir.

Il existe un réel décalage entre l'imaginaire du malade (vérité subjective) et la réalité médicale (vérité objective). Ce décalage s'accroît sous l'influence de multiples facteurs : situation familiale, professionnelle, âge, niveau de formation…

Le médecin doit donc inventer un équilibre entre ces vérités, en conciliant information – sincérité – loyauté et humanité, pour cultiver et pérenniser une relation partenariale de qualité avec le patient. Il doit de ce fait adapter en permanence le discours et la relation thérapeutique. D'où la nécessité de bien identifier le degré émotionnel de chaque patient au niveau de l'annonce du diagnostic, en sachant que :

- tous les patients n'ont pas la même structure psychologique, la même personnalité, le même tempérament (aptitude à la résilience), la même capacité à réagir, la même volonté ;
- tous les patients n'ont pas le même parcours de santé, les mêmes antécédents familiaux, la même spiritualité ;
- tous les patients n'ont pas le même cadre de vie familial, le même cadre de vie professionnel, la même religion, la même nationalité ;

– tous les patients n'ont pas la même histoire, le même passé ;
– sans oublier que le sexe, l'âge, le niveau culturel sont autant de facteurs discriminants d'un individu à l'autre.

De ce fait, les patients n'ont pas tous les mêmes raisons de vivre une relation identique avec la maladie. Toujours est-il que, quelle que soit la situation, chacun aime entendre des paroles rassurantes.

Le malade a besoin d'une complicité tonique et saine avec le médecin. Le relatif détachement d'un malade peut cacher en réalité un besoin de se libérer de son angoisse. La dérision, l'humour peuvent être un paravent pour masquer un profond désarroi.

Le cancer est une pathologie qui emmure bien souvent le patient. Si ce dernier ne se confie pas, cela ne veut pas dire qu'il n'a pas envie de parler. D'où l'intérêt d'un questionnement personnalisé. Le médecin doit comprendre la demande réelle de son patient. Le premier devoir du médecin consiste non pas tant à établir un diagnostic, encore moins un pronostic mais à créer un climat de confiance entre lui et son patient.

Le patient va devoir s'approprier sa maladie, « apprivoiser son cancer », en adoptant une attitude qui se caractérise par un consentement lucide à une nouvelle réalité, à une situation imprévue qu'il va falloir assumer, tout en envisageant un possible avenir avec son cancer. Pour un patient le désir de guérir est toujours présent, même dans l'acceptation d'un sombre pronostic (tableau V).

Tableau V – Facteurs influençant le retentissement de l'annonce sur le patient.

– L'angoisse de la mort voire d'une mort douloureuse (très spécifique à l'annonce d'un cancer)
– Sa représentation de la maladie, qui diffère d'un individu à l'autre, d'un sexe à l'autre…
– La spécificité de l'organe atteint (sein : atteinte de la féminité ; prostate : sexualité compromise…)
– La prise de conscience de sa vulnérabilité, la dépréciation de l'image de soi… (choc – sentiment d'impuissance)
– La perspective de la dépendance (angoisse de la déchéance physique)
– L'éventualité d'une relative précarité (abandon du lien social –situation financière compromise…)
– Son histoire personnelle : sens donné à la maladie, situation familiale, relations dans le couple, présence d'enfants en bas âge, projets de vie, antécédents médicaux familiaux ou socio-professionnels, réactivation de traumatismes antérieurs (deuils).

1-3 Paroles de malades

« Il faut mentir, s'il n'y a que du mal à attendre de l'aveu d'une vérité »

Michel Leiris

Fiction : Tour de table dans un groupe de paroles. Rethel (10 septembre 2010)
Débat animé par M. R.G., psychologue
Question : « Faut-il dire la vérité au malade ? »

« Le médecin m'a inoculé le virus de l'angoisse. J'ai été contaminé, le 23 décembre, la veille de Noël. Sans préavis, sans ménagement, d'une manière robotisée, mécanique : « C'est un cancer, il faut vous faire soigner tout de suite. Voilà la marche à suivre ». En rentrant chez moi, j'ai consulté un dictionnaire médical. Il y a de quoi paniquer n'importe qui. J'ai pensé que j'allais mourir bientôt ! Les médecins oublient que dans la tête d'un patient, ça travaille ! Il n'y a rien de pire que de rester dans le doute. »

« Les médecins ne sont pas toujours psychologues. Certains parviendraient à saper le moral d'un régiment de parachutistes. Ils vont à l'essentiel : soigner la tumeur, sans trop se préoccuper du reste. Pourtant le moral des malades est très important dans la guérison. Une annonce trop rapide, mal cadrée et sans précaution et c'est l'angoisse. Le système immunitaire en prend un coup, au moment où l'on en a le plus besoin. »

« Il faut responsabiliser le malade, ne pas l'infantiliser. Il faut lui dire ce qu'il a, avec les plus et avec les moins, en rassurant, mais en disant néanmoins que c'est quand même sérieux et que nous avons des choses à faire ensemble. On doit être acteur. Mais quand on demande l'information, il faut l'assumer. Il faut être très bien accompagné et prêt à la recevoir. »

« C'est un grand choc dans notre vie, nous le recevons mal quelle que soit la façon dont le diagnostic nous est donné. C'est le basculement de notre vie, dans un autre monde, la sidération, l'anéantissement, une sentence de mort programmée, une violence inouïe de passer en quelques minutes de l'état de bien-portant à celui de cancéreux. »

« La vérité, je l'ai cherchée tout de suite, pour prendre mes responsabilités. À quoi ça sert de se mettre la tête sous l'oreiller, de faire la politique de l'autruche, de se voiler la face. Pour guérir, il faut regarder la maladie en face, et appeler un chat un chat. Mais le mot cancer fait toujours peur et affole les gens. Le prononcer permet à certains de l'exorciser. »

« Les malades veulent être informés, mais pas n'importe comment, pas n'importe quand, pas n'importe où. Ils demandent à ce que l'information leur soit délivrée avec respect et délicatesse... Ce qu'ils veulent ce n'est pas tout savoir, c'est trouver une écoute et une disponibilité adaptées à leur cas. Ils veulent pouvoir s'adapter à leur rythme à ce qu'on leur apprend sur leur état de santé. »

« À l'énoncé du diagnostic, j'ai senti un incommensurable déchirement intérieur. Tout se dérobait sous mes pieds, j'étais précipité dans une spirale infernale avec des vertiges nauséeux. J'étais perdue, affolée, terrassée, sans repères. Je sentais que toute ma vie venait de basculer en chute libre dans un

effroyable précipice dont on ne peut plus jamais sortir. Tout tournait autour de moi, c'est comme si je n'entendais plus rien, et que je voyais la vie en noir et blanc… Ma gynécologue venait de m'annoncer, très mal à l'aise : « Vous avez un cancer du sein. Vous allez devoir subi une intervention chirurgicale et suivre une chimiothérapie. »

« Face à la maladie, je me suis sentie démunie et désemparée. Plus rien ne pourrait désormais être comme avant. Mes projets se sont évanouis, l'avenir n'existait plus. »

« Le cancer est un mal invisible, sournois, impitoyable qui vient subrepticement s'immiscer dans votre vie. C'est un fléau incontrôlable, anarchique, dévastateur, qui conduit à une mort lente, dégradante, mutilante et inexorable. L'épée de Damoclès est là en permanence. Avec le mot cancer tout s'est écroulé autour de moi. Tout a basculé, le vertige, la nausée… »

« L'annonce de la maladie peut être un viol. »

« C'est dans le regard du médecin que j'y ai lu la vérité. »

« Le plafond m'est tombé sur la tête… puis, la chaise est rentrée dans le carrelage »

« Un de mes amis ne voulait pas savoir qu'il avait un cancer. Malgré la radiothérapie, il disait à qui veut l'entendre que son traitement était de la prévention. S'il avait su la vérité, il ne s'en serait sûrement pas sorti. »

« Je ne me posais pas de question. Je faisais confiance aux médecins. Si j'avais su que j'avais un cancer, je ne sais pas si le l'aurais supporté et si je m'en serais sorti. »

« Tout doit être basé sur la notion de confiance. Lorsque la confiance n'y est plus, le moral en subit les conséquences. Il n'y a rien de pire pour le malade d'entrer dans le royaume du doute. »

« Le médecin doit être pédagogue, sans donner de faux espoirs et sans inspirer la crainte. Pour rassurer le malade, il doit être rassuré lui-même, au moins le montrer ! Il y a rien de pire, qu'un médecin qui cherche ses mots, qui vous fuit du regard avec gêne ou désinvolture. »

« Le moral participe à cent pour cent à l'envie de se battre. Si le médecin ignore cet aspect, alors il passe à côté de la nature même de sa mission. Un mot gentil, un regard qui accroche, une parole réconfortante, et c'est l'espoir qui rebondit… »

« Les médecins manquent souvent d'attention pour notre souffrance. Trop d'informations techniques, souvent peu de temps accordé pour discuter et fatalement cette sensation de déshumanisation qui en découle. »

« Celui qui s'abrite toujours derrière sa maladie, qui s'en sert comme alibi, qui la considère comme un châtiment, un coup du destin est enclin à la passivité. La passivité, le découragement, la léthargie et la résignation diminuent nos chances de retrouver la santé. Le médecin a un grand rôle, un grand pouvoir à jouer sur la volonté de vivre, de guérir, de surmonter l'épreuve chez le patient. Tout est dans l'attitude et les mots pour dire les maux… »

Réponses construites ou adaptées pour positionner le débat

1-4 Profil de soignants : être « cure » ou être « care » ?

« Ne talonnez pas trop la vérité de crainte qu'elle ne vous casse les dents »

George Herbert

De façon caricaturale, deux grands profils de personnalité peuvent être différenciés. Le profil « cure » qui signifie en anglais traiter, soigner et le profil « care » qui signifie prendre soin.

Le médecin « *cure* » est factuel, technique et scientifique.

Son patient dira de lui qu'il est : organisé, rigoureux, calme, ponctuel, et qu'il « va droit au but ». En revanche, le patient va le ressentir comme : froid, distant et insensible.

À l'opposé, le médecin « *care* » est humain, intuitif et humaniste.

Le patient va le juger : sensible, naturel, chaleureux, kinesthésique, « à l'écoute » et conciliant. Ce médecin est très apprécié mais son gros défaut et d'être « toujours en retard ».

Des profils variables dans le temps

Les profils décrits ci-dessus sont caricaturaux. Ils peuvent varier dans le temps au cours de la vie professionnelle. L'étudiant en médecine vivant dans la crainte de louper un diagnostic ou de ne pas appliquer le bon traitement sera le plus souvent *cure*. Il va acquérir de l'expérience dans le temps en recentrant son profil vers le *care*.

Un équilibre entre les deux profils

L'idéal est d'acquérir un équilibre entre les deux profils. Si le médecin est trop dans l'empathie puis la sympathie, s'il repense le soir venu à ses relations difficiles avec le patient, avec éventuellement des troubles du sommeil, il est trop dans le *care*. Il devra impérativement en parler et confier son patient à un autre soignant. Trop de sentiments ou de sympathie peuvent nuire aux relations avec le malade. La relation thérapeutique ne peut pas fonctionner essentiellement sur le mode du bon sentiment et de l'écoute compassionnelle.

Un choix de spécialité selon le profil dominant

Chaque être humain a un profil de personnalité, qu'il lui sera bien difficile de modifier. Le choix de la spécialité médicale sera donc primordial et guidé si possible par le profil dominant correctement identifié.

- Un médecin *cure* devra donc privilégier une spécialité où les relations avec le malade ne sont pas prépondérantes, par exemple : la médecine biologique, la médecine de santé publique…
- *A contrario*, un médecin *care* pourra privilégier une spécialité où les relations avec le malade sont importantes par exemple la psychiatrie, la cancérologie… Cependant, un médecin qui est trop affectif pourra avoir du mal à assumer les annonces de mauvaises nouvelles.

L'amélioration de la rhétorique et de la communication, avec l'aide de protocole de communication, peut aider les soignants à équilibrer leur profil *cure-care* (tableaux VI, VII, VIII).

Tableau VI – Les six niveaux de compétence de « l'annonceur ».

Savoir	→ Compétences universitaires techniques et scientifiques (ne pas abuser d'une terminologie incompréhensible pour le patient lors de l'annonce)
	→ Informations pertinentes récoltées grâce à un questionnement ajusté
Savoir-faire	→ Compétences techniques. Expérience – Expérimentation de la pratique médicale
Savoir être	→ Compétences relationnelles et communicationnelles – présence compréhensive – disponibilité – empathie participante – écoute
Savoir dire	→ En dire assez – ni trop no trop peu dans une relation attentive d'écoute et d'adaptation
Savoir choisir	→ Décider en fonction de l'état biologique et psychologique du patient et selon le contexte
Savoir devenir	→ S'informer de la globalité et de la singularité du dossier du patient
Le savoir-être est primordial dans le dispositif d'annonce.	

Tableau VII – Profils de personnalité des soignants.

***CURE* – traiter soigner**	***CARE* – prendre soin**
Factuel, technique, scientifique	**Humain, intuitif, humaniste**
• organisé • rigoureux • calme • ponctuel • il va droit au but	**• sensible • naturel • chaleureux • kinesthésique • à l'écoute • conciliant**
• froid • distant • insensible	**• en retard**

Tableau VIII – Qualités de l'annonceur.

→ **Perception des autres : considération et respect**
Chaque patient est une personne unique ayant chacun sa propre personnalité, ses besoins, ses attentes spécifiques, ses rêves et ses craintes…
→ **Sens de l'observation et clairvoyance**
Déceler le sens profond de ce que font et disent les patients, de ce qu'ils ne disent pas et ne font pas.
→ **Esprit de sincère curiosité**
Savoir questionner, écouter.
La patience est notamment une vertu à cultiver.
→ **Empathie et relation compassionnelle**
Intérêt sincère pour le malade.
Ni fusion, ni désinvolture, ni indifférence, ni détachement.
→ **Respect et loyauté**
Instauration d'un véritable climat de confiance.
Respect de la parole donnée.
→ **Ouverture d'esprit**
Pas de jugements ni de préjugés.
→ **Accessibilité, disponibilité et franchise**
→ **Assurance et maîtrise des émotions**
→ **Humanité, tendresse, chaleur humaine**
→ **Compassion, bienveillance et tolérance**
→ **Authenticité et intégrité**
→ **Obstination et optimisme raisonné**

1-5 Paroles de médecins

« Le médecin ne doit pas tuer le malade en guérissant la maladie »

Francis Bacon

Fiction : séminaire de psycho-oncologie – Poitiers, 25 octobre 2010
Débat animé par M. J.D., journaliste
Question : « Faut-il dire la vérité au malade ? »

« Un diagnostic de cancer est toujours suivi d'un choc et d'une grande souffrance, exprimée ou non. En tant que médecin, nous devons faire preuve d'humanité et de simplicité. Éviter de nous retrancher derrière des mots techniques. Ne pas avoir peur de nos émotions. »

« Ne pas la dire alors cette vérité, ne pas la dire à celui dont on se sent si proche, est-ce (courageusement) garder pour soi seul toute angoisse ; ou est-ce fuir la confrontation, se protéger de cette rencontre où l'on serait amené à parler ? Lui dire, est-ce au contraire accepter (courageusement) l'angoisse que cette scène suscite en nous ou est-ce se défaire d'un poids ? »

« Dites-vous bien que si vous enlevez l'espoir de vivre à un malade, vous lui enlevez toute chance de guérison. Le cancer est une maladie où l'on passe d'un état à un autre : d'un espoir fou (je vais m'en sortir !) au désespoir le plus profond (je suis fichu !) Aussi, quand un malade demande la vérité, je pense qu'il demande de savoir qu'il n'a rien, beaucoup plus qu'à savoir qu'il a quelque chose… »

« Les dénominations sont très nombreuses chez les malades : "j'ai un truc, quelque chose de bizarre, une saloperie…" Si un patient ne veut pas prononcer le mot cancer, je ne le prononce pas ». Freud ne disait-il pas "cette chose-là" en parlant de son cancer de la mâchoire. »

« Dire la vérité aux gens qui ont un cancer, c'est évident. Mais le problème est complexe. C'est une question de cas particulier. Pour certains, il faut dire la vérité, pour d'autres il ne faudra jamais la dire. Un certain nombre de patients ne sont pas capables de supporter psychologiquement l'annonce brutale du diagnostic du cancer et ce qu'il représente pour eux. Il y a enfin les gens qui acceptent progressivement la vérité. »

« Ce n'est pas parce que les gens vous disent : "Docteur je crois que j'ai un cancer, qu'est-ce qu'il faut faire ?" qu'ils seront capables de supporter la confirmation du diagnostic et c'est avec beaucoup de précautions qu'il faudra répondre « oui » à cette question. »

« Pour le médecin, il est très délicat de savoir comment le malade va réagir : la vérité peut aller dans le sens de l'efficacité ou au contraire mener à l'effondrement, au cataclysme… »

« Ce qui est capital pour le malade : c'est de se sentir en sécurité avec ses interlocuteurs dans la relation thérapeutique »

« Je me méfie terriblement des gens qui posent des questions et qui au fond d'eux-mêmes ne veulent pas de réponse. On le devine aisément quand on connaît un tant soit peu la personnalité du patient. Certains vous lancent leur cancer à la figure en espérant que vous allez les démentir. »

« Il faut être très prudent : on ne sait pas très bien ce qui se passe dans la tête des malades, ce qu'ils ont envie de savoir, de ne pas savoir, de souhaiter, de ne pas souhaiter. »

« Sans démentir, il faut essayer de connaître le pourquoi de l'angoisse, les faire parler sur les résultats de leurs examens, la perception qu'ils ont du cancer et de leur cancer ! Tenter de leur enlever la peur en abordant les choses de façon naturelle. »

« Il n'existe pas d'annonce indolore, quelle que soit l'expérience du médecin, une mauvaise nouvelle demeure une mauvaise nouvelle. De surcroît, il serait absurde de vouloir créer des normes concernant les conditions de l'annonce, précisément parce qu'elle doit être individualisée : les mêmes mots et les mêmes conditions d'annonce peuvent être parfaitement adaptés à une personne et totalement inadaptés à une autre. En revanche, il existe des maladresses évitables, encore fréquentes, et des modalités de transmission de l'information qui sont professionnelles ou qui relèvent d'un amateurisme qui peut être terriblement nocif. »

« En matière de cancer, on bascule vite dans l'irrationnel. J'évite de prononcer le mot, précisément parce que le mot à une connotation de très mauvais pronostic. L'instinct de vie fait que le patient bascule dans l'acceptation d'une vérité travestie face à l'existence du cancer. Je plaide en faveur du « message positif » quand il le faut. »

« Je pense que les médecins ne doivent pas dire de mensonges mais ils ne doivent pas non plus aller jusqu'au bout de leur pensée car il n'y a pas deux cas semblables, tant au niveau du développement de la maladie qu'au niveau tempérament du malade. Il y a des malades qui semblent dominer la situation, de bien réagir face à la maladie, il vaut mieux alors se taire et les laisser alors gérer eux-mêmes leurs émotions. En revanche, devant des malades en déprime, il faut essayer de les remonter, de les rassurer. Mais l'ennui c'est qu'on ne sait pas si ce que l'on dit est le mot juste, le mot qui les aide vraiment. »

« On ne peut aider que les gens qui veulent bien être aidés. Il y a des personnes qui refusent tout accompagnement, qui s'enferment dans leur maladie et disent : « je suis foutu ». Il n'y a rien de pire que d'imaginer le pire, et le pire n'est jamais certain. »

« Je me suis retrouvé face à de nombreux cancéreux. Leur comportement est très différent selon les tempéraments. Les femmes dominent mieux, expriment mieux, extériorisent mieux que les hommes. Il y a toujours beaucoup d'angoisse, des périodes dépressives avec un minimum d'espoir. Les malades posent des questions et cherchent à travers votre réponse votre opinion réelle sur leur état. Il convient de rester très nuancé pour ne jamais, par une maladresse, éteindre l'espoir. »

« La qualité des relations entre médecin et malade a une importance capitale : c'est au médecin de comprendre que son patient n'a pas encore abordé la véritable cause de sa visite ; il doit alors créer le climat de confiance qui permettra au malade de se confesser. »

« Lorsqu'on arrive au vrai problème, le patient guette le visage du médecin, ses mains, ses moindres réactions pour tenter de deviner ses pensées. Il craint

que le médecin mente et se méfie de ses paroles. Souvent, d'ailleurs à ce stade, le médecin hésite et ce n'est qu'au terme d'examens complémentaires plus ou moins longs et complexes, que le diagnostic est posé. Cette période d'attente supplémentaire est utile pour que le malade s'habitue à l'idée de sa maladie et mette en lace des mécanismes de défense et d'adaptation. »

« L'annonce du résultat des examens, malgré toutes les précautions oratoires reste une bombe qui fait exploser la vie du malade. C'est un instant crucial dont dépendra dans une large mesure son équilibre psychique au cours de sa maladie. L'expérience apprend qu'il y a deux pièges à éviter : le premier est de mentir (taire le diagnostic !), le second est de dire brutalement toute la vérité. »

« Savoir dire la vérité ne s'improvise pas. Savoir choisir le moment, le comment et les conditions objectives et subjectives dans lesquelles la dire et à qui la dire, cela s'apprend. Or, dans ce domaine, le médecin n'a que peu reçu de sa faculté de médecine. »

« Permettre au milieu de cet orage, qu'une vraie parole monte aux lèvres, qu'elle se dise, qu'elle s'entende et que, par elle, se libèrent de nos regards, même mouillés de larmes, de vrais gestes de tendresse… »

« Le médecin doit redécouvrir sa dimension humaniste. Celui qui consulte a besoin d'être entendu, écouté, accueilli, considéré, compris, conseillé. »

Réponses construites et adaptées pour positionner le débat

1-6 Ils ont dit… !

« Il est très malaisé de parler beaucoup sans dire quelque chose de trop »

Louis IV

« Quand vous aurez perdu l'envie d'être efficace et de guérir pour vous contenter d'accompagner humblement sans toujours comprendre, alors vous serez un vrai médecin et vous commencerez à être efficace. »

Professeur Régis Aubry

« Dans nos domaines, il n'y a pas la Vérité, mais de la vérité. »

Professeur David Khayat

« L'annonce de la vérité à un patient qui ne la demande pas conduit à la perte de confiance envers le médecin. »

Marc Barthez, Chirurgien

« Quand le médecin dit à un malade : nous avons 60 % de chances de vous guérir, on va se battre du bon côté du pourcentage, c'est parfois un « petit » mensonge, mais peu importe, le plus important est de ne jamais tuer l'espoir. »

Professeur Bernard Debré

« S'il n'y a pas de bonnes manières d'annoncer une mauvaise nouvelle, il y en a de mauvaises. »

Professeur Henri Pujol

« Personne n'est jamais vraiment prêt à s'entendre dire que sa vie est menacée. Personne n'est préparé à accueillir avec sérénité le rappel de sa condition de mortel. Lorsque le diagnostic de cancer est posé, c'est l'édifice de notre toute puissance qui est ébranlé. Nous sommes ramenés brutalement à l'inacceptable fragilité de notre vie et de notre équilibre quotidien. C'est tout cela que la personne malade essaie désespérément de rejeter ou de fuir à l'instant de l'annonce de la maladie. »

Docteur Yann Rougier

« Dire la vérité ne suffit pas : c'est parfois un moyen, ce n'est jamais une fin. »

Professeur Maurice Tubiana

« La parole fait partie du traitement des cancers. Le malade n'accepte plus un travestissement de la réalité, mais le désir de connaître la vérité s'est transformé dans la recherche d'un échange sincère qui sera un socle solide pour sa propre motivation à se faire traiter, et à accepter les contraintes inhérentes aux traitements. »

Docteur Daniel Serin, cancérologue-radiothérapeute

« Le médecin doit assurer au malade qu'il répondra toujours à ses questions et qu'il lui dira toujours la vérité ; une vérité qu'il n'assénera pas au malade, mais qui lui permettra seulement d'éclairer ses interrogations en suivant son cheminement personnel. Il ne doit jamais s'engager dans un pronostic de durée de vie ; même si le malade le lui demande, parce que ce sera toujours faux et que la plupart des malades conservent une forme d'espoir jusqu'au dernier moment »

Docteur Bernard Thouvenin

« Les patients veulent une vérité médicale, soutenable et porteuse d'espoir qui leur laisse la possibilité de construire leur vérité. Cette ouverture ne doit pas

être vécue par les soignants comme un mensonge charitable mais comme la mise en pratique d'une donnée psychologique essentielle : l'expression par le malade de ses désirs, et leur écoute par les soignants, apaise les angoisses et les peurs. »

Martine Ruszniewski, psychologue-psychanalyste

« Les paroles sont importantes pour le traitement. Elles permettent d'établir la relation, et pas seulement les paroles, les gestes, l'environnement, l'ambiance, tous y jouent un rôle. »

Annie Hubert, anthropologue

« Le temps d'annonce est un temps unique, complexe dont le but ultime n'est pas de tout dire, mais peut-être d'être le plus sincère possible en se situant entre le vice par défaut du silence mensonger et le vice par excès de la vérité crue, nue, obscène. »

Nathalie Clément-Hryniewiez, psychologue-clinicienne

« S'il n'est pas possible de dire que l'examen est normal, de travestir la réalité ou d'en minimiser la possible gravité, il est difficile d'asséner pour autant au patient une réalité trop brutale. L'attitude consiste à informer de manière progressive, avec des gradations et par paliers, en évoquant la nécessité de procéder à des examens plus approfondis… »

Liliane Ollivier, radiothérapeute

« Le malade ne veut plus être un patient, il veut être une personne soignée physiquement mais aussi prise en compte dans sa dimension psychologique et sociale. Il veut une information plus claire, plus attentive et plus personnalisée. »

Professeur Henri Pujol

« Le malade ne demande pas qu'on lui dise qu'il va guérir ; il a seulement besoin de croire qu'il peut guérir. »

Docteur Carl Simonton

« Le malade a, par définition, le droit de savoir et de tout savoir, mais il a aussi le droit de ne pas savoir. Pénétré de ces droits contradictoires, le médecin porte seul la responsabilité de choisir s'il convient ou non de le dire. Comment sonder les intentions du malade sans trop en dire ni instiller le doute. À vouloir tout savoir, les patients se privent d'une ignorance qui est parfois salutaire. À quoi bon connaître la chronique d'une vie, parfois même d'une mort annoncée ? Il est d'ailleurs significatif que l'information soit exigée comme un droit par les biens portants alors que les malades préfèrent parfois ne pas connaître le diagnostic. »

Professeur Jean François Mattei

> *« Le principe de non malfaisance indique de ne pas tout dire ou tout dire de suite car cela risque de causer au patient une souffrance, une angoisse intense, de le fragiliser psychiquement, de détériorer sa qualité de vie, de compromettre sa guérison, voire de le conduire au suicide. »*
>
> Nicole Pélicier, cancérologue-psychiatre

1-7 Le traumatisme de l'annonce et les réactions de défense

> *« Celui qui sait parler, sait aussi quand il faut parler »*
>
> Plutarque

Le retentissement de l'annonce d'une mauvaise nouvelle est imprévisible et singulière. Il dépend de la personnalité, de l'histoire, du moment de vie du patient.
Le médecin peut se sentir en difficulté car confronté à une réaction inattendue ou à une question gênante de son patient.
Plus de 70 réactions à l'annonce d'une mauvaise nouvelle ont été recensées avec, le plus souvent : le silence, le déni, le désarroi, la culpabilité, l'acceptation, la résignation, la dépression, le marchandage, l'irritation avec colère – agressivité – révolte.
Le médecin doit savoir accepter ces réactions normales et garder la maîtrise de soi.
L'annonce d'un cancer provoque un choc dont les effets s'apparentent à un traumatisme psychique. Au cours de la maladie, d'autres annonces comme la rechute, l'aggravation, l'arrêt des thérapeutiques actives seront tout autant génératrices de souffrance.
Souvent l'émotion est tellement forte lors de la première annonce que le patient n'entend qu'une petite partie de ce qui est dit : c'est le « mal-entendu » ou le « non-entendu »… On parle alors de sidération. Les réactions des patients sont fluctuantes et évoluent dans le temps en fonction des circonstances.
Accepter la maladie, la perte du statut de bien-portant induit chez le patient un long processus de maturation psychologique ; un difficile et nécessaire cheminement, tant au niveau émotionnel qu'au niveau spirituel ; ainsi que des réactions psychologiques naturelles de défense que le docteur Elisabeth Kübler-Ross a répertoriées dans son accompagnement des mourants durant de nombreuses années.
Les étapes de ce cheminement psychologique spécifiées par Elisabeth Kübler-Ross (1984) s'appliquent parfaitement à l'annonce du diagnostic de cancer (tableau IX).

Tableau IX – Les étapes d'appropriation de la maladie selon E. Kübler-Ross (1984).

L'appropriation de la maladie (ALD) passe par 6 étapes :
1. Le choc initial
2. Le déni
3. La révolte
4. Le marchandage
5. L'accommodation
6. L'acceptation

Les différentes étapes peuvent être confondues, intriquées, tous les stades ne se rencontrent pas obligatoirement. Le passage d'une étape à l'autre se fait plus ou moins rapidement selon les patients, avec des fluctuations entre deux étapes consécutives, et bien sûr avec la possibilité d'un blocage plus ou moins définitif à un stade.

La maladie est toujours vécue comme la rupture d'un équilibre. Un diagnostic de cancer est toujours suivi d'un choc et d'une souffrance exprimée ou non. Cet impact considérable concerne le patient mais aussi son entourage.

« ***Les bouleversements psychologiques sont souvent associés au sentiment d'impuissance, de vulnérabilité, de pertes de repères, de culpabilité, de rétrécissement existentiel, de perte de rôle social et familial, de crainte de l'avenir, de solitude au sens d'être seul avec cette maladie*** » annonce la psychologue Géraldine Siri (2006).

Face à ce traumatisme de l'annonce, des mécanismes de défense se mettent donc en place (tableaux X et XI). Ils sont absolument normaux et aident le patient à faire face dans son cheminement thérapeutique.

Tableau X – Les six états mentaux du patient.

1 – Le choc initial
- Sidération du patient
- « *C'est le coup de massue* »
- Surdité émotionnelle du patient
- Le patient sort de son statut de « malade clandestin » (Dr. A. Grimaldi)

2 – Le déni
- Le patient refuse, refoule une réalité insoutenable, compromettante pour son équilibre psychique
- « *Ce n'est pas vrai* », « *ce n'est pas possible* »
- État de doute, d'incrédulité

3 – La révolte
- Le patient passe par une phase de colère
- Il prend réellement conscience de la réalité de la maladie
- « *Pourquoi moi, ce n'est pas juste* », « *punition divine* »
- État d'agressivité – culpabilité

4 – Le marchandage
- Le patient tente de négocier des contraintes, des parcours
- « *Je ferai cela et rien d'autre* »
- Les sentiments du patient sont bien souvent contradictoires

5 – L'accommodation – La résignation
- Le patient prend conscience de ce qu'il doit assumer
- « *Je sais que rien ne sera plus comme avant* », « *c'est fini, il n'y a plus d'espoir* »
- C'est le stade de l'amertume, du ressentiment, de la tristesse, de l'état méditatif, du retour sur soi, de la dépression.
- « *Il faut y aller, je n'ai pas le choix* », « *il va falloir vivre avec* », « *à quoi bon continuer* »

6 – L'acceptation
- Le patient assume désormais sa maladie et l'intègre dans sa vie quotidienne
- Il reconnaît que la maladie implique des contraintes et prend conscience que la maladie comporte des risques
- « *Quand il faut y aller, faut y aller et faire ce qu'il faut* » « *je sais que je vais en baver, mais c'est pour mon bien* »
- Le patient retrouve un certain équilibre émotionnel et se construit une nouvelle image de soi dans la maladie acceptée.

Tableau XI – Les mécanismes de défense du patient d'après Martine Ruszniewski (1999).

- **Le déni** : le patient en état de choc peut avoir écouté mais ne pas avoir pu entendre. C'est le cas des patients à qui tout a été expliqué et qui semblent ne rien avoir compris ; ce mécanisme massif est temporaire. Dans ce cas, la sidération ne permet pas au patient d'intégrer la réalité trop douloureuse.
- **La dénégation intrapsychique** : le patient refuse une partie de la réalité ou conteste l'annonce faite par le médecin ; c'est encore intolérable. Il sait mais ne veut rien savoir.
- **La dénégation sociale et relationnelle** : le patient sait mais ne souhaite pas en parler ouvertement, il donne à voir une forme de sérénité apparente.
- **L'isolation** : le patient parle de sa maladie en mettant à l'écart toute émotion. L'affect est alors déconnecté de la réalité. Il reconnaît la gravité mais intellectualise sa pathologie ; l'angoisse est ainsi neutralisée.
- **Le déplacement** : le patient déplace sa souffrance sur un autre problème lié à la maladie (effets secondaires, avenir des enfants…) Il arrive aussi qu'un patient soit plus préoccupé par un événement récent (divorce, procès…) qui lui prend toute son énergie.
- **La maîtrise – rationalisation** : le patient trouve une explication qui lui permet de contrôler sa maladie. Il peut utiliser l'humour, la dérision qui entraîne souvent une sidération des soignants.
- **La maîtrise – rites obsessionnels** : le patient va être à la recherche d'informations médicales détaillées, avec une vigilance extrême. Tous les actes médicaux sont interrogés et c'est extrêmement nécessaire pour le malade. Ces patients sont souvent perçus comme tyranniques et peuvent à l'extrême finir par s'isoler.
- **La régression** : le patient va adopter des comportements infantiles en s'immergeant dans la maladie jusqu'à ne plus exister que par elle ; il abandonne toute initiative, toute volonté. Ce mouvement souvent temporaire a une fonction consolatrice contre la peur. Le médecin est alors investi du rôle de père tout puissant et l'infirmière de celui de mère bonne et compréhensive.
- **La projection agressive** : le malade se montre hostile, opposant, dans la revendication agressive en rendant l'entourage responsable de son malheur. Le sujet devient capable d'intégrer la réalité mais cette perspective reste insupportable et se manifeste par une agressivité qui traduit l'angoisse et souvent la question « pourquoi moi ? ». La colère n'est pas dirigée vers nous mais vers ce que nous représentons (santé, dynamisme…)
- **La combativité/la sublimation** : le patient refuse de se soumettre à la maladie, il est dynamique et donne sens à son existence en continuant à créer, construire. Cette combativité permet de neutraliser l'angoisse.

Ces mécanismes de défense sont automatiques, inconscients ; ils ont une fonction adaptative face à une réalité trop douloureuse à supporter.

C'est l'étape où l'on se dépasse dans l'épreuve, où l'on se construit encore un avenir avec cependant des projets mesurés, où l'on prend de bonnes résolutions pour s'organiser tant bien que mal dans la maladie.

Le déroulement de ce processus n'est pas uniforme, il peut varier selon les personnalités et les situations. Ce qui est constant chez le patient, c'est le besoin d'être entendu, compris et accompagné à son rythme.

Le médecin par son écoute et sa disponibilité doit favoriser le passage d'une étape à l'autre dans ce cheminement psychologique du patient. Il doit accueillir, accepter et comprendre les mécanismes de défense du patient traumatisé et en profond désarroi.

Connaître les répercussions psychologiques, les mécanismes de défense rencontrés chez les patients permet de mieux appréhender les enjeux de l'annonce. Le médecin doit absolument respecter et repérer les étapes du cheminement psychologique du patient afin de mieux s'ajuster dans le dialogue, d'être authentique, loyal et sincère tout en respectant ces mécanismes de défense. (La définition de ces états mentaux induits par l'annonce s'applique dans une certaine mesure aussi à l'entourage).

Savoir respecter les réactions et garder la maîtrise de soi

« Un discours médical qui viserait à imposer un comportement jugé idéal pour qu'il voit enfin la vérité en face, pour lui faire entendre raison, pour qu'il réagisse ne pourrait qu'entraver, parfois dramatiquement, le travail d'adaptation du malade à sa maladie et amplifier son angoisse, sa détresse et son sentiment d'abandon. »

Isabelle Moley-Massol (2004)

Parfois déconcertants pour le soignant, les mécanismes de défense ont un intérêt pour le malade. À ce titre, il faut savoir les respecter ; il faut savoir se taire et prendre du recul. Mieux vaut agir que réagir. Il faut garder son sang-froid, sans hausser le ton.
Il convient de différencier ces mécanismes inconscients de défense, des processus d'adaptation conscients. Ainsi, on parle de *coping* (faire face) pour désigner l'ensemble des stratégies d'ajustement élaborées par un malade pour rendre tolérable la tension induite par une maladie grave. L'objectif de cet ajustement est de faire face de manière la plus adaptée possible.
Robert Buckman (1994) a aussi proposé de classer les différentes réactions des patients en adaptation et inadaptation (tableau XII).

Tableau XII – Classement des différentes réactions des patients, d'après R. Buckman (1994).

Adaptation	Inadaptation
• Humour	• Culpabilité
• Dénégation	• Dénégation pathologique
• Colère diffuse	• Rage prolongée
• Colère contre la maladie	• Colère contre les individus
• Pleurs	• Crises de larmes violentes
• Peur	• Angoisse
• Réalisation d'une ambition	• Quête impossible
• Espoir réaliste	• Espoir chimérique
• Désir sexuel	• Désespoir
• Marchandage	• Manipulation

1-8 Les réactions de défense du médecin

« Un mensonge peut être moins menteur, qu'une vérité bien choisie »

Jean Rostand

L'investissement relationnel essentiel à la construction de lien thérapeutique conduit le médecin à vivre des événements éprouvants. De manière naturelle, le praticien aura tendance à se préserver de cette charge émotionnelle.

Benoit Lorne, psychologue, nous confirme dans le livre coordonné par le Pr Goldwasser (2010) que toutes les attitudes de protection sont normales et banales :

- *« Quel soignant n'a pas eu, un jour, des difficultés à rentrer dans la chambre d'une personne malade ? Qui n'a pas, un soir, répondu de manière un peu simpliste et sèche aux interrogations d'une famille ? Quel clinicien n'a pas déjà été fatigué d'aider, luttant pour donner, écouter, soutenir et expliquer ? »*
- *« Le chemin est étroit entre la clinique des âmes froides et insensibles et celles des « Bon Samaritain » empêtrés dans la souffrance de leurs patients ».*

Bien que normales, ces réactions doivent cependant conduire le médecin à s'interroger sur ses pratiques et son organisation de travail. Martine Ruszniewski (1999) a défini les mécanismes de défense les plus fréquemment rencontrés chez les médecins (tableau XIII).

Tableau XIII – Mécanismes de défense des médecins, d'après M. Ruszniewski (1999).

Le mensonge
À un patient en progression : « *Tout va bien, les examens sont rassurants* »
→ Le soignant cache sciemment la vérité en prétextant de l'en protéger le malade.
Une telle pratique aboutit à la perte de confiance du malade vis-à-vis de son médecin.
La banalisation
« *C'est normal que vous soyez un peu déprimé* »
« *Ce n'est pas grave, d'autres sont passés par là* »
→ C'est un mécanisme qui a pour but de mettre à distance la souffrance du patient.
C'est toute la dimension subjective de la personne malade qui est déniée.
La fausse réassurance
« *Je suis inquiet docteur* » « *On va vous soigner. Ça va aller mieux* »
→ Plutôt que de rejoindre le patient là où il en est, il le maintient dans un faux espoir.
Sans information précise, le malade est bloqué dans son processus d'adaptation.
La rationalisation
« *Vous avez un adénocarcinome colique de stade T4 N2 avec localisations secondaires hépatiques. Le traitement va constituer en une hémicolectomie droite, d'une chimiothérapie puis d'une embolisation portale pour faciliter l'hépatectomie.* »
→ C'est l'emploi d'un jargon technique hermétique pour le patient qui limite le dialogue.
C'est centrer la discussion sur des faits empêchant l'expression des aspects émotionnels.
L'indentification projective
« *Allez, il faut vous battre !* »
→ Il substitue ses propres émotions à celles du malade. Son comportement ne s'ajuste pas aux capacités du malade.

Si sensible aux affects dépressifs = exige du malade qu'il se batte, bouge, ou mange…
Si sensible aux questions d'autonomie = exige qu'il se lève, marche…
L'évitement
« *J'ai une consultation urgente. Je passerai plus tard.* »
→ Éviter le patient, c'est éviter de se confronter à sa réalité et à ses angoisses.
Ponctuel pour gagner du temps en supprimant l'espace de parole Exemple : « *Lors des visites, les soignants parlent entre eux du patient plutôt que de l'interroger directement* ».
Après une erreur ou un entretien maladroit = renvoie à la culpabilité du soignant.
si échappement thérapeutique = renvoient les soignants à leur impuissance ou leur échec.
L'*acting out* (ou passage à l'acte)
Recours à une attitude « hors cadre » jusque-là écartée.
→ Non-respect du rôle professionnel : infirmière ou interne qui annonce à la place du médecin_
→ « Fuite en avant » :
Le médecin répond par l'affirmative à la question : *Vais-je mourir docteur ?*
Le médecin donne une information sur pronostic sans s'assurer que le patient puisse l'entendre.
→ L'attachement affectif au patient.
→ L'abandon thérapeutique : quand son état devient critique.
→ L'acharnement thérapeutique : maintien de traitement néfaste, mais symbolique du lien.
→ Les euthanasies effectuées en dehors de toute demande du patient et de toute discussion.

Épuisement professionnel ou *burn out*

Les médecins sont particulièrement touchés par le « *burn out* » ou syndrome d'épuisement professionnel. Le *burn out* est une brûlure interne, comme si la personne se consumait doucement sans que cela se voie de l'extérieur.

Ce syndrome d'épuisement professionnel touche plus volontiers des soignants à idéal professionnel fort et à implication relationnelle excessive. Développer les capacités à penser leur activité, à se ressourcer et à travailler de manière collective sont les aspects essentiels de la prévention du *burn out*.

1-9 Cancer et médias

« *L'angoisse suppose le désir de communiquer* »
Georges Bataille *L'expérience intérieure* (1943)

L'INCa a publié en 2010 un rapport sur le cancer dans les médias de 1980 à 2007 disponible sur le site www.e-cancer.fr.

D'après cette étude, la représentation de la maladie a beaucoup évoluée au cours de ces dernières décennies. Au début des années 1980, dans les articles de presse comme dans les émissions radio-télévisuelles, le cancer était encore assimilé à un fléau, une pathologie à tous points de vue incontrôlée.

La transformation dans les imaginaires semble se jouer entre la fin des années 1990 et le début des années 2000. La perception de la pathologie devient alors plus visible, sous l'effet des applications du Plan Cancer.

Depuis 2005, les articles et reportages témoignent d'une appropriation plus évidente des aspects scientifiques et institutionnels de la maladie. Selon l'étude, on comprend enfin qui fait quoi dans le champ du cancer, quels cancers sont soumis à un dépistage systématique et les médias véhiculent une sorte de classification des principaux cancers en termes d'incidence, de mortalité, de taux de guérison. Bref, un savoir demi-profane du cancer se développe peu à peu. Le mot cancer est enfin prononcé (non sans appréhension ou arrière-pensées, néanmoins !). Les différents cancers sont maintenant spécifiés dans la plupart des discours.

Si « le cancer sort de l'ombre » au niveau des médias, le malade n'est pas toujours à la une des rubriques ; cependant, il semble pourtant qu'il soit parvenu, notamment grâce à l'action associative, à une certaine visibilité sociale. Les forums internet se multiplient et les malades témoignent sans retenue particulière dans l'aveu de la maladie et de ses affres.

Il est indéniable que la vulgarisation des informations sur le cancer en général s'est considérablement élargie au sein de tous les médias, offrant ainsi un accès très abordable aux réalités de la maladie.

Cette médiatisation du cancer induit une relative dédramatisation du cancer et une appropriation plus évidente des aspects scientifiques et institutionnels du phénomène. La campagne de communication du type « Nous sommes deux millions de héros ordinaires » lancée en 2007 ne peut qu'améliorer la perception collective et les représentations sociales du cancer. D'autre part, les émissions, comme le reportage de presse dédié au cancer, rencontrent toujours un taux d'audience très élevé et en progression depuis ces dix dernières années.

1-10 Ce qu'il faut retenir…

> *« Mieux vaut agir que réagir. Garder son sang-froid, sans hausser le ton. Il faut proposer un mouchoir à un malade qui pleure. »*
>
> Robert Buckman (1994)

Le patient est une personne qui souffre, qui veut parler de sa souffrance, qui a besoin d'être soulagé, conseillé, rassuré, mais aussi et surtout d'être entendu. Il souhaite rencontrer un médecin avec qui il puisse dialoguer. Il espère être informé par ce dernier d'une façon honnête et chaleureuse, et souhaite comprendre la cause de ses ennuis de santé. Bien souvent, le patient est une personne qui a soif de vérité (tableau XIV).

Tableau XIV – La vérité ou des vérités ?

Vérité du médecin	Croyances et attentes du patient
Vérité à dire – à entendre Vérité crue – nue – cruelle ↓ Vérité ajustée – nuancée Vérité dosée, modulée, mesurée Vérité progressive, calibrée Vérité personnalisée, appropriée ↑ Vérité cachée (secret)	Vérité demandée Vérité souhaitée Vérité travestie Vérité choisie Vérité acceptée Vérité « apprivoisée » Vérité intégrée Vérité refusée (déni)
Vérité objective	**Vérité subjective**
Vérité en partage	

La prise en charge du cancer ne se résume pas à la technique médicale. Le respect du patient dans sa globalité s'impose. Une écoute attentive, un discours humain, compréhensible et adapté doivent s'imposer dans un dialogue partenarial total et sans ambiguïté, dans un partage de pouvoir-savoir médical entre médecins et malades.
Savoir dire la vérité ne s'improvise pas. Savoir en choisir le moment, le comment et les conditions objectives et subjectives dans lesquelles la dire et à qui le dire, cela s'apprend.
La question ne consiste pas à se demander s'il convient ou non de livrer une information dramatique et dramatisée, mais de savoir selon quelles modalités, en fonction de quels objectifs, il convient de la livrer.
L'annonce s'inscrit dans l'instant, puis dans la continuité d'une rencontre. Elle doit être considérée comme une épreuve tant du côté du soignant que du soigné, nécessaire et rarement satisfaisante et à la hauteur des attentes.
Quelle approche faut-il concevoir, adaptée et progressive pour ne rien interdire à la connaissance de l'autre, sans pour autant dévoiler trop brutalement ce qui s'imposerait comme une fatalité ? C'est ce que nous allons tenter d'aborder, non sans avoir au préalable rappelé les pré-requis et l'historique de la **mesure 40 du Plan Cancer**.

Un exemple : « Une projection agressive contre le médecin... puis des pleurs »

• Un patient : « *Les chirurgiens ils m'ont cassé, votre chimiothérapie c'est la déchéance. Je suis tombé en lambeau, je l'ai subi de façon anonyme... C'est plus possible, j'en ai marre. Là vous m'envoyez directement au cimetière... De toute façon je vais porter plainte, ça va aller mal pour vous.* »
La femme du patient et sa mère étaient témoins de cette colère. Je n'ai rien dit, alors qu'au plus profond de moi-même je trouvais que c'était injuste pour moi et notre équipe médicale qui nous étions battus pour faire le maximum pour ce patient. Après un long silence, le malade s'est effondré en éclatant en sanglots dans les bras de sa mère.
• Le patient : « *Docteur, je suis désolé je m'excuse mais je n'en peux plus* ».
• Le médecin : « *Ne vous inquiétez pas. C'est normal votre colère Monsieur X. J'ai conscience que c'est très difficile pour vous cette maladie. Je suis prêt à vous confier votre dossier si vous souhaitez un deuxième avis* ».
• Le patient : « *Non Docteur ça m'a fait du bien, j'ai vidé mon sac...* ».
Devant ces réactions émotionnelles, le mot clé est la maîtrise de soi et l'acceptation. Il faut savoir se taire et prendre du recul. Il faut proposer un mouchoir à un malade qui pleure...

Chapitre 2

L'annonce du cancer

> *« Il ne faut pas toujours dire tout, car se serait sottise ; mais ce qu'on dit, il faut qu'il soit tel qu'on le pense, autrement c'est méchanceté »*
>
> Montaigne – Essais

Chapitre 2

L'annonce du cancer

2-1 « Annoncer, une parole qui engage... »

> « *L'excès de franchise peut mener au mensonge, comme l'excès de douceur à la cruauté.* »
> Jean Rostand

L'annonce d'un cancer est toujours un traumatisme pour la personne malade. Elle marque l'entrée dans une vie où il faudra composer avec la maladie.
Annoncer, c'est informer, prédire, inaugurer un parcours thérapeutique.
« ***L'annonce, c'est l'instant où l'on devient vraiment malade, où l'on acquiert son statut de malade*** » déclare Janine Sophie Giraudet-Lequintrec dans un Congrès de Rhumatologie (2004).
C'est l'instant où l'on fait son entrée dans le monde de l'affection de longue durée (ALD), à évolution incertaine, et qui précipite le malade dans un apprentissage accéléré de la maladie et du milieu médical. Un apprentissage avec ses ruptures, ses pertes, ses renoncements, ses adaptations, ses reconstructions physiques et psychiques.
Annoncer un cancer, c'est en fait initier chez le patient un véritable changement d'identité, lequel va devoir faire un véritable travail de deuil de son état de santé antérieur.
Pour le Docteur André Grimaldi (2009), le malade n'est plus « un malade clandestin », il sort du monde des bien-portants, et la maladie débute en fait non avec les symptômes mais avec **l'annonce.**
« ***L'annonce, c'est la minute éternelle, c'est un acte médical difficile, un acte de parole très bref, un acte si court aux répercussions si longues, aux répercussions indélébiles pour le patient et sa façon de vivre*** » déclare par ailleurs le Docteur Christine Delaporte (2001).
L'annonce est une épreuve de vérité, « ***une parole qui engage*** », écrit Isabelle Moley-Massol (2004). Elle va conditionner l'acceptation de la maladie et son vécu ultérieur.
Pour Isabelle Moley-Massol (2004), il n'y a pas une annonce mais une succession d'annonces tout au long de la prise en charge, au rythme des patients, à laquelle participe chaque professionnel d'une équipe.

Qu'est-ce qu'une mauvaise nouvelle ?

Robert Buckman (1994) a défini la mauvaise nouvelle comme : « ***Une nouvelle qui change radicalement et négativement l'idée que se fait le patient de son avenir*** ».

Le médecin ne peut donc préjuger de la façon dont va réagir le patient après l'annonce d'une information médicale qui va profondément modifier son mode de vie.

2-2 Les consultations et les annonces : fréquentes et plurielles

« Il ne faut jamais avertir les gens de leur danger que quand il est passé »

Voltaire

L'annonce « d'une mauvaise nouvelle » est fréquente

L'annonce « d'une mauvaise nouvelle » est une situation fréquente pour le médecin généraliste et le médecin spécialiste, quelle que soit sa spécialité, car plusieurs maladies sont concernées :

- les cancers, mais aussi ;
- les maladies chroniques neurologiques (épilepsie, maladies dégénératives, accidents vasculaires…) ;
- dermatologiques (psoriasis, eczéma atopique…) ;
- cardiologiques (cardiomyopathies, coronaropathies, hypertension artérielle [HTA]…) ;
- hépatogastroentérologiques (maladies inflammatoires chroniques intestinales [MICI], cirrhose, hépatites virales chroniques…) ;
- rhumatologiques (polyarthrites, lupus, ostéoporose, dorso-lombalgies chroniques…) ;
- infectieuses (sérologie HIV positive, maladies sexuellement transmissibles [MST], herpès…) ;
- pneumologiques (asthme, tuberculose…) ;
- psychiatriques (psychoses, dépression…).

Aux âges extrêmes de la vie, sont concernés :

- les parents par l'annonce prénatale ou néonatale d'une malformation ;
- les proches d'un patient âgé par l'annonce atteint d'une maladie d'Alzheimer.

D'autres situations peuvent être considérées comme difficiles à annoncer :

- résultats d'une analyse génétique ;
- indication d'une greffe d'organe ;
- indication d'une hémodialyse ;
- diagnostic de stérilité ;
- indication d'une intervention chirurgicale.

Le cancer est « une maladie fléau » qui dans l'imaginaire reste équivalente de mort, contrairement à d'autre maladies chroniques pourtant elles aussi potentiellement mortelles. L'enjeu de l'annonce sera « **de transformer le mythe-cancer en une réalité-cancer acceptable** ».

Pour le cancérologue ou le spécialiste d'organe spécialisé en cancérologie, l'annonce « d'une mauvaise nouvelle » est **très fréquente**. Dans une étude américaine, 60 % des cancérologues étaient confrontés à une annonce 5 à 20 fois par mois et 14 % plus de 20 fois par mois.

Pourquoi les annonces et non l'annonce ?

Les situations d'annonce sont plurielles pour un patient et sa maladie : suspicion, diagnostic, propositions de prise en charge, récidive(s), progression(s) sous traitement, rémission, guérison. C'est pourquoi le terme « la consultation d'annonce » initialement proposé par l'INCa a été supplanté par le « dispositif d'annonce. » L'annonce est le plus souvent délivrée en plusieurs fois, pas à pas, adaptée au patient.

Plusieurs types d'annonce

Une suspicion de cancer

Le résultat d'une imagerie ou d'une endoscopie évoque fortement le diagnostic de cancer sans preuve histologique formelle. La suspicion, c'est quand l'examen de biopsies n'est pas encore réalisé ou que ses résultats ne sont pas encore connus.

Il n'est pas recommandé dans cette situation d'annoncer le diagnostic de cancer au patient puisqu'il existe une marge d'erreur. On peut proposer de prononcer le mot « tumeur » en précisant que cette tumeur peut être bénigne (bonne nouvelle) ou maligne (mauvaise nouvelle) ou même intermédiaire, en précisant que, quelle que soit la situation, un traitement pourra être proposé. Annoncer le diagnostic de cancer puis revenir en arrière en disant que finalement la maladie est bénigne peut « paradoxalement » être très mal vécu par le patient, qui psychologiquement en apprenant le diagnostic de cancer se prépare en fait mentalement à la mort.

Un diagnostic de cancer

Le cancer est prouvé soit par analyse histologique après biopsies ou résection chirurgicale, soit par un faisceau d'arguments biologiques et radiologiques. Dans quelques rares cancers, un traitement peut être proposé sans preuve histologique : par exemple pour les cancers des voies biliaires (cholangiocarcinome) ou pour certains cancers du foie (carcinome hépatocellulaire).

L'annonce du diagnostic au malade doit, si possible, être différée si le projet thérapeutique n'est pas encore connu. Révéler le diagnostic au malade sans lui proposer de traitement est de façon évidente une source d'inquiétude voire d'angoisse.

Une proposition de prise en charge du cancer

C'est le temps à privilégier pour communiquer l'information après discussion collégiale, en réunion de concertation pluridisciplinaire (RCP). Les propositions peuvent être thérapeutiques (chirurgie, chimiothérapie, biothérapie, hormonothérapie, radiothérapie, étude de recherches cliniques, soins palliatifs…) mais aussi, une simple surveillance.

Une récidive du cancer

C'est la situation d'un patient qui est vu régulièrement en consultation de surveillance, à qui il va falloir annoncer la récidive de sa maladie. Cette situation peut également être plurielle avec plusieurs rechutes possibles. Les mots à employer pour faire comprendre la situation au malade sont importants. Le mot récidive est souvent mal compris et le mot rechute synonyme de « chute » est perçu comme péjoratif. Il est préférable d'utiliser un langage plus compréhensible : « *la maladie est revenue ou a réapparu, c'est un nouvel épisode…* ».

Il conviendra de proposer très rapidement un projet thérapeutique pour maintenir ou raviver l'espoir.

Une progression sous traitement

C'est la situation d'un patient en cours de traitement (chimiothérapie ou autres) chez qui le bilan montre un échappement de la maladie. Il peut également y avoir plusieurs progressions après plusieurs lignes thérapeutiques successives. Plusieurs termes simples peuvent être utilisés en évitant des mots péjoratifs comme aggravation : « *une partie de votre cancer résiste, échappe, augmente, s'habitue au traitement* ».

Encore une fois, un projet thérapeutique doit rapidement être proposé, qu'il soit de type agressif (chimiothérapie) ou seulement palliatif symptomatique.

Une guérison

C'est typiquement la situation d'un patient dont le plan de surveillance se termine, par exemple à 5 ans. Paradoxalement, cette annonce de guérison peut être mal vécue par le patient qui éprouve une sensation d'abandon ou de vide. Il faut alors savoir proposer de revoir le patient en consultation à la fréquence de son choix, même si cette attitude n'est pas « scientifiquement » recommandée.

Une rémission

Cela correspond en fait à l'annonce d'une surveillance, après le traitement initial, avec absence d'activité tumorale détectable sans que l'on puisse parler de guérison compte tenu du recul insuffisant. Pour le patient, c'est une situation d'attente à une guérison définitive qu'il aimerait entendre confirmée.

Une régression tumorale sous traitement

C'est l'annonce de l'efficacité des traitements. C'est une bonne nouvelle, qui peut cependant déstabiliser le patient, qui va vouloir arrêter le traitement car interprétant cette régression comme définitive et complète. Il faut donc savoir « relativiser » cette bonne nouvelle en expliquant que la maladie a certes diminué, mais qu'elle persiste et nécessite encore un traitement.

Des soins palliatifs ou une fin de vie

Même à cette étape d'information très redoutée par les soignants, il faut savoir proposer un plan thérapeutique palliatif dont l'objectif sera alors de soulager les symptômes physiques et psychologiques. Il faut continuer à informer en priorité le patient, s'il est capable de recevoir cette information, et pas seulement ses proches.

2-3 Peur, angoisse et stress mutuels pour le soignant et le soigné

> *« Un fois pris dans l'événement, les hommes ne s'en effraient plus. Seul, l'inconnu épouvante les hommes. »*
>
> Antoine de Saint-Exupéry

« Le cancer commence par un rendez-vous avec la mort. La mort fantasmatique certes, mais la mort rapprochée, lente intériorisée. C'est une mort dont les prémisses sont dévoilées, paradoxalement, par des traitements qui devraient orienter vers la vie. », écrit Marie-France Bacqué (2010).

L'information en cancérologie, c'est : ***« Ce qu'un médecin n'a pas envie de dire à un malade qui n'a pas envie de l'entendre »*** déclare d'autre part, Nicole Alby (1995).

Ces deux phrases illustrent bien l'extrême difficulté de l'annonce d'une mauvaise nouvelle. Les peurs engendrées vont impliquer le développement de mécanismes de défense ou d'ajustement (comme nous l'avons annoncé dans le chapitre précédent « Le traumatisme de l'annonce et les réactions de défense du patient »).

Les peurs du médecin

Le philosophe André Comte-Sponville (1999) a clairement identifié les difficultés de la confrontation au pire, à l'autre et à soi. Il a défini la médecine comme : ***« un métier tragique au plus près de la souffrance et de la mort, métier éthique qui travaille sur l'humain, métier solitaire qui rappelle sa propre mort »***.

L'annonce peut engendrer plusieurs types de peur chez le médecin :

- Cette situation peut lui rappeler la mort de ses proches, sa propre mort et donc qu'il n'est pas immortel.
- Le médecin a peur de « mal faire » par méconnaissance de la psychologie et des attentes du patient. Ce sentiment est normal chez un étudiant ou un jeune médecin mais peut encore être présent chez des médecins expérimentés…
- C'est la culpabilité de ne pas guérir. Isabelle Moley-Massol (2004) a illustré cette peur par cette phrase : ***« C'est d'abord à lui-même que le médecin doit annoncer la mauvaise nouvelle, celle d'une maladie qu'il ne pourra peut être pas guérir »***.
- C'est la crainte de ne pas oser répondre aux questions du patient par « je ne sais pas ».
- C'est la peur d'être accusé responsable de la maladie. C'est l'une des multiples réactions possibles du patient qui a besoin d'une cible pour focaliser « sa colère ». Le médecin doit accepter cette réaction et garder la maîtrise de soi.
- C'est la peur d'exprimer ses sentiments : le médecin devra garder la maîtrise de soi devant les réactions du patient mais devra exprimer de l'empathie avec un minimum d'émotions.
- C'est enfin la peur de la solitude. Le médecin est seul devant son patient et sa famille. Il ne peut et ne doit pas déléguer l'information.

Les angoisses du patient

Le patient à qui va être annoncée une mauvaise nouvelle est dans l'ignorance ou la confusion la plus totale :
- il ne connaît pas le diagnostic et le résultat des examens ;
- il ne connaît pas le pronostic de sa maladie ;
- il ne sait pas quel retentissement aura la maladie sur sa vie familiale, professionnelle, personnelle et sexuelle ;
- il ne sait pas s'il va souffrir, va mourir ni à quoi ressemblera sa mort.

Les craintes les plus fréquentes à l'égard d'une maladie mortelle sont :
- la peur des conséquences physiques : douleurs, nausées, infirmité… ;
- la peur des conséquences psychologiques ;
- la peur de la mort ;
- la peur du traitement : effets secondaires (alopécie), chirurgie (douleur, colostomie, mastectomie)… ;
- la peur face aux proches : perte de capacité sexuelle, sentiment d'être un fardeau, perte de son rôle au sein de la famille… ;
- la peur à l'égard de sa situation socio-économique et de son emploi : perte de son emploi, exclusion sociale.

Dans une enquête interrogeant les patients après une annonce, la majorité n'était pas préparée à recevoir une mauvaise nouvelle. La répartition des appréciations était la suivante :
- surprise complète 36 % ;
- inattendue 20 % ;
- partiellement attendue 20 % ;
- et confirmation d'une suspicion 24 %.

2-4 Amélioration des conditions d'annonce : trois dates et une enquête

> *« On peut comparer le cancérologue à un funambule qui marche sur une corde raide… Il ne doit pas faire un faux pas, tout est une question de mesure. »*
> Florence Rabillon (IRC)

Les premiers États généraux des malades atteints de cancer en 1998, les travaux de recherche intitulés « Ensemble parlons autrement du cancer (EPAC) » initiés en 1998 et puis la publication du premier Plan Cancer en 2003 ont certainement contribué à améliorer les conditions de l'annonce des mauvaises nouvelles aux malades du cancer. Une enquête réalisée en 2004 sur des personnes dont le cancer a été diagnostiqué en 2002 est le reflet de la situation que vivaient les patients avant la mise en œuvre du Plan

Cancer. Le tableau I présente les étapes importantes de l'amélioration des conditions de l'annonce en cancérologie.

Tableau I – Historique de l'amélioration des conditions de l'annonce du cancer.

1998-2000	États généraux du cancer « les malades prennent la parole » Groupe Ensemble Parlons Autrement du Cancer (EPAC)
2000	Plan Gillot-Kouchner « la consultation d'ancrage »
2002	Réflexion et élaboration du Plan Cancer Loi du 4 mars 2002 : loi Kouchner sur l'information des malades
2003	Présentation du Plan Cancer 2003-2007 (70 mesures) Mesure 40 : qualité de l'annonce
2004	Expérimentation dans 58 établissements publics et privés Cadre général : annonce du diagnostic – proposition d'une stratégie thérapeutique – mise à disposition d'une équipe soignante en réseau
2006	Généralisation du Plan Cancer
2007	Décret 21 mars 2007 : mise en place du dispositif d'annonce
2009-2013	Rapport Grünfeld puis Plan Cancer

Premiers États généraux des malades du cancer

La Ligue Nationale contre le Cancer a organisé le 28 novembre 1998 une réunion ayant pour but une meilleure prise en compte des droits des malades à l'information et un meilleur accomplissement du devoir d'informer du médecin. Pendant ces premiers états généraux, 3 000 personnes ont pris la parole avec force et dignité, lors de débats qui ont marqué les esprits. Pour la première fois des malades ont témoigné du traumatisme reçu lors de l'annonce. Ci-dessous sont repris quelques témoignages de patients extraits de l'ouvrage *Paroles de malades* publié par la Ligue contre le Cancer en mars 1999 :

- *« Aujourd'hui les malades ont non seulement besoin de soins, mais aussi de prise en charge globale, c'est-à-dire d'écoute, d'information, de soutien psychologique, d'aide à la réinsertion. »*
- *« J'ai ressenti une espèce de vertige qui me faisait basculer d'un seul coup dans un autre monde. »*
- *« Le médecin soupèse-t-il à quel point ce moment est fondamental ? »*
- *« Ne pas dire la vérité, c'est nous enlever notre dignité. »*
- *« À la question qu'est-ce qu'une leucémie ? on m'a répondu : nous n'avons pas le temps de vous faire un cours d'hématologie. »*
- *« La première rencontre est cruciale et déterminante ; c'est à partir d'elle que l'énergie colossale que nous avons en chacun de nous et que nous ignorions jusque-là va se mobiliser. »*
- *« Les médecins pourraient-ils apprendre dans un congrès le poids d'un mot, celui d'une intonation, d'un regard, d'un sourire, d'un silence, d'une main sur la main ? »*
- *« Il faut annoncer la maladie avec plus de psychologie. »*

- *« Les médecins ne devraient pas le dire par téléphone ou entre deux portes. »*
- *« Il faudrait prendre le temps, prendre RDV pour annoncer le verdict. »*
- *« Il faudrait un vocabulaire simple et pédagogique, ne pas hésiter à faire des dessins. »*
- *« Parfois ce n'est pas la quantité d'informations qui est en cause, c'est au contraire l'excès et la diversité des renseignements qui ne sont pas cohérents. »*
- *« Dire la vérité avec précaution pour que le malade n'ait pas une vision négative de la maladie, mais puisse entrevoir un espoir de guérison. »*
- *« On aura beau employer toutes les techniques que l'on voudra cela me fait penser à un boulanger qui ferait un pain merveilleux, mais dont la vendeuse vous le balancerait en pleine figure. Vous ne l'apprécierez pas, même s'il était excellent. »*
- *« Il faut développer la présence de psychologue dans les services comme quand on prévoit de la rééducation après un accident. »*
- *« La présence de psychologue serait un plus… les infirmières et les médecins font de leur mieux ; mais ils n'ont pas que cela à faire. »*

Ces états généraux ont été un grand choc pour les médecins qui pensaient « bien faire ». Le Docteur Bernard Kouchner (1999), alors secrétaire d'État à la Santé et à l'Action sociale, a déclaré : « ***Ce que j'ai entendu ici témoigne du début d'un bouleversement qui, je l'espère, mettra le malade au cœur du système*** ».

Ces États généraux ont contribué à la prise de conscience des soignants sur l'importance du temps d'annonce. Ils ont contribué à la mise en place d'enseignements spécifiques et de certaines mesures phares du Plan Cancer. Les patients ont exprimé un besoin d'information plus grand sur la maladie et les traitements. Cette demande forte a conduit à définir la notion de consultation « d'ancrage », puis de consultation et de dispositif « d'annonce ». Les malades, de leur côté, ont établi des recommandations.

Elles concernaient :

- le lieu et l'horaire des consultations ;
- l'attitude et le langage du médecin ;
- la prise en compte des contraintes du patient ;
- l'accès au dossier ;
- la remise de documents d'information ;
- enfin la présence d'un proche du patient d'une part et d'une infirmière, voire d'un psychologue ou médecin généraliste, d'autre part.

Les travaux de « Ensemble Parlons Autrement du Cancer » (EPAC)

Depuis 1998, une série de travaux ont été initiés sous la dénomination « Ensemble Parlons Autrement du Cancer » (EPAC) avec la collaboration de la Ligue Nationale contre le Cancer, de la Société Française de Psycho-oncologie, et avec le soutien du laboratoire Aventis. Les objectifs étaient :

- d'améliorer la communication entre les soignants, le malade et les proches ;
- d'intégrer la psycho-oncologie dans la prise en charge des malades ;
- de faire évoluer l'image du cancer et le regard de la société sur le cancer et les malades atteints par ce fléau.

Les actions initiées s'orientent dans quatre directions

A. La formation des médecins à la communication soignant/soigné :

Un séminaire interactif constitué de huit modules a été proposé aux médecins et encadré par des oncologues, psychologues et spécialistes de la formation médicale. Cette formation EPAC comportait une formation théorique avec enseignement de techniques de communication. Il comportait également des jeux de rôle, permettant d'adapter son discours, de conforter la confiance en soi et d'optimiser la communication interpersonnelle.

B. La réalisation d'un livre blanc sur la psycho-oncologie

Ce livre blanc sur la psycho-oncologie destiné aux pouvoirs publics et aux soignants visait à favoriser l'essor de cette spécialité. Il a reposé sur une vaste enquête menée en 2000, à partir de cinq questionnaires destinés aux oncologues, aux infirmières, aux psychiatres/psychologues, aux patients et aux proches. Les résultats significatifs sont cités ci-dessous :

- Seulement 7 % des patients avaient eu un entretien avec un psychologue/psychiatre dans le centre de traitement ; 9 % ont consulté en dehors du centre. Ils devaient en supporter le coût dans un tiers des cas. L'oncologue était le plus souvent à l'origine de la consultation, mais le patient avait abordé la question dans 50 % des cas.
- Un quart des centres ne disposait d'aucun psychologue/psychiatre.
- Cette faible activité contraste avec la forte demande des patients : 60 % exprimaient une demande d'aide psychologique dont 18 % un entretien avec un psychologue/psychiatre.
- Finalement, 85 % des patients étaient satisfaits de la manière dont ils étaient pris en charge sur le plan humain. Il existait un écart entre le degré de satisfaction générale et celui concernant l'information donnée par les soignants qui n'était que de 66 %.

C. Une recherche en sociologie sur le vécu social de la maladie :

Cet axe confié à Philippe Bataille, chercheur sociologue au CNRS, a stigmatisé les répercussions sociales, psychologiques et professionnelles dues au cancer. Le cancer induit entre autre des problèmes financiers (arrêt de travail, difficultés à contracter une assurance ou un prêt), des chocs psychologiques (solitude, regard des autres), des dégradations physiques (fatigue, alopécie, amaigrissement...), ou des problèmes sociaux très déstructurants (rejet – précarité).

D. La mise en place d'un observatoire du langage et de la communication

Cet observatoire du langage et de la communication est destiné à faire un état des lieux pour déboucher sur des actions visant à faire évoluer la perception du cancer. Une enquête coordonnée par Daniel Serin, médecin oncologue, a été réalisée par téléphone et par courrier chez des soignants (médecins spécialistes et généralistes, psychiatres/psychologues, infirmières), des patients, des proches et des personnes du public (grand public, étudiants), pour inventorier et corriger les connotations malheureuses et mortifères dans le langage de la cancérologie. Le groupe EPAC a publié les résultats de cet observatoire en 2002.

Évocation de la terminologie cancéreuse

Les évocations des soignants et des soignés ne sont pas les mêmes. Cela illustre que, lors d'un entretien médecin-patient, deux logiques différentes se rencontrent : la réalité objective médicale et la vérité subjective du malade.

• **La mort**

Le mot cancer évoque spontanément la mort chez 35 % des patients et 50 % des proches.

• **Les mots fréquents**

Les mots les plus fréquemment cités par tous par ordre de fréquence décroissant sont :

- chimiothérapie,
- mort,
- douleur,
- métastase,
- radiothérapie,
- traitement,
- peur,
- grave,
- incurable,
- maladie chronique,
- guérison.

Les mots les moins souvent utilisés par les patients sont :

- maladie chronique,
- guérison,
- prévention,
- désespoir,
- soins palliatifs,
- progrès.

Paradoxalement, ces mots sont souvent cités par les autres personnes non malades.

• **Les mots qui heurtent et qui choquent**

Pour les soignants, les mots qui heurtent et qui choquent ce sont « cancer » et « métastases », mais pour les patients « chimiothérapie ». Le mot cancer est aussi moins effrayant pour les malades que pour le grand public.

La parole fait-elle partie du traitement des cancers ?

La réponse est positive chez 90 % des répondants. Si le rôle thérapeutique de la parole est clair, tout le monde reconnaît qu'il faut parler autrement des cancers mais sans changer le vocabulaire.

« Les patients veulent une réalité médicale, soutenable et porteuse d'espoir, qui laisse la possibilité de se construire sa vérité. »

Une nouvelle manière de parler du cancer ?

Tous les mots sont reconnus comme durs et choquants, mais pour les personnes interrogées il n'y a pas lieu d'en changer. Ce vocabulaire est donc adapté mais il demande à être expliqué et décrypté.

Toujours selon cette étude, il faut changer l'image de la maladie en montrant que la mort n'est pas inexorable, utiliser des mots qui encouragent, mais aussi améliorer la communication et ne pas exclure les malades.

« Les mots ne sont pas choquants… Ce qui l'est, c'est une attitude froide, impersonnelle strictement médicale. ».

« Dire simplement les choses me permettra de mieux les vivre. »

Il faut changer « l'image des mots du cancer »

« Une approche plus positive et optimiste est devenu réaliste ». « Parler clairement du cancer, c'est extirper l'aspect mortifiant et mystérieux de celui-ci. »

Cela ne signifie pas qu'il faille remplacer le mot, mais plutôt changer leur image. Plus que les mots, ce sont les images véhiculées par les cancers qu'il faudrait changer.

- **Cancer**

Le mot cancer ne signifie plus mort certaine. Il faut donc éviter des mots qui renforcent cette image comme « incurable, métastase, grave, douleur… ».

Des soignants proposent chez des malades déjà au courant de la maladie « votre maladie » plutôt que « votre cancer ».

Il faut montrer au grand public que le cancer peut être évité par une hygiène de vie, dépisté de plus en plus tôt, et aux malades qu'ils sont plus souvent guéris grâce aux progrès thérapeutiques.

- **Métastases**

Ce mot illustre à la fois l'inconnu et la gravité. Il faut éviter la confusion entre métastases et cancer généralisé qui est synonyme d'une mort prochaine. Des termes comme « lésions ou localisations secondaires » seraient préférés car moins péjoratives que métastases, synonyme d'envahissement et de prolifération anarchique. Parler de maladie chronique pour les cancers métastatiques donne une nouvelle dimension plus positive que celle de mort prochaine.

- **Chimiothérapie**

Ce mot effraie pour sa composante chimique « non naturelle » et par ses conséquences (alopécie, vomissements) qui signifient une déchéance physique. Une image plus positive et thérapeutique, reliée à des progrès thérapeutiques, doit être communiquée au malade.

Les mots qui encouragent

Les mots qui encouragent les malades sont : guérison, rémission.

Ainsi, 75 % des patients pensent que l'on peut guérir d'un cancer.

- **Rémission ?**

Dire rémission signifie sursis, épée de Damoclès.

- **Maladie chronique ?**

La chronicité est aussi péjorative car elle implique l'idée que l'on ne va jamais en sortir.

« Un cancer, on en meurt ou on en guérit jamais. »

La notion de maladie chronique est donc absente ou réfutée énergiquement par tous les interrogés. Il y a une grande différence entre le traitement du diabète et une chimiothérapie. Dans ce cas, c'est le vécu du traitement qui est mortifère.

- **Guérison**

Le malade veut entendre le mot guérison. Le malade doit comprendre qu'on peut le guérir, mais il ne faut pas montrer un optimisme démesuré et mentir. On peut annoncer des chiffres précis pour les petits cancers. Pour les autres, il faut éviter ces chiffres précis mais préférer des fourchettes qui protègent l'espoir de guérison. Il faut donc évoquer le mot guérison, quitte même à utiliser les mots « guérisons temporaires ».

Le Dispositif d'annonce du Plan Cancer quinquennal 2003-2007 (*cf. infra* chapitre 3)

Le 24 mars 2003, le Président de la République a présenté le premier Plan quinquennal *de lutte contre le cancer*, dont l'une des ambitions était de répondre aux attentes formulées par les patients et leurs proches en faveur d'un accompagnement thérapeutique privilégiant la relation humaine et l'information du malade, afin de lui permettre d'être acteur de leur prise en charge.
« Ce combat n'est pas un combat technique, il ne peut se réduire à celui des personnels soignants : c'est un combat partagé et c'est un combat humain. Et lorsque surviennent des moments de détresse, lorsque la science n'est pas au rendez-vous, les patients demandent avant tout attention et chaleur. »
La mesure 40 du premier Plan Cancer avait pour objectif de permettre aux patients de bénéficier de meilleures conditions d'annonce du diagnostic de leur maladie.
- Définir les conditions de l'annonce du diagnostic au patient, incluant le recours possible à un soutien psychologique et à des informations complémentaires.
- Rémunérer la consultation d'annonce par un forfait versé aux établissements de santé, permettant de financer le dispositif de soutien au patient et le temps du médecin.

Il convient de signaler que le temps médical de consultation n'a finalement jamais été financé ! Cette thématique du financement est abordée dans le chapitre 3 (« État des lieux et financement du dispositif d'annonce : des promesses non tenues… »).
Cette mesure a fait l'objet pendant un an d'une expérimentation nationale sur 58 établissements de santé. Les résultats ont abouti à des recommandations nationales pour la généralisation du dispositif d'annonce du cancer.

Enquête de la DRESS en 2004

La Direction de la Recherche, des Études, de l'Évaluation et des Statistiques (DRESS) a réalisé en 2004-2005, en partenariat avec les régimes d'assurance maladie et l'institut National de Santé et de la Recherche médicale (INSERM unité 912), une première enquête sur 4 270 malades dont le cancer avait été diagnostiqué 2 ans au auparavant. A.G. Le Corroler-Soriano *et al.* (2008) ont publié les résultats dans « *La vie deux ans après le diagnostic de cancer* » (tableaux II et III).

Tableau II – Principaux résultats de l'étude de la DRESS d'après A.G. Le Corroler-Soriano *et al.* (2008).

Types de verbalisation du cancer
Deux ans après le diagnostic, les malades nomment leur pathologie de manière différente :
- verbalisation spontanément : 81 % parlent directement de cancer ou de tumeur
- verbalisation avec vocabulaire spécialisée : 8 % employaient un terme proche du langage spécialisé médical (leucémie, lymphome, mélanome, carcinome, sarcome)
- euphémisation : 12 % recouraient à un euphémisme (problème à..., opération de..., maladie, kyste, nodule).

L'analyse ne portant que sur les répondants (60 % de la population éligible), il existait vraisemblablement une surestimation de la proportion des malades qui verbalisaient le mot cancer.

Actuellement, êtes-vous guéri ?
Cette question peut sembler saugrenue 2 ans après le diagnostic du cancer. En effet, dans le meilleur des cas, les patients sont en rémission complète après ce délai. Pourtant, parmi les patients interrogés, les proportions de réponses étaient les suivantes :
- 43 % oui
- 42 % non
- 15 % ne se prononçaient pas

La conception profane de la guérison (retour à une vie sociale, professionnelle ou sexuelle normale) obéissait donc à des logiques distinctes de la rationalité médicale.

Les commentaires illustraient la capacité des patients à construire leur propre discours :
- *Je me sens guéri*
- *Je suis suivie, mais guérie*
- *Je serai guéri lorsque je ne serai plus suivi*
- *Je suis guéri depuis que j'ai été opéré*
- *Je suis guéri tant qu'il n'y a pas de rechute*
- *Pour être guéri, il faut passer 5 ans*
- *On ne guérit jamais du cancer*

Tableau III – La perception des conditions de l'annonce du cancer d'après A.G. Le Corroler-Soriano *et al.* (2008).

Deux ans après le diagnostic de cancer, les personnes indiquaient que l'annonce était réalisée dans les conditions suivantes :
- 80 % : annonce par un médecin lors d'un entretien face à face
- 11 % : annonce par un professionnel paramédical
- 6 % : par entretien téléphonique
- 3 % : par courrier

L'annonce est ressentie comme trop brutale dans 25 % des cas. Ce sentiment de brutalité est lié à une moins bonne qualité de vie et une plus grande détresse, confirmant ainsi l'influence de la relation médecin et malade sur le processus d'ajustement psychologique.
Au moment du diagnostic :
- 11 % des malades ont déclaré avoir reçu un soutien psychologique ;
- 18 % auraient souhaité en recevoir un.

2-5 Les pré-requis : aspects légaux et recommandations

« L'incertitude des événements est toujours plus difficile à soutenir que l'événement même »
J.B. Massilon

Plusieurs textes et recommandations formalisent les conditions des relations soignants-soignés. L'évolution s'est nettement faite dans un sens de responsabilisation du malade qui devient un acteur de sa prise en charge. Cette autonomie des patients, récemment acquise, leur permet de participer activement aux décisions qui les concernent et améliore donc leur adhésion au projet thérapeutique.

Charte du patient hospitalisé – Code de la Santé publique

Chaque établissement remet au patient lors de son admission un livret d'accueil auquel est annexé la charte du patient hospitalisé, conforme à un modèle type arrêté par le secrétaire d'État chargé de la santé. Les établissements de santé, publics ou privés, sont tenus de communiquer aux personnes recevant ou ayant reçu des soins, sur leur demande et par l'intermédiaire du praticien qu'elle désigne, les informations médicales contenues dans leur dossier médical.
C'est un document annexé à la circulaire ministérielle n° 95-22 du 6 mai 1995. Une version simplifiée est affichée dans tous les hôpitaux, à savoir :

- *Le patient hospitalisé n'est pas seulement un malade. Il est avant tout une personne avec des droits et devoirs.*
- *L'établissement doit veiller que l'information médicale soit assurée et que les moyens mis en œuvre soient adaptés aux éventuelles difficultés de communication ou de compréhension des patients afin de garantir à tous l'égalité d'accès à l'information.*
- *Aucun acte médical ne peut être pratiqué sans le consentement du patient, hors le cas où son état rend nécessaire cet acte auquel il n'est pas à même de consentir.*
- *Tout patient, informé par un praticien des risques encourus, peut refuser un acte de diagnostic ou un traitement, l'interrompre à tout moment à ses risques et périls.*
- *Le secret médical n'est pas opposable au patient.*
- *Le médecin doit donner une information simple, accessible, intelligible et loyale à tous les patients. Il répond avec tact et de façon adaptée aux questions de ceux-ci.*
- *Afin que le patient puisse participer pleinement notamment au choix thérapeutique qui le concerne et à leur mise en œuvre quotidienne, les médecins et le personnel paramédical participent à l'information du malade, chacun dans son domaine de compétence.*
- *La famille et les proches doivent pouvoir disposer d'un temps suffisant pour avoir un dialogue avec les médecins responsables.*
- *Au cours des traitements et des soins, la prise en compte de la dimension douloureuse physique et psychologique, des patients et le soulagement de la souffrance doivent être une préoccupation constante de tous les intervenants.*

Code de déontologie médicale (Décret n° 95-1000 DU 6 septembre 1995 modifié par les décrets n° 97-503 du 21 mai 1997 et n° 2003-881 du 15 septembre 2003)

Deux articles du Code de déontologie médicale sont consacrés à l'information : Article 35 – Article 36 (mentionnés en exorde).

Décret infirmier de mars 1983

Dans le cadre de son propre rôle, l'infirmière accomplit les actes ou les dispenses des soins visant notamment à assurer le confort du patient et comprenant, en tant que besoin, son éducation et celle de son entourage : « *aide et soutien psychologique, relation d'aide thérapeutique* ».

Facilitation de l'accès du patient à son dossier médical (loi du 4 mars 2002 article L1111-7 du Code de la Santé publique modifiée par loi n° 131 du 31 janvier 2007)

- « *Toute personne a accès à l'ensemble des informations concernant sa santé détenues, à quel que titre que ce soit, par des professionnels et établissements de santé, qui sont formalisées ou ont fait l'objet d'échanges écrits entre professionnels de santé, notamment des résultats d'examen, comptes rendus de consultation, d'intervention, d'exploration ou d'hospitalisation, des protocoles et prescriptions thérapeutiques mis en œuvre, feuilles de surveillance, correspondances entre professionnels de santé, à l'exception des informations mentionnant qu'elles ont été recueillies auprès de tiers n'intervenant pas dans la prise en charge thérapeutique ou concernant un tel tiers.*
- *Elle peut accéder à ces informations directement ou par l'intermédiaire d'un médecin qu'elle désigne et en obtenir communication, dans des conditions définies par voie réglementaire au plus tard dans les huit jours suivant sa demande et au plus tôt après qu'un délai de réflexion de quarante- huit heures aura été observé. Ce délai est porté à deux mois lorsque les informations médicales datent de plus de cinq ans ou lorsque la commission départementale des hospitalisations psychiatriques est saisie en application du quatrième alinéa.*
- *La présence d'une tierce personne lors de la consultation de certaines informations peut être recommandée par le médecin les ayant établies ou en étant dépositaire, pour des motifs tenant aux risques que leur connaissance sans accompagnement ferait courir à la personne concernée. Le refus de cette dernière ne fait pas obstacle à la communication de ces informations.*
- *À titre exceptionnel, la consultation des informations recueillies, dans le cadre d'une hospitalisation sur demande d'un tiers ou d'une hospitalisation d'office, peut être subordonnée à la présence d'un médecin désigné par le demandeur en cas de risques d'une gravité particulière. En cas de refus du demandeur, la commission départementale des hospitalisations psychiatriques est saisie. Son avis s'impose au détenteur des informations comme au demandeur.*

• *En cas de décès du malade, l'accès des ayants droit à son dossier médical s'effectue dans les conditions prévues par le dernier alinéa de l'article L. 1110-4. La consultation sur place des informations est gratuite. Lorsque le demandeur souhaite la délivrance de copies, quel qu'en soit le support, les frais laissés à sa charge ne peuvent excéder le coût de la reproduction et, le cas échéant, de l'envoi des documents.* » (fig. 1)

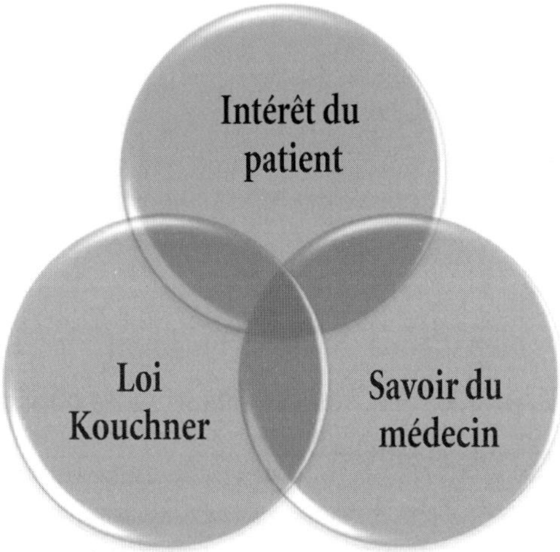

Fig. 1 – Information des patients (obligation professionnelle et légale) selon loi du 4 mars 2002 dite loi : « Kouchner » relative aux droits des malades.
- Toute personne a le droit d'être informé sur son état de santé (Code de la Santé publique – art. L IIII.2).
- Aucun acte médical ni aucun traitement ne peut être pratiqué sans le consentement libre et éclairé de la personne (Code de la Santé publique – art. L IIII.4).
- Cette information incombe à tout professionnel de santé dans le cadre de ses compétences et dans le respect des règles professionnelles qui lui sont applicables (Code de la Santé publique – art. L IIII.2).
- Cette information est délivrée au cours d'un entretien individuel (Code de la Santé publique – art. L IIII.2).
- Cette information porte sur les différentes investigations, traitements ou actions de prévention qui lui sont proposées, leur utilité, leur urgence éventuelle, leurs conséquences, les risques fréquents ou graves normalement prévisibles qu'ils comportent ainsi que sur les autres solutions possibles et sur les conséquences prévisibles en cas de refus (Code de la Santé publique – art. L III.2).

Pratique de l'éducation thérapeutique pour les patients atteints de pathologie(s) chronique(s)

La loi HPST (Hôpitaux Patients Santé Territoires) de juillet 2008 évoque la pratique de l'éducation thérapeutique pour les patients atteints de pathologie(s) chronique(s). Les décrets d'application d'août 2010 imposent un cadre de formation spécifique et une validation des programmes d'éducation thérapeutique par l'ARS (Agence Régionale de Santé).

Un cahier des charges de la loi HPST sur les compétences nécessaires aux professionnels animant des activités d'éducation thérapeutique du patient telles que décrites dans le Décret n° 2010-906 du 2 août 2010 relatif aux compétences requises pour dispenser l'éducation thérapeutique du patient (*JO* n° 178 du 4 août 2010 texte numéro 30) a été publié.

Ces compétences se déclinent en quatre domaines :

– compétences relationnelles ;
– compétences pédagogiques et d'animation ;
– compétences méthodologiques et organisationnelles ;
– compétences biomédicales et de soins ;

et en sept sous-groupes :

- identifier les besoins, notamment d'apprentissage, du patient, y compris les attentes non verbalisées de son entourage ;
- adapter son comportement et sa pratique professionnelle au patient et à son entourage ;
- communiquer et développer des relations avec le patient afin de le soutenir dans l'expression de ses besoins de santé ;
- acquérir et développer une posture éducative, notamment pour négocier des objectifs éducatifs partagés avec le patient ;
- utiliser les outils pédagogiques adaptés et gérer l'information et les documents nécessaires au suivi de la maladie ;
- évaluer la démarche éducative et ses effets, et apporter en conséquence des ajustements ;
- adapter la démarche éducative aux situations interférant dans la gestion normale de la maladie.

2-6 « Nous sommes 2 millions de héros ordinaires »

Pour un nouveau regard sur le cancer

« **Nous sommes 2 millions de héros ordinaires** » **:** Depuis le lundi 8 janvier 2007, l'Institut National du Cancer (INCa) a lancé un programme de communication destiné à faire évoluer le regard que l'opinion publique porte sur le cancer.

La campagne de lancement du programme sur l'image du cancer menée par l'INCa vise avant tout à interpeller le grand public, à lui faire ouvrir les yeux et les oreilles et à réduire l'évitement par rapport au sujet du cancer.

Pour réduire la peur diffuse associée au cancer, pour faire valoir une idée plus juste de la réalité de cette maladie aujourd'hui, le concept de la campagne est simple :

– **La campagne met en avant un chiffre : 2 millions de Français vivant aujourd'hui ont ou ont eu un cancer.** Ce chiffre illustre à lui seul à quel point le cancer fait partie de la vie, combien c'est un enjeu de société majeur, sans commune mesure avec le silence relatif qui l'entoure.

– **La campagne donne la parole à une quarantaine de représentants de ces 2 millions de Français, baptisés « héros ordinaires »**. Ces témoins sont les meilleurs ambassadeurs d'une réalité plurielle. Ils peuvent mieux que quiconque rendre sensible ce qu'est la vie aujourd'hui avec et après un cancer. Leur parole est libératrice parce qu'elle donne une existence sociale massive à un sujet qui reste trop souvent cloisonné à l'univers scientifique et médical.

Les reconnaître « héros », c'est manifester l'estime publique due à ceux qui se confrontent de près à l'idée de la mort. Mais eux-mêmes se décrivent souvent bien plus volontiers comme « ordinaires », parce que c'est la force des circonstances qui les conduit à se dépasser. L'expression « héros ordinaires » traduit donc cette dualité de la confrontation à l'exceptionnel et de l'aspiration à la normalité. Elle dit aussi l'épreuve dans la vie de tous les jours, partagée par des millions de personnes.

Pourquoi l'expression « héros ordinaires » ?

Aux États-Unis, on les appelle les « survivors » et ils revendiquent haut et fort leur appartenance à cette communauté qu'ils n'ont pas choisie. Comme John Wayne ou Lance Amstrong, ils contribuent à lever le silence qui pèse encore sur cette maladie.

En France, il fallait trouver un terme approprié. C'est ainsi à dessein qu'ont été assemblés deux mots désignant des réalités contradictoires, « héros » et « ordinaires ».

« Héros ordinaire », c'est un oxymore, un concentré pour dire que la vie est plus forte que le cancer, toujours, quelle que soit l'issue. Parce que bien sûr, sont « héros ordinaires » tous ceux qui sont touchés par le cancer, qu'ils aient ou non la chance d'en guérir. À ce titre, un des films de la campagne TV donne la parole à une proche de héros ordinaires aujourd'hui disparus.

Mettre des visages sur la maladie

Finalement, le concept de héros ordinaire permet de replacer le cancer dans son histoire. Le cancer aura en effet été la maladie du xxe siècle, il en porte toujours les traces, il en a épousé l'identité. Écrasant, anonyme, il a souvent fait disparaître les malades au seul profit de la maladie. Il est devenu l'appellation générique de tout corps étranger quand il détruit.

Mais la page est tournée. Les progrès de la recherche et les avances thérapeutiques ne doivent plus être masqués par cette image mortifère « Héros ordinaire » est ainsi un raccourci qui traduit l'expression de la force vitale et la dignité redonnée aux personnes. C'est aussi une façon de mettre un visage, des sentiments, une expérience unique sur une réalité qui a changé.

Pourquoi un programme de communication sur l'image du cancer ?

Bien que le sujet soit moins tabou qu'hier, le cancer reste dominé par des représentations qui l'inscrivent dans l'univers de la malédiction, de la fatalité et de la mort plus que dans celui de la maladie. Alors que sa réalité est plurielle, on l'envisage comme un tout indistinct – LE cancer – auquel on associe une charge symbolique puissante et des évocations particulièrement sombres. De façon symptomatique, le mot cancer reste ainsi couramment utilisé dans le discours des médias comme métaphore des maux les plus redoutables de la société.

Pourtant, les progrès accomplis ces dernières années sont réels et les traitements actuels permettent de soigner efficacement.
On constat encore un décalage entre :
- la réalité des cancers aujourd'hui et l'idée que le public continue à s'en faire ;
- la perception d'une mort annoncée et un vécu qui s'inscrit du côté de la vie ;
- le nombre croissant de personnes que cette maladie touche et sa faible visibilité sociale ;
- une opinion publique « bien-portante » qui n'a pas envie d'entendre parler du cancer et des personnes malades ou ex-malades qui ont le sentiment d'évoluer en marge de la société.

Dans un contexte où l'incidence des cancers va continuer à progresser, où le risque de développer un cancer appartient plus que jamais et pour longtemps encore, au champ des probables, il apparaît indispensable de modifier le regard que l'opinion publique porte sur cette maladie.
C'est pour diminuer cette distance entre des perceptions qui restent assez sombres et une réalité aujourd'hui inscrite dans une dynamique de progrès, que l'INCa lance un programme national de communication.

Permettre d'appréhender la maladie autrement

Deux objectifs sont en jeu dans l'évolution de l'image du cancer :
- **Le mieux-vivre des personnes touchées par cette maladie :** les personnes malades ou guéries doivent être les premières bénéficiaires de ce programme. Un regard social moins distant, car moins empreint de peur ou de malaise, conduira à leur redonner leur vraie place dans la société.
- **Le développement d'attitudes plus ouvertes à la prévention et au dépistage :** atténuer le sentiment de fatalité ou réduire la peur, c'est aussi mieux prévenir, dépister plus précocement et augmenter ses chances de guérison.

Chapitre 3

De l'annonce au dispositif d'annonce

« *La difficulté, c'est de savoir quoi ne pas dire* »
Gustave Flaubert

Chapitre 3

De l'annonce au dispositif d'annonce

3-1 Mesure 40 du Plan Cancer 2003-2007

Le dispositif d'annonce doit permettre au malade d'avoir de meilleures conditions d'annonce de sa pathologie en lui faisant bénéficier à la fois d'un temps médical d'annonce et de proposition de traitement, d'un temps soignant de soutien et de repérage des besoins du patient, de l'accès à des compétences en soins de support, tout autant qu'il doit permettre une meilleure coordination entre la médecine de ville et les établissements privés et publics.

Le dispositif d'annonce ne se résume pas au seul colloque singulier médecin-malade, ni à une consultation médicale isolée. Il s'inscrit dans une dynamique d'équipe où l'interactivité entre les différents acteurs de santé est continue. Il concerne autant le diagnostic initial d'un cancer confirmé histologiquement que la rechute de la maladie. Ce dispositif doit permettre l'information, le soutien et l'accompagnement du patient et de ses proches. Il s'appuie sur une prise en charge pluridisciplinaire associant prioritairement les médecins et les personnels paramédicaux.

L'annonce du cancer doit respecter la volonté de savoir du patient et son rythme d'appropriation. La mise en œuvre de ce dispositif facilite l'implication du patient dans la décision thérapeutique. Le patient et ses proches doivent pouvoir situer, tout au long de leur prise en charge, l'ensemble des ressources mises leur disposition. Il est indispensable que le médecin traitant, désormais choisi par le patient, soit informé en temps réel, en particulier dès ce premier temps de la prise en charge hospitalière.

3-2 À chacun sa place

La place du patient :
- droit à l'information ;
- annonce structurée du diagnostic et de la prise en soins ;
- respect de la volonté de savoir, du rythme d'acceptation ;
- implication dans la décision thérapeutique.

La place du proche :
- désigné par le patient ;
- il peut l'accompagner dans toutes les rencontres avec les professionnels ;

– il peut être aussi amené légitimement à prendre des décisions à certains moments en lieu et place du patient.

La place du médecin traitant :

– au cœur du parcours de soins de son patient ;
– doit être destinataire en temps réel des informations ;
– tous les professionnels intervenants doivent lui faire parvenir les éléments de suivi.

3-3 Un dispositif d'annonce en quatre temps

Mesure phare du Plan Cancer 2003-2007, le dispositif d'annonce a été expérimenté entre juin 2004 et mai 2005 dans 58 établissements en copilotage avec la Ligue Nationale contre le Cancer. Il est actuellement en cours de généralisation sur l'ensemble du territoire.
Le dispositif d'annonce constitue, par ailleurs, l'une des conditions transversales de qualité auxquelles les établissements de santé doivent satisfaire dans le cadre du dispositif d'autorisation pour l'activité des soins de traitement du cancer.
Le dispositif d'annonce est construit autour de quatre temps correspondant à quatre étapes de prise en charge du patient par des personnels médicaux ou soignants. Il est un temps fort du parcours de soins en cancérologie.

Un temps médical

Il correspond à une ou plusieurs consultations dédiées à l'annonce du diagnostic de cancer, puis à la proposition d'une stratégie thérapeutique définie lors de la **réunion de concertation pluridisciplinaire (RCP).** Le projet thérapeutique est présenté et expliqué au malade. Le médecin doit aussi informer le malade sur les bénéfices attendus, les effets secondaires qui pourront survenir, les risques thérapeutiques des traitements et, si le patient le souhaite, les éléments de pronostic.
Le patient informé peut prendre sa décision, s'accorder un délai de réflexion ou prendre un 2e avis médical. L'accès à son dossier médical doit lui être facilité.
La décision thérapeutique, comprise et acceptée par le malade, lui sera ensuite remise sous forme d'un **programme personnalisé de soins (PPS)**.
Le temps médical permet au médecin de dialoguer autour de l'annonce, d'identifier le profil psycho-social du patient, et de présenter et expliciter les relais de soins de support possibles.
Lors de l'annonce du diagnostic, le médecin doit disposer du dossier médical du patient, des comptes rendus anatomopathologiques, biologiques, opératoires et de l'imagerie.
Lors de la proposition de la stratégie thérapeutique, il doit disposer des mêmes éléments avec en plus le compte rendu de la RCP et les données concernant l'environnement du patient (contexte familial et socio-professionnel).

Un temps d'accompagnement soignant

Il donne la possibilité au malade ou à ses proches d'accéder, selon leurs choix, à des soignants (en général un infirmier mais il peut s'agir aussi d'un manipulateur

d'électroradiologie médicale). Ce temps peut se dérouler aussitôt après la consultation médicale ou quelques jours plus tard.
Le soignant écoute le malade, reformule ce qui a été dit pendant la consultation médicale, donne de l'information sur le déroulement des soins et peut orienter le malade vers d'autres professionnels (assistant social, psychologue, diététicien...).
Ce rôle d'écoute est fondamental, car il offre un autre temps au patient pour parler de lui et de son entourage.
Ce temps d'accompagnement soignant fait désormais partie intégrante de l'offre de soins autour de l'annonce ; il se concrétise notamment par un temps de consultation paramédicale, possible immédiatement après ou à distance de chacune des consultations médicales. Cette offre constitue un des acquis fort de l'expérimentation de la mesure 40 du Plan Cancer, qui a montré son importance tant pour les malades que pour les équipes soignantes. Il n'a pas de caractère obligatoire ; il est proposé mais ne peut donc être imposé au malade.

L'accès à une équipe impliquée dans les soins de support

L'accès à une équipe impliquée dans les soins de support permet au patient d'être soutenu et guidé dans ses démarches, en particulier sociales, en collaboration avec les équipes soignantes. La personne malade pourra ainsi rencontrer, en fonction de sa situation et si elle le souhaite, des professionnels spécialisés (assistant social, psychologue, kinésithérapeute, diététicien, médecin de la douleur, gériatre, stomathérapeute, prothésiste capillaire, onco-esthéticienne, etc.).

Un temps d'articulation avec la médecine de ville

Il est indispensable que le médecin traitant soit informé en temps réel, en particulier dès ce premier temps de la prise en charge hospitalière. Il reste un interlocuteur privilégié du patient et doit être associé au parcours de soins. Le dispositif d'annonce s'appuie ainsi sur un travail de liaison et de coordination entre les différents professionnels concernés.
En fait, les objectifs du Plan Cancer ciblent le temps hospitalier de l'annonce. Le rôle du médecin généraliste ou des spécialistes exerçant en ville est donc d'orienter le patient vers un établissement où il pourra disposer des instructions et mesures du Plan Cancer.

3-4 Programme personnalisé de soins (PPS) (*cf.* Annexes 1 et 2)

Destiné à être remis à tous les malades dès le début de leur prise en charge, en relais immédiat du dispositif d'annonce, le **programme personnalisé de soins (PPS)** permet de formaliser la proposition de prise en charge thérapeutique. Il deviendra ainsi le support essentiel de la personnalisation du parcours de soins, portée par la mesure 18, mesure phare du deuxième Plan Cancer (2009-2013).

Intégrant un **volet social**, il doit permettre également de repérer précocement les difficultés et de mettre en œuvre l'accompagnement social du malade.
Le PPS sera relayé, une fois la phase active des traitements terminée, par le **programme personnalisé de l'après-cancer (PPAC)** conduit avec et par les médecins traitants, pour acter l'entrée dans une nouvelle période de la prise en charge, celle de l'après cancer.
Le PPS constitue une des conditions transversales de qualité, rendues obligatoires dans le cadre du dispositif d'autorisation des établissements de santé pour la pratique de la cancérologie Sa remise aux malades fera l'objet d'un suivi spécifique au sein des établissements autorisés.
Le Plan Cancer prévoit d'ici 2013, de faire bénéficier 80 % des patients au moins, d'un programme personnalisé de soins (Mesure 18).
Dans tous les cas, le PPS doit rester simple, informatif afin de permettre d'exposer clairement le parcours de soins coordonnés qui va se mettre en place autour du malade.
Étant remis au début de la prise en charge, le PPS est par ailleurs susceptible d'évoluer, d'être **modifié ou complété**.
Avec l'accord du malade, un double de ce document sera transmis au médecin traitant, accompagné du compte rendu anatomopathologique ayant permis de porter le diagnostic de cancer.
Des exemples de PPS sont présentés à la fin dans les annexes.

Le contenu minimum du PPS

Il comprend :

1 – Les informations relatives au malade et à l'établissement de santé de référence :

- nom, prénom du (de la) patient(e) ;
- nom de jeune fille ;
- date et lieu de naissance ;
- n° d'identification ;
- code postal de résidence ;
- coordonnées de la personne de confiance, et présence lors de la remise du programme de soins ;
- date de la consultation d'annonce ;
- date de remise du programme, et coordonnées du médecin l'ayant remis au patient ; coordonnées de l'établissement de santé et nom du 3C de rattachement.

2 – Le volet soins

Document simple et informatif, le volet soins comprend :

- le plan théorique de traitement (proposition comprise et acceptée par le patient) ;
- les durées d'hospitalisation à prévoir ;
- les bilans prévus et leur fréquence ;
- le nom et les coordonnées du médecin responsable du traitement et de l'équipe soignante référente (que le médecin traitant, le patient ou les proches pourront joindre) ;
- les coordonnées des associations de patients (que le patient peut contacter).

Le PPS doit être expliqué au patient avant de lui être remis. Une fois comprise et acceptée par le patient, la stratégie thérapeutique est formalisée par écrit ou informatique dans le PPS qui sera remis au patient et transmis au médecin traitant.

3 – Le volet social (*cf.* Annexes 1 et 4)
Le volet social a été ajouté dans le deuxième Plan Cancer (mesure 25-2). Il comportera les coordonnées de la personne ayant réalisé le bilan social ainsi que celle de l'assistance sociale, les informations relative au bilan social réalisé au décours de l'annonce et aux consultations sociales réalisées pendant le parcours des soins, en particulier la consultation sociale à mi-parcours.
Les actions mise en œuvre à la suite de l'évaluation sociale (signalement, plan d'aide…) pourront être mentionnées avec l'accord du malade, de même que les mesures entreprises dans le cadre de la préparation de l'après cancer et notamment les éléments liés à l'emploi.
4 – Les contacts utiles
Cette partie du PPS pourra comporter les coordonnées des différents intervenants hospitaliers et de proximité, impliqués dans la prise en charge sanitaire et sociale du malade. Il s'agit des coordonnées :
- du ou des médecins spécialistes référents ;
- de l'infirmière d'information et de coordination ;
- du psychologue ;
- du médecin traitant ;
- du pharmacien de ville ;
- du laboratoire d'analyses médicales ;
- des réseaux de santé territoriaux ;
- d'autres intervenants de ville (infirmière, masseur-kinésithérapeute…) ;
- des structures d'HAD ou de l'hôpital de proximité ;
- des associations de malades ;
- des organismes sociaux (CAF, CPAM, assistante sociale de secteur, CCAS, maison départementale du handicap, numéro Santé Info Droit) ;
- ou de tout autre contact pouvant être utile au malade ainsi qu'à son entourage, en particulier lors des périodes de retour au domicile.

3-5 Le personnel infirmier du dispositif d'annonce

(*Cf. infra* chapitre 7-7 *Paroles d'une infirmière*)

Il est le pilier du temps d'accompagnement, l'interlocuteur privilégié de la prise en charge continue. Il est le relais du médecin et travaille en complémentarité avec lui et assure la continuité jusqu'à la prise en charge thérapeutique par les équipes d'hospitalisation.
L'infirmier de consultation (ou manipulateur de radiothérapie) :
- questionne le patient pour connaître son niveau d'information, d'acceptation, de compréhension ;
- précise la visée curative du PPS ;
- devance les questions intimes, le non-dit, les appréhensions ;
- corrige les perceptions erronées ;
- aborde le déroulement de l'hospitalisation ;
- traduit le guide du patient ;

– déroule le calendrier des soins – l'agenda et le planning ;
– rassure et gomme les appréhensions ;
– fournit des conseils pratiques sur ce qu'il faut faire, ce qu'il faut éviter ;
– présente le service de chimiothérapie et/ou de radiothérapie ;
– oriente vers les équipes compétentes en soins de support ;
– établit le lien avec les équipes de soins qui interviennent à l'hôpital et à domicile.

Son action s'inscrit dans une ambiance conviviale, chaleureuse, d'écoute et dédramatisée.

L'infirmier de consultation favorise les confidences, gère les manifestations émotionnelles du patient qui vient de voir sa vie basculer. Le but est de conduire le patient à être un acteur de sa maladie, à être plus réceptif à tout ce qu'on lui dit, à tout ce qu'on lui fait et à lui permettre d'assimiler progressivement le diagnostic.

Le patient est encouragé à s'exprimer, à verbaliser ses attentes, ses craintes, ses souffrances ; à nommer la maladie ; à désigner les proches de confiance. Ce temps d'accompagnement est donc très important et mérite d'être reconnu à sa juste valeur et valorisé dans le dispositif d'annonce. Il identifie, d'autre part, les proches qui pourront aider le patient tout au long du traitement.

Nota : la « consultation infirmière » ne doit pas, si possible, avoir lieu le même jour que la consultation d'annonce du diagnostic confirmé. Le choc de l'annonce empêche souvent toute écoute et toute intégration des informations (état de sidération : confusion mentale).

3-6 Soutien du patient et soins de support

Les équipes de soins de support interviennent à la demande du malade mais également du médecin ou des soignants qui peuvent avoir repéré un risque pour le patient dès les premières consultations.

Il est important de repérer le plus tôt possible les éléments qui pourront être à l'origine d'une détérioration de la situation sociale du patient. Ces interventions concernent principalement les aspects sociaux et psychologiques.

Accompagnement social

Cet accompagnement a plusieurs objectifs :

• **Informer le patient :**
– informations générales : droits et aides dont il peut bénéficier, institutions et intervenants du secteur social qui peuvent l'aider ;
– informations pratiques : coordonnées de personnes ou lieux ressources, partenariats locaux ou dispositifs innovants.

• **Orienter le patient vers les services sociaux** (si nécessaire) pour faire le point sur différents aspects administratifs :
– droits ouverts (mutuelles et assurances) ;

– démarches à mener par rapport à la situation professionnelle du patient (salarié ou libéral) : convention collective, droit du travail, aménagement du temps de travail, articulation avec la médecine du travail, congé d'accompagnement.

• **Informer le patient des aides dont il peut bénéficier** : aides au maintien à domicile (aides ménagères, auxiliaires de vie), aides des associations.

Le Plan Cancer 2009-2013 comporte de nouvelles mesures qui renforcent le soutien social :

– **la mesure 25.1** prévoit de généraliser les actions d'évaluation sociale dans le cadre du dispositif d'annonce en impliquant des coordonnateurs de soins. Les effectifs de ces travailleurs sociaux seront accrus (*cf.* Annexe 4) ;
– **la mesure 25.2** a pour objectif de proposer à chaque patient une consultation sociale en cours de traitement afin d'évaluer la mise en œuvre du volet social du PPS et de préparer l'après cancer.

Prise en charge psychologique (*cf.* infra chapitre 7-8 *Paroles d'un psychologue*)

• Les médecins et les soignants peuvent bénéficier de l'appui d'un psychologue pour être mieux à l'écoute du patient.
• L'intervention d'un psychologue sera proposée au patient mais jamais imposée.
• Le psychologue peut rencontrer spontanément le patient lors de sa prise en charge puis lui proposer son aide s'il le souhaite pour lui ou pour ses proches.

Autres compétences en soins support

D'autres intervenants peuvent apporter leur soutien au patient : médecin référent, centre anti-douleur, diététicien, kinésithérapeute, gériatre, stomathérapeute, prothésiste capillaire, onco-esthéticienne...

3-7 Articulation avec la médecine de ville

Annonce suite à un dépistage positif

• Les médecins concernés sont ceux impliqués dans le dépistage : radiologues, gynécologues, dermatologues, hépato-gastro-entérologues, généralistes, etc.
• Annoncer un dépistage positif à un patient implique d'informer immédiatement le médecin traitant (avec l'accord du patient), de l'orienter le plus rapidement possible dans le dispositif de soins pour confirmer le diagnostic, assurer sa prise en charge précoce et son intégration dans le dispositif d'annonce (tableau I).

Tableau I – Informations à adresser au médecin traitant (après le premier contact puis à chaque étape du traitement ou lors d'événements intercurrents).

Diagnostic	Compte rendu des consultations d'annonce
Projet thérapeutique, modifications thérapeutiques	Résultats des examens complémentaires
Inclusion éventuelle dans un essai clinique	Compte rendu chirurgical
Effets secondaires prévisibles	Compte rendu de la réunion de concertation pluridisciplinaire (RCP)
Autres aspects pour lesquels le médecin traitant doit rester vigilant	Programme personnalisé de soins (PPS)
Éléments du pronostic	Protocole de l'essai clinique (s'il y a lieu)
Informations donnés au patient et à ses proches	

Implication du médecin traitant autour de l'annonce

- **Un rôle essentiel :** son rôle est capital dans la prise en charge du patient car c'est lui qui peut intervenir en cas d'urgence au domicile du malade.
- **Une coordination nécessaire :** L'importance du médecin traitant suppose de l'impliquer dans la prise en charge du patient :
  - il doit être associé très tôt dans le parcours de soins (en particulier lorsqu'il fera la demande d'exonération du ticket modérateur) ;
  - il faut lui adresser les résultats significatifs des examens complémentaires dont les résultats anatomo-pathologiques ;
  - le médecin responsable doit demander au patient les coordonnées de son médecin traitant (s'il n'en a pas, lui proposer d'en choisir un) ;
  - le patient doit être assuré de la coordination entre le médecin traitant et l'équipe hospitalière.
- **Des échanges indispensables**
  Le contact établi avec le médecin traitant permet :
  - de l'informer de la pathologie de son patient ;
  - de recueillir des informations concernant l'environnement du malade (contexte socio-professionnel, familial, psychologique) ;
  - de recueillir ses propres attentes.

Une communication facilitée

La communication entre le médecin traitant et l'établissement de soins doit être facilitée en cas de problème au domicile du malade :

- le médecin traitant doit pouvoir contacter 24 h/24 le service référent du malade ou un service compétent en cancérologie (cela permet de limiter les hospitalisations systématiques) ;
- le médecin traitant doit être assuré de pouvoir, si nécessaire, hospitaliser directement son patient dans le service qui le suit ou dans un service désigné par l'équipe référente (cela évite une hospitalisation dans un service d'urgence).

3-8 Dossier communicant de cancérologie (DCC)

Le partage et l'échange de données médicales entre professionnels de santé, hospitaliers et libéraux, sont des facteurs importants d'amélioration de la qualité des soins et de la continuité de la prise en charge du patient sur le terrain. Dans ce cadre, le dossier communicant de cancérologie (DCC), mesure 34 du Plan Cancer 2003-2007, a été mis en œuvre et développé par les **réseaux régionaux de cancérologie** (**RRC**).

Le Plan Cancer 2009-2013 prévoit de déployer cet outil en lien avec la relance du **dossier médical personnel** (**DMP**) et d'élaborer un cahier des charges spécifique ainsi qu'un programme d'actions (mesure 18.3).

Le dossier communicant de cancérologie devra permettre aux professionnels de santé :
- d'échanger des données médicales telles que les fiches de RCP, les comptes rendus opératoires, les comptes rendus anatomopathologiques via la télé-imagerie, les téléconférences, visioconférences ;
- de gérer les outils et les services nécessaires à l'activité de cancérologie : annuaires des RCP, gestion informatisée des RCP, élaboration du programme personnalisé de soins (PPS), accès aux recommandations de pratique clinique et aux registres des essais cliniques.

3-9 Le médecin généraliste : l'indispensable maillon

(*Cf. infra* chapitre 7-1 *Paroles d'un médecin généraliste*)

L'objectif aujourd'hui est d'améliorer la prise en charge des personnes atteintes de cancer en inscrivant le rôle du médecin traitant tout au long du parcours du patient, depuis l'entrée dans la maladie jusqu'à l'après-cancer.

Selon une enquête présentée lors de la 1re rencontre nationale des médecins généralistes face au cancer organisée par la Ligue contre le Cancer en octobre 2010 (disponible sur/www.ligue-cancer.net), 65,6 % des 565 médecins généralistes interrogés estimaient que le cancer représentait un motif de consultation en augmentation au cours des dernières années. Un des axes transversaux du Plan Cancer 2009-2013 porte d'ailleurs sur le renforcement du rôle du médecin traitant à tous les moments de la prise en charge des personnes atteintes de cancer.

Cet accroissement de la part de la cancérologie dans l'activité des généralistes peut s'expliquer de plusieurs façons : le développement des dépistages organisés, l'augmentation du nombre de cancers liés au vieillissement de la population, les

évolutions thérapeutiques avec un nombre croissant de patients traités en ambulatoire et de personnes vivant avec leur cancer. L'enquête a montré l'implication forte des généralistes dans la prévention et le dépistage.
Autre point important : 95,5 % des généralistes restaient en contact avec leurs patients une fois le diagnostic de cancer posé. Pour près de la moitié d'entre eux, ces contacts étaient même renforcés. Toutefois, nombre de généralistes se plaignaient d'une certaine forme de « captation » de leurs patients par l'équipe spécialisée les prenant en charge.
Cette enquête mettait également en avant certaines des difficultés rencontrées par les généralistes :

• seuls 16,5 % d'entre eux recevaient le plan personnalisé de soins (PPS) alors que l'action 18.3 du Plan Cancer prévoyait le partage de « données médicales entre professionnels de santé » ;
• environ 84 % des médecins estimaient que la formalisation d'un contenu minimal du courrier récapitulatif de sortie est totalement, ou partiellement, une réponse pertinente au besoin de partage des données médicales entre professionnels de santé (ces deux actions vont être développées *via* la mise en place du dossier cancer dans la DMP) ;
• environ 91,6 % acceptaient le principe d'une surveillance partagée entre hospitaliers et médecins traitants, qui va être désormais intégrée dans les guides ALD par cancer et qui sera déployée après une phase-pilote en cours d'expérimentation ;
• seulement 47,4 % des généralistes se disaient suffisamment informés sur l'offre sanitaire de leur département, et 28,3 % sur les possibilités de soutien social dans leur département ;
• environ 84 % des médecins ressentaient le besoin d'une formation en oncologie ;
• environ 70,3 % estimaient que la place du généraliste dans la prise en charge des cancers n'était pas reconnue à sa juste valeur ;
• enfin 67,6 % des médecins ne s'estimaient pas bien informés sur les enjeux du Plan Cancer 2009-2013.

L'affirmation de la place centrale que doit prendre le médecin traitant dans la prise en charge des patients s'inscrit dans un changement de la vision du cancer, avec une vie avant et une vie après le cancer, un parcours entre l'hôpital et la « médecine de villes ».
Nota : La présence d'un médecin généraliste hospitalier, « interface patient-famille-cancérologue-médecin traitant » serait souhaitable. Certains, certes, s'y sont engagés de manière à permettre une meilleure transversalité du travail de coordination.
La disponibilité, la réactivité, la pluridisciplinarité, permettent d'éviter le morcellement du patient et la dispersion informative chez un patient qui a besoin avant tout d'être rassuré.

3-10 L'information des proches

« Soutenons les soutiens »
Professeur François Goldwasser (2010)

Il est évident que les proches informés qui comprennent ce qui se passe cliniquement et techniquement peuvent être une aide précieuse pour l'équipe de soignant.

La famille ne doit pas être considérée comme une intruse mais comme un trait d'union qui relie le patient à sa vie, à son vécu et, en tant que tel, qui peut s'avérer être un relais incontournable lors de l'annonce du diagnostic et par la suite dans le parcours thérapeutique.
Annoncer un diagnostic de cancer en présence d'un tiers, c'est permettre au patient de se sentir épaulé, moins seul, lui concéder la possibilité d'organiser sa vie en fonction de ses traitements, de donner du sens au présent, à l'avenir.
C'est également offrir l'occasion pour la famille d'être présente auprès de son proche dans un moment difficile, de l'accompagner, d'avancer avec lui dans la maladie, de se préparer avec lui à l'inévitable de la mort quand la maladie progresse et que les traitements ne s'avèrent plus efficaces.
C'est donc l'évolution du malade et le rythme avec lequel se construit sa vérité, qui vont indiquer au soignant la nature des mots qu'il devra employer pour parler aux proches.
Il serait judicieux et utile à l'avenir d'intégrer systématiquement le référent familial du patient désigné ultérieurement « **personne de confiance** » par le patient au moment de l'annonce, afin de réduire la marque subjective des informations données par le médecin et consentir aux patients le droit de partager avec son proche la violence de l'annonce.
L'annonce doit donc s'élaborer, se constituer dans un échange respectueux, soucieux de l'intérêt véritable des personnes directement concernées. Ainsi s'établit une alliance, se noue une solidarité garante de la valeur et de la rigueur des stratégies thérapeutiques qui seront envisagées.
Il est indispensable que l'information soit faite en même temps au patient et à la famille ; on ne doit pas mettre la famille à l'écart, ou tout dire à la famille et rien au malade, ils vont se protéger l'un l'autre.
« ***Soutenons les soutiens*** » a déclaré avec justesse le professeur François Goldwasser (2010), cancérologue à l'hôpital Cochin.
La psychologue Martine Ruszniewski (1999), dans son livre *Face à la maladie grave, parents, famille, soignants*, a aussi insisté sur l'importance du développement d'une attention particulière à l'**entourage du malade.**
Les erreurs du passé ne doivent pas se répéter au niveau des proches qui méritent eux aussi les mêmes égards, la même écoute, la même attitude compassionnelle, les mêmes précautions que le patient.

3-11 Les quatre soutiens du patient

Chaque patient est différent. Il trouve de l'aide à sa propre façon selon ses propres ressources, selon son histoire singulière et fixe lui-même l'ordre des agents d'aide :

- **la foi religieuse (Dieu – les Dieux – ministre du culte) ;**
- **l'époux ou un proche ;**
- **le malade lui-même ;**
- **le médecin référent.**

L'homme de culte

Lui aussi doit apprendre où le patient en est dans ses émotions et comment il voit la situation. Il doit respecter lui aussi les sentiments et les pensées du patient et l'aider à trouver et à utiliser ses propres ressources, religieuses ou non. Il doit lui aussi faire preuve de sensibilité et s'adapter aux changements d'humeur du malade.
L'homme de culte, toute religion confondue, doit être prêt à partager la fonction d'aide avec les proches. Un ministre du culte (aumônier, imam, pasteur, prêtre ou rabbin...) d'hôpital doit être s'il le faut, associer à la relation d'aide. Il doit lui aussi rester à l'écoute ; le contenu de son message doit suivre les besoins et les désirs du patient.
« ***Il importe aussi que l'aumônier cultive la confiance et la collaboration des médecins*** », déclare le Dr Elisabeth Kübler-Ross (1984). Il doit, bien sûr, éviter de parler de questions médicales, mais il doit plutôt s'informer auprès des soignants pour savoir comment celui-ci perçoit sa maladie et ce qu'il peut dire pour l'accompagner. Le personnel soignant ne doit pas hésiter à conseiller au patient de se rapprocher d'un homme d'Église si le besoin s'en fait sentir soit auprès d'un ministre du culte de l'hôpital, soit auprès de l'homme de culte de son lieu d'habitation.

La religion

Plusieurs études ont montré que les croyances religieuses diminuaient la détresse des patients et augmentaient aussi l'acceptation du cancer. Dans l'étude de Balboni *et al.* (2007) menée aux États-Unis, le recours à une religion améliorait significativement la qualité de vie.
Dans une enquête menée au Maroc, Errihani *et al.* (2010) ont étudié les interactions entre adaptation au cancer et religion musulmane. Chez les malades pratiquants, le cancer représentait un test divin accepté avec fierté. À l'inverse, chez les non-pratiquants, le cancer était vécu comme un châtiment divin source de culpabilité.
Pour en savoir plus sur cette thématique, nous conseillons la lecture de la revue de la littérature de Thuné-Boyle *et al.* (2006).

Le soutien des proches (*cf.* supra chapitre 3-10 *L'information des proches*)

La famille peut aider le patient à s'ajuster émotionnellement. Le personnel soignant doit l'y aider en donnant des conseils de base : associer le patient à toutes les discussions et décisions et surtout ne pas instiller un sentiment de culpabilité chez le patient qui croit qu'il va devenir un fardeau pour ses proches.
Les proches doivent être entraînés délicatement sur le chemin de la réalité, de la lucidité et du bon sens. Pour cela, il faut les associer à l'annonce du diagnostic le plus tôt possible.

Le malade

Le malade tient une place importante dans le traitement de son mal. Il doit gérer sa maladie comme on gère un bien propre. Les autres peuvent l'y aider mais non le faire à sa place.
Au lieu de se positionner en victime, en proie au désespoir et envahi par un sentiment d'impuissance, le malade doit mobiliser ses forces intérieures et faire face au choc émotionnel du mieux qu'il pourra et à son rythme.
Cette attitude n'est pas à la portée de tout malade ; le dispositif d'annonce en quatre temps est là pour l'aider dans son cheminement et son ressourcement personnel. Pour faire face à la maladie, le malade doit être libéré de ses peurs et de son angoisse.
Pour cela, il doit se sentir personnellement concerné ; il doit être interpelé et associé avec tact et bienveillance. Il doit être informé, impliqué, responsabilisé, rassuré, encouragé et félicité (on oublie souvent ce dernier point !)

Le médecin référent

« ***Le lien affectif et intellectuel qui peut se tisser entre le médecin et son patient est un ingrédient majeur pour le bien être et l'état d'esprit du patient*** » déclare l'anthropologue Annie Hubert dans un document du groupe EPAC (2002).
Il est nécessaire d'établir dès l'annonce un bon contact, une véritable relation thérapeutique pour parvenir à briser auprès des patients (et de leur entourage) la représentation encore trop traditionnellement négative, voire désastreuse du cancer.
La confiance est le maître mot de la relation La qualité de l'échange influence la perception des mots. La confiance est fragile. Y faillir, c'est handicaper un possible processus de guérison. Dès l'annonce, ce que les patients veulent sentir c'est que leur médecin ne les abandonnera pas en cours de route.
Lorsque le médecin se décide à délivrer un message, il doit le faire avec tact et douceur en guettant les réactions du patient et en prenant le temps de susciter des questions sur ce qui vient d'être dit.
« ***À chaque étape, il doit toujours y avoir un espace d'espoir et d'assurance. Le mensonge même pieux n'a pas de place ; il ne respecte pas la personne et enferme le malade et son entourage dans le piège du silence*** » dit Jean-Louis Caen, médecin généraliste.
La confiance mutuelle est une chose précieuse dans l'action thérapeutique. Pour sa pérennité, le soignant doit, certes, garder une certaine distance pour ne pas sombrer dans la confusion des sentiments mais éviter toute attitude impersonnelle, froide, peu chaleureuse, synonyme d'indifférence, de détachement et de désinvolture (*cf. infra* chapitre 4 *L'empathie*).

3-12 La correction des trois cécités médicales

La qualité de l'annonce de diagnostic repose sur l'individualisation. Il convient désormais de prendre le temps de connaître le malade. Le malade devient un patient qui mérite respect et considération. La notion de relation thérapeutique est au centre des préoccupations d'un réseau de soignants appartenant au secteur hospitalier ou à la médecine de ville.

Durant tout le traitement, l'ensemble de l'équipe parlera le même langage au malade : pas de mensonges, pas d'hypocrisie qui font perdre au malade la confiance vis-à-vis de l'équipe soignante.

« ***Il convient de parler clairement du cancer et de son traitement pour en extirper l'aspect mortifiant et mystérieux de celui-ci, sans jamais enlever l'espoir*** », précise Jean-Yves Bobin.

Il convient d'éliminer les interrogations désincarnées, stéréotypées. Le patient est une personne qui doit se retrouver au centre des « regards ». Mais pour cela, il faut, selon le cancérologue François Goldwasser (2010), corriger trois cécités médicales (tableaux II et III).

Tableau II – Les cécités médicales et leur remède d'après Goldwasser (2010).

Premier aveuglement : • traiter la maladie et oublier le malade **Remède** : considérer et découvrir le malade
Deuxième aveuglement : • négliger la famille ou les proches **Remède** : reconnaître, accueillir et accompagner le désarroi du proche référent avant de l'associer à la relation d'aide
Troisième aveuglement : • multiplier les investigations informationnelles sans les capitaliser et les vulgariser aux différents acteurs soignants **Remède** : travailler en réseau, en synergie en assurant la traçabilité des informations (mise en place d'un dispositif d'annonce)

Tableau III – Les regards et les savoirs du médecin.

Regard du médecin	↗	**Un regard sur la maladie** Expertise (Savoir – Savoir-faire)
	↘	**Un regard sur le patient** Le malade est une personne (Savoir-être – Savoir-dire)

3-13 État des lieux et financement du dispositif d'annonce : des promesses non tenues...

Le financement du Plan Cancer 2003-2007

Le financement du premier Plan Cancer privilégiait des mesures d'organisation (c'est-à-dire de redéploiements) mais il comportait aussi des moyens : le montant total des mesures nouvelles du Plan était de 100 millions d'euros dès 2003, pour atteindre 640 millions d'euros en 2007.
Parmi ces dépenses, 21 % devaient être consacrés à la coordination des soins et à l'accompagnement des patients par renforcement des équipes médicales et soignantes.
Dans la mesure 40, il était prévu de : « ***Rémunérer la consultation d'annonce par un forfait versé aux établissements de santé, permettant de financer le dispositif de soutien au patient et le temps du médecin.*** »

État des lieux du dispositif d'annonce en 2009

Comme prévu dans la mesure 6.1 du Plan Cancer 2009-2013, un nouveau rapport de synthèse a été publié par l'INCa en novembre 2010 (La situation du cancer en France en 2010).
Ce rapport a conclu que le dispositif d'annonce progressait dans la majorité des régions, principalement sur le volet des consultations médicales dédiées.

Consultations médicales dédiées à l'annonce

Environ 107 320 patients en 2008 et 177 910 en 2009 (+ 66 %) ont bénéficié d'une consultation médicale dédiée à l'annonce, soit un taux de 56 % lorsqu'on le rapporte aux cancers incidents. Les proportions variaient de 11 à 100 % selon les régions. Même si ce taux s'améliorait (29 % en 2007 puis 34 % en 2008), il existait encore une marge de progression afin que l'ensemble des nouveaux patients atteints de cancer bénéficie de ce temps dédié à l'annonce.

Entretiens soignant spécifiques

Le nombre de patients ayant bénéficié d'un entretien soignant spécifique en relais de l'annonce médicale était d'environ 110 460 en 2009, soit 35 % des cancers incidents (14 % en 2007 et 20 % en 2008). Les proportions variaient de 6 à 58 % selon les régions.

Remise d'un Programme Personnalisé de Soins

Le nombre de patients ayant bénéficié de la remise d'un PPS a progressé, passant de 33 051 en 2008 à 54 560 patients en 2009. Cette augmentation doit cependant se poursuivre, car le nombre de PPS remis aux patients ne représentait que 17 % des cancers incidents. Ce taux variait de 1 à 47 % selon les régions.

État des lieux de la psycho-oncologie : deux enquêtes édifiantes

Un livre blanc sur la psycho-oncologie, proposé par le groupe EPAC, a reposé sur une vaste enquête menée en 2000 et publiée en 2002. Seulement 7 % des patients avaient eu un entretien avec un psychologue/psychiatre dans le centre de traitement et 9 % avaient consulté en dehors du centre. Un quart des centres ne disposait d'aucun psychologue/psychiatre. Cette faible activité contrastait avec la forte demande des patients : 60 % exprimaient une demande d'aide psychologique dont 18 % un entretien avec un psychologue/psychiatre.
La Direction de la Recherche, des Études, de l'Évaluation et des Statistiques (DRESS) a réalisé en 2004-2005, une enquête sur 4 270 malades dont le cancer avait été diagnostiqué deux auparavant, en 2002 (Le Corroller-Soriano *et al.* 2008). Au moment du diagnostic, 11 % seulement des malades ont déclaré avoir reçu un soutien psychologique.

Le dispositif d'annonce dans le Plan Cancer 2009-2013 : des nouveaux coordonnateurs de soins et des effectifs de travailleurs sociaux accrus

Le deuxième Plan Cancer 2009-2013 a pour but de pérenniser et renforcer les avancées permises par le premier Plan Cancer 2003-2007 en termes de qualité et d'organisation des soins.
La mise en place du dispositif d'annonce et la généralisation des réunions de concertations pluridisciplinaires (RCP) sont largement reconnues comme des mesures ayant amélioré la qualité des soins en cancérologie. Il est donc prévu d'étendre ces dispositifs à tous les établissements autorisés à pratiquer la cancérologie dans le cadre d'une démarche de qualité transversale.
D'autres mesures nouvelles étaient proposées :

- **la mesure 25.1** prévoit de généraliser les actions d'évaluation sociale dans le cadre du dispositif d'annonce en impliquant des coordonnateurs de soins. Les effectifs de ces travailleurs sociaux seront accrus ;
- **la mesure 25.2** a pour objectif de proposer à chaque patient une consultation sociale en cours de traitement afin d'évaluer la mise en œuvre du volet social du PPS et de préparer l'après-cancer.

On peut s'inquiéter de la faisabilité de l'application de ces mesures alors que nous manquons déjà de temps médical, de psychologues, de diététiciennes, d'assistantes sociales, de gériatres…

Quel financement pour le deuxième Plan Cancer 2009-2013 ?

Les dépenses nouvelles programmées sur la durée du deuxième Plan Cancer de 2009 à 2013 sont pour les soins de 402 772 000 euros et pour les mesures « vivre pendant et après un cancer » de 45 000 000 euros.

La mesure 19.2 a pour but de conforter le déploiement pérenne des mesures qualité par de nouvelles modalités de financement :

- mettre en place à compter de 2010 de nouvelles modalités de financement des mesures qualité transversales en cancérologie (dispositif d'annonce, pluridisciplinarité, soins de support et remise du PPS au malade) pour assurer leur déploiement pérenne ;
- moderniser, **à coût constant**, la cotation CCAM (Classification commune des actes médicaux) des actes médicaux de chimiothérapie ambulatoire en secteur privé.

Un temps médical et de soutien psychologique d'annonce chronophage et non financé

Un temps médical d'annonce de qualité est très bénéfique pour le patient mais chronophage pour le médecin. En effet, l'importance de la traçabilité et de la transmission des informations dans le cadre du dispositif d'annonce a considérablement augmenté le nombre de documents à renseigner pendant la consultation (*cf. infra* chapitre 5 *Préparer*).

Dans le chapitre 7-9 *(Paroles d'une psychiatre)*, le docteur Nguyen a écrit : « ***Il est aujourd'hui communément établi que l'on ne peut soigner le corps sans soigner la psyché.*** » Nous connaissons tous l'insuffisance scandaleuse des effectifs de psychologues et de psychiatres.

Compte tenu de l'absence de financement dédié pour ces nouvelles charges de travail, les activités « administratives » et de prise en charge psychologique incombent le plus souvent au médecin ou à l'infirmière d'annonce qui se transforment alors en secrétaire et psychologue.

« Financer le dispositif de soutien au patient et le temps du médecin par un forfait versé aux établissements de santé »

« Coût constant », « mesures nouvelles d'organisation » sont des termes souvent employés dans les plans de santé, mais oubliés dans la réalité par des instances gouvernementales qui se complaisent dans les promesses non tenues et le mensonge. Les promesses du Plan Cancer, au niveau de la mesure 40 du premier Plan Cancer, en sont un exemple.

Certes, le temps soignants du dispositif d'annonce a bénéficié d'un financement de postes d'infirmiers, mais insuffisants par rapport aux besoins. Le temps de consultation infirmier n'a pas de nomenclature et n'apporte pas d'argent aux établissements. Où sont passés les postes de psychologues, pourtant si nécessaires ?

Où est passé le forfait versé aux établissements et promis dans le cadre de cette mesure 40 ? Peut-être a-t-il été versé dans l'obscure enveloppe de missions d'intérêt général et d'aide à la contractualisation dénommée MIGAC ? Certains l'ont rebaptisée, avec justesse, enveloppe « MicMac » compte tenu du manque de transparence sur l'attribution des fonds versés.

Quoi qu'il en soit, les médecins du secteur public ou privé peuvent témoigner qu'à ce jour le temps médical d'annonce « long et dédié » n'est toujours pas valorisé et que le nombre des oncopsychologues reste abusivement insuffisant. Les nouvelles modalités de financement annoncées dans la mesure 19.2 du Plan Cancer 2009-2013 seront-elles concrétisées ? Il faut le souhaiter pour que l'humanisation de la relation thérapeutique d'annonce ne reste pas un vœu pieux.

Pour réflexion : Aphorismes – Pensées – Vérités

La vérité se chante à voix basse.
La vérité n'est jamais bonne à voir, elle souhaite être travestie.
La vérité a besoin des voiles du mensonge.
La vérité a besoin de s'allier au mensonge.
La vérité comme le soleil ne se regarde pas de face.
La vérité ne peut pas rétrograder.
La vérité, c'est que les paroles de la personne soient en harmonie avec ce qu'elle est, ce qu'elle fait.
La plupart des gens préfèrent leurs illusions à la réalité ; le mensonge à la vérité.
Pour communiquer efficacement, il faut se servir intelligemment de ses oreilles.
Il ne faut pas dire tout ce qu'on pense, mais penser tout ce qu'on dit.
Il y a un temps pour parler et un temps pour se taire.
D'une manière générale, les gens ne veulent pas admettre la réalité qui les dérange.
L'information en cancérologie, c'est ce que le médecin n'a pas envie de dire à un malade qui n'a pas envie d'entendre.
Il y a un temps pour ne rien dire, il y a un temps pour parler, mais il n'y a pas de temps pour tout dire.
Tout le monde n'est pas parfait pour l'escalade ; le médecin doit être le premier de cordée.
On gagne toujours à taire ce que l'on n'est pas obligé de dire.
Une ambiance dramatisante devient vite une ambiance dramatisée.
On se repend souvent d'avoir parlé mais jamais de n'avoir pas parlé.
La parole est un acte médical engagé et engageant.
Il y a des paroles qui ressemblent à des confitures salées.
À vouloir tout savoir, les patients se privent d'une ignorance qui, parfois, peut être salutaire.
Bâillonner la parole et nier le réel ne procurent jamais que l'apparence de la solidarité et de la force.
L'agressivité est souvent le contre-feu d'un immense désespoir.

Tableau IV – Dispositif d'annonce en quatre temps.

1 – Un temps médical • Annonce du diagnostic • Réunion de concertation pluridisciplinaire (RCP) • Proposition d'une stratégie thérapeutique • Annonce du traitement • Programme personnalisé de soins (PPS) • Écoute – questionnement par un médecin impliqué (cancérologue, hématologue, chirurgien ou spécialiste d'organe)
2 – Un temps d'accompagnement soignant • Consultation paramédicale • Accès à personnel soignant relais • Coordination avec les soins de support • Écoute – reformulation – précision
3 – Accès à des soins de support • Soutien psychologique • Soutien social • Aide dans les démarches • Plateau technique : douleur – kinésie – diététique
4 – Un temps d'articulation avec la médecine de ville • Implication du médecin traitant • Évaluation annuelle • Continuité des soins : coordination interprofessionnelle optimisée

Tableau V – Les 6 mesures transversales de qualité des établissements de santé.

1 – La mise en place du dispositif d'annonce Ce dispositif garantit un meilleur accompagnement de la personne malade et de ses proches lors de l'annonce de la maladie. **2 – La mise en place de la concertation pluridisciplinaire** La concertation pluridisciplinaire garantit à la personne malade que le traitement qu'on lui propose est le fruit d'une réflexion entre plusieurs professionnels de santé. **3 – La remise à la personne malade d'un programme personnalisé de soins** Ce programme détaille les traitements proposés et leur calendrier de mise en œuvre. **4 – Le suivi des référentiels de bonne pratique clinique** Les référentiels de bonne pratique clinique indiquent le meilleur traitement pour une maladie donnée, à un stade donné. **5 – L'accès pour la personne malade à des soins « de support »** Ces soins de support comprennent la prise en charge de la douleur, le suivi nutritionnel, le soutien psychologique, l'accès aux services sociaux. **6 – L'accès pour la personne malade aux traitements innovants et aux essais cliniques** À noter que les établissements de soins souhaitant exercer les activités de traitements du cancer doivent être membres du réseau régional de cancérologie dont ils dépendent. (Dispositif d'autorisation pour l'activité de soins de traitement du cancer)

Tableau VI – Annonce en trois temps. De la réalité subjective à la réalité objective.

1 – Révélation du cancer	– Inquiétude – Doute
2 – Confirmation du diagnostic	– Certitude
3 – Informations complémentaires	– Degré de gravité

Tableau VII – Les quatre temps de l'annonce.

→ Un temps d'information
→ Un temps d'écoute
→ Un temps de soutien
→ Un temps d'accompagnement

Tableau VIII – Priorité et pluralité de l'annonce en 2011.

- Priorité au relationnel
  Écoute – Soutien – Accompagnement – Considération
- Pluralité des intervenants
  Réunion pluridisciplinaire – Réseau thérapeutique

Tableau IX – Répercussions de l'annonce d'un cancer.

ANNONCE D'UN CANCER
↓
RÉPERCUSSIONS
↙ ↓ ↘

IMAGINAIRE DU MALADE	RELATION MÉDECIN-MALADE	VÉCU MALADIE
↓	↓	↓
Image du cancer	**Dire – Ne pas dire**	**Traitement**
↓	↓	↓
Angoisse Désespoir	Confiance Défiance	Acceptation Rejet

Tableau X – Double choc de l'annonce d'un cancer.

RENCONTRE AVEC LA MALADIE
↓
Double choc pour le patient

- Annonce d'un diagnostic alarmant
- Maladresse de la formulation :
– Choix des mots inadapté
– Lieu inadéquat
– Temps accordé trop réduit
– Interlocuteur inapproprié

Tableau XI – Les intervenants dans le dispositif d'annonce.

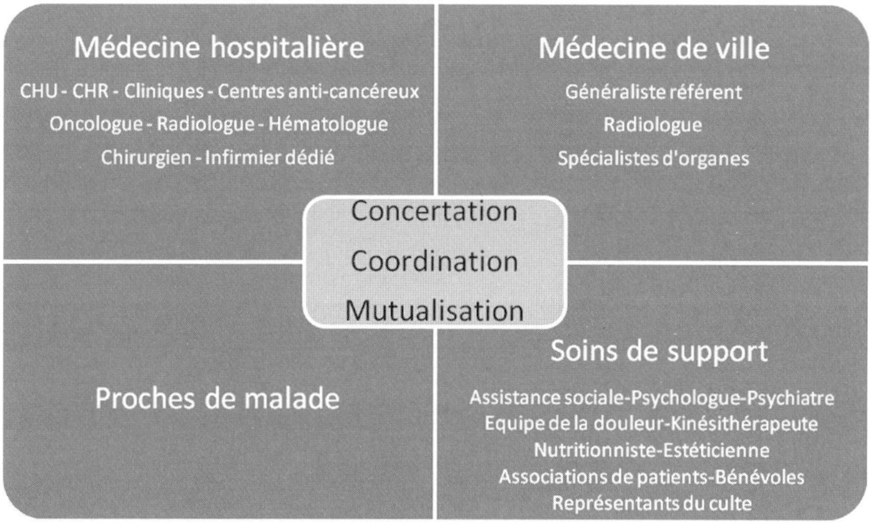

Tableau XII – Importance de l'information sur les rôles des soignants.

Les patients doivent être rapidement informés de la répartition des rôles entre les différents interlocuteurs ainsi que de l'organisation du système de soins (parcours identifié et fléché) :
- ignorance → détresse – désarroi – tourment
- incompréhension → multiplication des actes médicaux
- mauvaise perception → perte de temps anxiogène

Tableau XIII – Compétences et capacités d'adaptation du médecin.

Médecin	
Compétences médicales	Compétences relationnelles
↓	
Dire – Ne pas dire – Dire assez	
Registre du savoir	Registre de l'humanité
↓	
Patient	**Médecin**
– Prolixité verbale – Enfermement – Pleurs	– Écouter – Questionner – Accueillir
⇩	
Profil psychologique et sociologique du patient	
↓	
Adaptation du discours et de la relation thérapeutique	
Réserve Spontanéité des gestes et attitudes	Écoute bienveillante Disponibilité
↓	
Identifier une personne référente Mobiliser les ressources internes du patient Favoriser et pacifier le dialogue Permettre au patient de se construire une vérité subjective, autour, avec, contre ou à côté de la vérité médicale	

Chapitre 4

Éléments de techniques de communication interpersonnelle

« Il ne suffit point de montrer la vérité, il faut la peindre aimable »

Fénelon

Chapitre 4

Éléments de techniques de communication interpersonnelle

4-1 La dimension communicationnelle de l'annonce

« Le cancer semble être la maladie de l'impossible dialogue. Le malade dit son besoin de parler. Ce ne sont pas les mots qui manquent mais les oreilles pour les entendre... »

Philippe Bataille (2003), sociologue

Communiquer, c'est transmettre un message

Annoncer un cancer, c'est communiquer.

Pour communiquer, en situation interpersonnelle, il faut deux personnes en présence :

- le médecin + le malade ;
- l'émetteur + le récepteur.

Communiquer, c'est **dire** quelque chose à quelqu'un d'autre (tableaux I et II).

On peut le dire par des mots. On parle alors de **communication verbale** (contenu du discours – le « poids » des mots).

On peut le dire par l'expression corporelle : les gestes, la respiration, les attitudes, les mimiques, l'expression du regard, un sourire. On parle alors de **communication non verbale** (« le non dit »!)

En fait, tout communique, tout est message ; tout est interprétable ; tout est interprété, consciemment ou inconsciemment. L'ensemble des signes d'extériorisation de la personnalité d'un interlocuteur communique : la coiffure, les vêtements, les bijoux, le parfum, les montures de lunettes... À ce niveau, on parle aussi de communication non verbale (fig. 1).

On peut dans une certaine mesure contrôler ce que l'on dit. Il est bien difficile de maîtriser la communication non verbale, qui s'échappe, se révèle à notre insu et accompagne ce que l'on est en train de dire.

Tableau I – Les trois registres et les cinq principes fondamentaux de la communication.

Les trois registres de la communication
Communication verbale : discours au sens littéral des mots **Communication non verbale : gestuelle – posture – mimiques – apparence – présentation** **Communication paraverbale : intonation – rythme – volume – timbre de la voix**
Les cinq principes fondamentaux
Dans la transmission d'un message, il convient de rappeler cinq principes fondamentaux : **Principe n° 1 :** il n'y a pas de communication verbale isolée, elle s'accompagne toujours de communication non verbale. **Principe n° 2 :** en revanche, la communication non verbale peut, elle, exister isolément sans communication verbale. **Principe n° 3 :** même le silence ou le refus de communication s'accompagne d'une communication non verbale. **Principe n° 4 :** la plupart du temps, nous ne sommes pas conscients de notre communication non verbale. **Principe n° 5 :** la communication non verbale ne doit pas contredire la communication verbale. Le « non verbal » l'emporte toujours sur le « verbal » dans une communication interpersonnelle d'adhésion ou de révélation.

Tableau II – Définition de la communication.

Communiquer, c'est : → Établir une relation → Créer un climat de confiance → S'adapter au langage et au comportement de l'autre → Laisser l'autre libre de s'exprimer et d'agir → Investir du temps pour nouer la relation → Élargir le spectre des informations → Aider l'autre à préciser sa pensée

On peut ralentir volontairement et artificiellement notre débit oral et affirmer à notre interlocuteur : « Non ! Je ne me suis pas énervé », mais on ne contrôlera pas le battement nerveux de la pointe des pieds sous la table…

Déboutonner une veste, rapprocher bord à bord les deux pans d'une veste, croiser les bras (geste symbolique de protection – de refus) peuvent être synonymes de désaccord, d'embarras.

La communication non verbale apporte bien souvent un élément de vérité à l'état brut, qui authentifie ou infirme nos intentions profondes pour celui qui sait l'interpréter.

La communication non verbale révèle crûment par séquences plus ou moins fugitives nos états d'âme. Si l'on veut convaincre notre interlocuteur de notre conviction profonde dans ce que nous sommes en train de dire, il faudra conformer notre message verbal à notre communication non verbale (fig. 2).

La communication non verbale apparaît aussi comme un précieux instrument d'analyse et de connaissance. Celui qui sait décoder la communication non verbale peut sonder les états d'âme de son interlocuteur, jauger de sa cohérence interne, sa conviction et avoir accès à ses intentions profondes.

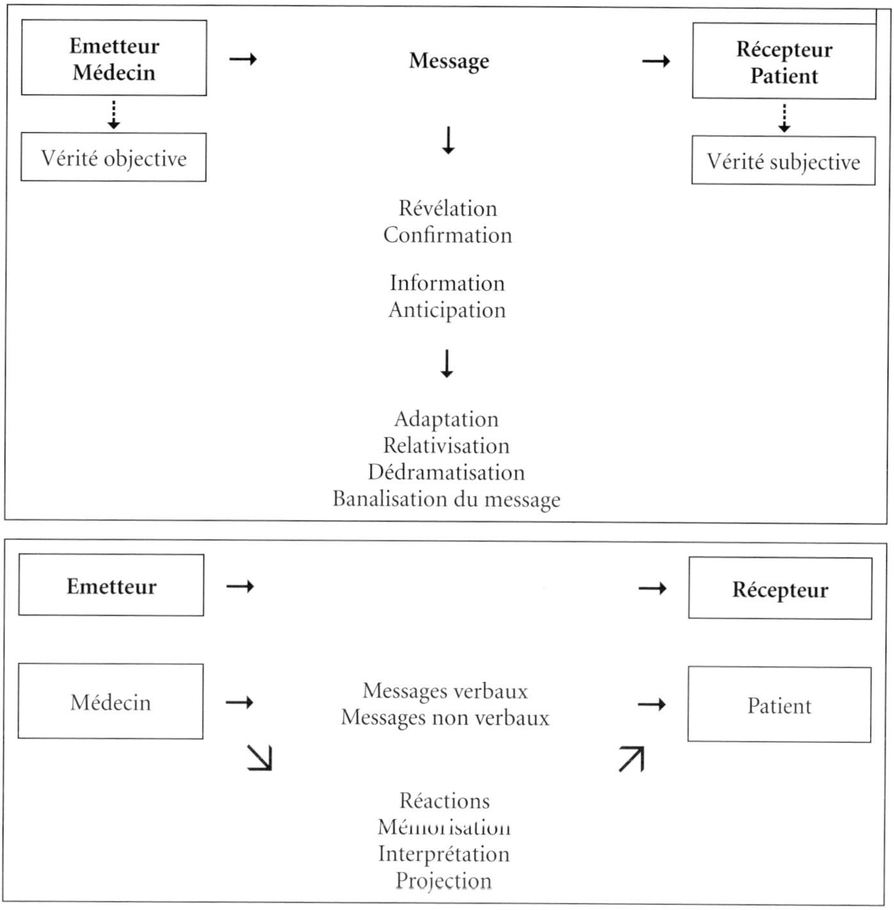

Fig. 1 – Représentation schématique de la transmission des messages.

Ce que l'on veut dire (émetteur)

Ce que l'on dit !

Ce qu'il entend (récepteur) !

Ce qu'il écoute !

Ce qu'il comprend !

Ce qu'il retient !

Ce qu'il répercute !

Ce qui reste plusieurs jours après !

Fig. 2 – De la transformation, à la distorsion du message.

La communication non verbale est un véritable langage parallèle au sein duquel « la gestuelle » occupe une place privilégiée. La gestuelle commence avec notre sphère corporelle personnelle, c'est-à-dire l'utilisation de l'espace autour de nous et le jeu subtil des déplacements à l'intérieur de cet espace. Elle s'exprime aussi dans notre contact au sol, nos appuis, notre démarche. Elle se manifeste dans nos postures, nos gestes et se prolonge dans les mimiques de notre visage.

La gestuelle s'impose comme un véritable para-langage qui accompagne, complète, interpénètre le message verbal, le renforce ou l'affaiblisse.

Ce para-langage peut en effet, à l'insu de l'émetteur, modifier, infirmer, voire contredire le sens de l'affirmation verbale.

Dans le cas de rupture de conformité entre le verbal et le non verbal, c'est le non verbal qui laissera la trace prioritaire dans la perception du message par le récepteur.

Savoir décoder ce para-langage, c'est pénétrer dans l'intimité de l'émetteur qui nous fait face. Réussir ce décodage, c'est capter, souvent en prise directe, dans son instantanéité mais aussi dans sa fugacité, l'intention profonde de l'interlocuteur.

Savoir maîtriser sa gestuelle permet à l'émetteur de renforcer la crédibilité du message qu'il délivre à son interlocuteur (récepteur).

En paraphrasant une formule célèbre, chacun peut se dire : « *laisse-moi voir ta gestuelle et je te dirai ce que tu penses !* »

Dans les dialogues médecins-patients, la communication non verbale joue un rôle très important. La communication verbale du médecin doit être adaptée à la communication non verbale du patient. Le médecin « émetteur » doit « se synchroniser » sur le patient récepteur.

D'autre part, le médecin doit savoir décrypter les signaux non verbaux émis par le patient.

Il y a toujours un décalage entre la parole énoncée par le médecin (réalité !) et la parole perçue par le patient (croyance !). La première fait appel à la rationalité, à l'objectivité ; la seconde à l'irrationalité, à la subjectivité.

Le malade interprète à sa manière les paroles qu'il entend. Plus le choc est important, plus le fossé entre la vérité prononcée par le médecin et la vérité perçue par le malade risque d'être important (tableau III).

Tableau III – Transmission du message.

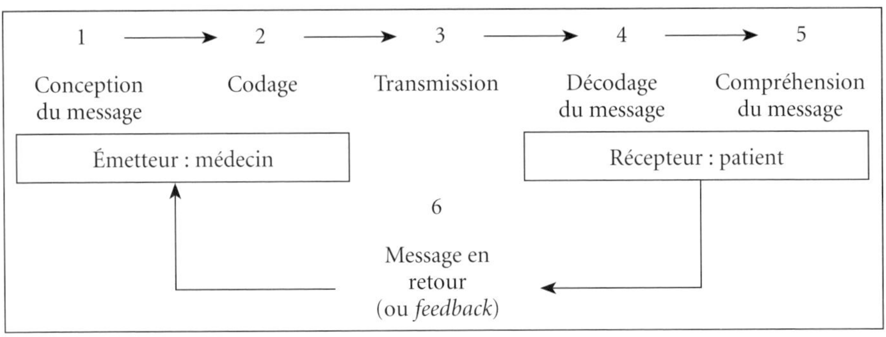

1 – Conception du message

L'émetteur conçoit le message, en tenant compte de son objectif et de son interlocuteur.

2 – Codage du message
Le message verbalisé (communication verbale !) est adapté (choix des mots). Il est par ailleurs exprimé et interprété selon le timbre et la force de la voix, la vitesse du débit, l'articulation et les silences, mais aussi par le comportement de l'émetteur, par l'expression de son visage, son attitude, ses gestes (communication non verbale !).
3 – Transmission du message
Les altérations possibles sont :
- mauvaise réception : bruits – présence de personnes étrangères – local sonore – téléphone – surdité pathologique…
- mauvaise écoute : langage inadapté (trop technique !), mal adapté au système de pensée du récepteur, de sa sensibilité, de ses attentes…

  → Le message a-t-il été entendu ?

4 – Décodage du message
Les altérations possibles sont :
- filtre des émotions, des mécanismes de défense (désintérêt – révolte – angoisse – désarroi…) On parle de surdité émotionnelle.

  → Le message a-t-il été écouté ?

5 – Compréhension du message

→ Le message a-t-il été compris, bien interprété, bien accepté (en partie ou en totalité), bien enregistré (mémorisation sélective).

→ Confrontation de la sémantique du médecin avec la sémantique du patient.

6 – Message en retour
- Questionnement – approbation – commentaire – acceptation…
- Réactions émotionnelles (pleurs – cris…).
- Message verbal ou non verbal.

Perception et compréhension d'un message

Rappelons les outils de base de la communication.
Une communication utilise :
- **La parole, le verbe** : qui comprend le sens des mots, les informations, les propositions, les questions, les suggestions, les reformulations…
- **Le silence** qui correspond à :
  - un temps d'incubation et de réflexion : l'information fait son chemin, prend forme…
  - un temps de repos ;
  - un temps d'échange : on ne cesse pas de communiquer lorsqu'on se tait… Certains silences sont chargés d'émotions, d'autres révélateurs, d'autres encore sont stratégiques…
- **Le paraverbal** : c'est l'intonation, le timbre, le rythme de la voix, qui servent à moduler le contenu du verbe, à mettre l'accent, à souligner l'intention, à « coloriser » affectivement les mots ;
- **La gestuelle** : elle exprime le dynamisme, la force, l'implication dans l'échange, le sentiment profond.

Une communication optimale permettrait à un message d'être compris à 100 %. Si l'on s'efforce de chiffrer en pourcentages la part respective des trois composantes principales d'une communication orale dans la perception et la compréhension d'un message, on parvient à cette distribution (étude de Meharabian et Wiener (1967) de l'Université de Los Angeles) :

– le sens des mots compterait pour 7 % ;
– le paraverbal pour 38 % ;
– le non verbal pour 55 %.

En situation d'émetteurs, nous sommes d'abord vus, ensuite entendus, puis éventuellement compris. En communication orale courante, les informations prioritaires et en tout cas les plus nombreuses, sont, de ce fait, non verbales et visuelles.

En conclusion :

– si l'on veut être entendu, écouté et compris, il convient de bien calibrer sa gestuelle et son intonation ;
– la communication non verbale et la communication paraverbale interviennent en fait pour 93 % dans la perception et la crédibilité d'un message ;
– nos sentiments et opinions s'expriment principalement au travers des filtres paraverbaux et non verbaux.

Les trois dimensions de la communication

Communiquer, c'est :
1 – informer : faire connaître
2 – interpeller : faire agir (réfléchir – prendre une décision)
3 – séduire : faire aimer (accepter).

La communication verbale intervient au niveau 1.
La communication non verbale (et paraverbale) intervient aux niveaux 2 et 3.
C'est aux niveaux 2 et 3 que l'émetteur va donner du relief, de la crédibilité à son message.

Dans la communication, ce qui est exprimé l'est à un triple niveau :
→ le contenu manifeste : ce qui est dit explicitement ;
→ le contenu latent : ce qui est sous-entendu ;
→ le comportement non verbal et paraverbal.
Communiquer, c'est :
→ Parler clairement, précisément et efficacement.
« Ce qui se conçoit bien, s'énonce clairement et les mots pour le dire, arrivent aisément » Nicolas Boileau
→ Pas de précipitation – Pas d'improvisation – De la vigilance
En situation de communication interpersonnelle, il y a 20 % de savoir-faire et 80 % de savoir-être.

L'état de réceptivité est essentiellement fonction de l'état d'âme et l'état d'âme peut être modifié par une « ambiance » créée artificiellement.
L'efficacité d'une relation en communication interpersonnelle est conditionnée par le langage non verbal et paraverbal. Elle peut être compromise par un langage corporel inapproprié.

4-2 L'empathie

« Nous ne sommes hommes et ne nous tenons les uns aux autres que par la parole »
Michel de Montaigne

On entend par empathie une disposition personnelle à une qualité d'écoute et de communication la plus authentique possible.
Faire preuve d'empathie, c'est être capable « d'entrer dans la logique de l'autre », en adaptant une attitude questionnante. C'est « chercher à comprendre avec » l'autre. C'est refuser d'influencer (attitude « projective ») et de juger (attitude « réactive ») les propos d'un interlocuteur.
L'empathie est la faculté de s'identifier à quelqu'un, de ressentir ce qu'il ressent, de percevoir son idée et son attitude en se plaçant de son point de vue, d'assimiler son cadre de référence.
Le psychologue américain Carl Rogers (1968) a étudié et mis en relief cette attitude.
Cette attitude implique, d'une part, que le médecin soit réceptif non seulement aux paroles, mais, d'autre part, aussi, à toute la personnalité de son patient.
L'empathie implique le respect absolu de ce qu'est l'autre et la reconnaissance, sans esprit d'évaluation ou de jugement, qu'il puisse être différent de soi. C'est ce qu'on appelle un peu doctement « le respect de son altérité ».
Cette attitude est loin d'être neutre dans ses conséquences : elle conduit à l'acceptation du pluralisme des idées, des sentiments, des manières d'être.
Lorsqu'une personne est heureuse ou malheureuse, on l'entend à sa voix et on le voit à son expression. C'est la même chose quand elle est triste, furieuse, craintive, joyeuse ou détendue. En écoutant le patient et en observant son langage corporel, le médecin prend conscience de son état émotionnel. Comment le médecin doit-il réagir ? Doit-il se synchroniser avec son patient ou l'ignorer ? Doit-il établir un lien émotionnel ? La réponse réside dans l'empathie.
En faisant preuve d'empathie envers on patient, le médecin renforce le lien qui existe entre eux. Le patient sent que le médecin est sur la même longueur d'ondes et qu'il comprend son point de vue.
Il y a toutefois une différence entre l'empathie et la compassion qui consiste à partager la douleur de l'autre. Le médecin doit donc garder une certaine distance et ne pas s'impliquer dans les émotions de son patient.

Il doit contrôler les ressentis émotionnels personnels de sympathie ou au contraire d'antipathie parfois générés spontanément dès les premières minutes de la rencontre. Il doit veiller à ne pas se montrer désagréable avec un patient anxieux, vindicatif ou déstabilisé.

Le médecin doit adopter un comportement structuré, volontaire et professionnel ; garder du recul pour mieux appréhender l'état psychique du patient et éviter ainsi les dérives de toute contamination émotionnelle.

Un comportement empathique se distingue, d'autre part, de toute attitude paternaliste (en particulier vis-à-vis des personnes âgées) et de l'emploi d'un vocabulaire infantilisant ou de formules faussement rassurantes (tableaux IV à VIII).

Tableau IV – Adopter un comportement empathique.

Un comportement empathique, c'est :
- s'intéresser au malade, « se mettre dans sa peau » ; essayer de comprendre, de raisonner comme lui ; de percevoir ses attentes, ses besoins, ses préoccupations ;
- comprendre, mais aussi, sentir les états d'âme, les doutes, les *a priori* qui agitent le malade ;
- répondre avec calme à l'interrogation, apaiser les craintes, reformuler – répéter – rassurer ;
- être centré sur le malade et vouloir l'aider ;
- sentir la personnalité du malade et s'y adapter ;
- entrer en connivence affective ;
- faire preuve d'humanité, s'installer dans une présence compréhensive.

Tableau V – Réponse empathique à une réaction de défense du patient.

Une réponse empathique permet de dire au malade qu'on le comprend, sans le juger, ni y apporter de commentaire. On comprend la souffrance de l'autre mais on ne souffre pas avec l'autre (contrairement à sympathie, souffrir avec) :
- *« Je comprends combien c'est difficile pour vous »*
- *« Je comprends, c'est difficile pour vous »*

Tableau VI – Repères : les verbes de la relation empathique.

Écouter	Repérer	Rassurer	Relativiser	Stimuler
Questionner	Reformuler	Consoler	Accompagner	Mobiliser
Expliquer	Résumer	Apaiser	Proposer	Encourager
Démontrer	Extrapoler	Minimiser	Associer	Responsabiliser
Informer	Anticiper	Dédramatiser	Respecter	Se synchroniser
Considérer	Valoriser	Assister	Accueillir	Personnaliser

Tableau VII – Les mots associés à l'empathie.

Générosité	Gentillesse	Douceur	Disponibilité
Solidarité	Ouverture	Dévouement	Tendresse
Prévenance	Compréhension	Dialogue	Délicatesse
Chaleur humaine	Écoute	Sincérité	Noblesse d'âme
Confiance	Respect	Bienveillance	Sérénité
Humilité	Humanité	Fraternité	Considération
Tolérance	Authenticité	Intégrité	Connivence

Tableau VIII – Les mots qui conduisent à la pauvreté relationnelle.

La gravité	La froideur	La précipitation
La brutalité	La condescendance	L'agressivité
Le désintérêt	La prétention	L'humiliation
L'ignorance	La cruauté	L'infantilisation
L'indifférence	La contradiction	L'ironie
La distanciation	Le découragement	Le détachement
La dramatisation	Le mensonge	La fuite
La suffisance	L'optimisme débridé	Le pessimisme débridé
La dévalorisation	La généralisation	L'approximation
La dégression	La dérision	La prolixité

4-3 Le pouvoir des mots

> *« Quatre chevaux attelés ne peuvent ramener dans la bouche des paroles imprudentes »*
>
> Confucius

Les mots vecteurs de la communication doivent être employés avec beaucoup de prudence car ils peuvent avoir un effet très nocif. Le pouvoir des mots est loin d'être anodin. Les mots peuvent manipuler, influencer, mais aussi terrifier, voire empoisonner émotionnellement une personne, en l'occurrence le patient. On peut parler de maltraitance par les mots.

On peut semer l'angoisse et le désespoir simplement par la façon dont on dit les choses, alors qu'il n'y a pas lieu de le faire.
La « parole » en médecine, et en particulier en cancérologie, fait partie intégrante de l'acte thérapeutique. Les soignants doivent admettre que le choix des mots est très important dans la communication interpersonnelle.
La parole est un acte médical engageant et engagé. Le choix des mots est déterminant.
Les mots employés peuvent être générateurs d'angoisse et de désespoir, ils le sont encore davantage s'ils sont associés à une attitude froide, impersonnelle, pseudo-médicalisée (image de la blouse blanche bardée de stylos !)
Les mots, quelle que soit la pertinence du locuteur, n'ont de valeur positive que s'ils sont en résonance, en harmonie avec une attitude d'accueil et de soutien adaptée.

La parole est un langage qui assume trois fonctions

→ Une fonction d'expression : par la parole je signale mon intention ou mon état…
→ Une fonction d'appel : les mots que je prononce veulent influencer et/ou convaincre celui qui reçoit le message…
→ Une fonction de représentation : les mots permettent de décrire une idée, une situation, un mécanisme…
Nota : il convient de distinguer la persuasion de la conviction.
• **Convaincre** : par les mots, on mobilise l'hémisphère cérébral gauche du récepteur. C'est le cerveau qui analyse ; le cerveau de la rationalité, de la logique, de l'objectivité…
• **Persuader** : par les mots, on mobilise l'hémisphère cérébral droit du récepteur. C'est le cerveau qui globalise ; le cerveau de l'irrationalité, de l'affectif, de l'émotionnel, de la subjectivité… On peut persuader une personne sans la convaincre ! (et vice versa)

Mots – Paroles – Expressions – qui tuent l'espoir ; qui démobilisent le patient, qui participent à l'effondrement du système immunitaire

Les expressions négatives :
« *Ce n'est pas bon, ce n'est pas encourageant…* »
« *Les effets ne sont pas formidables…* »
Dites plutôt : « *Il y a des progrès, mais on doit faire mieux !…* »
Les expressions dramatisées :
« *On va nettoyer tout cela, quitte à y aller au lance-flamme…* »,
« *On va tout tenter ; cela va être brutal, difficile, violent. On n'a plus le choix…* » ;
« *La radiothérapie va brûler les cellules tueuses…* »
Dites plutôt : « *Les rayons vont éliminer les cellules indésirables…* »
Ne pas dire : « *Il y a une aggravation* » mais plutôt : « *la tumeur résiste…* »
Ne pas dire : « *Il y a une rechute…* » mais plutôt : « *la maladie est réapparue…* »
La banalisation excessive :
« *Vous savez, vous n'êtes pas le premier ni le dernier…* »

« Ce n'est qu'un problème de « tuyauterie » en fait... »
Les expressions impersonnelles :
« On fera ce qu'il faut... »
« On va essayer ce traitement... »
Les expressions d'affrontement :
« Vous avez tort... »
« Je vous coupe » ; « Je vous arrête » ; « Je ne vous suis pas... »
« Vous êtes dans l'erreur »
« Vous vous trompez »
« Je ne suis pas d'accord avec vous »
Dites plutôt : *« Vous avez raison de le dire, cependant... »*
La dévalorisation de l'interlocuteur :
« Je connais mon métier... » ;
« Vous n'avez qu'une vue partielle du problème »
« Vos connaissances sont bien restrictives »
« Ce que vous dites est faux »
« Vous n'êtes pas dans le vrai, vous vous faites un film... »
Appel à une fausse confiance :
« Croyez-moi »
« Faites-moi confiance »
« Si j'étais vous »
« N'ayez aucune crainte, inquiétude, souci... »
Les expressions qui inspirent le doute :
« On va essayer de vous tirer de là... »
Dites plutôt : *« Nous allons faire le maximum. Les traitements ont énormément évolué »*
« Je crois » ; « Je pense »
« Il me semble qu'il serait peut-être bon de... »
« Nous pourrions peut-être » (éviter l'emploi du conditionnel !)
« Ne croyez pas que... » ; « Ne pensez-vous pas qu'il faudrait... »
Les expressions vides de sens :
« Il faut garder le moral » ; « Il faut vous battre »
Les expressions qui culpabilisent :
« Vous auriez dû venir plus tôt » ; « Vous auriez dû y penser avant » ; « C'est de votre faute si nous en sommes là » ; « Vous avez perdu trop de temps » ; « Les malades, vous êtes tous pareils »
Le langage militaire :
« On va employer l'artillerie lourde » ; « Nous avons des armes redoutables, un arsenal chimique » ; « On va bombarder l'ennemi, les cellules tueuses » ; « On va mener une bataille sans merci » ; « Vous êtes un bon soldat » ; « Nous avançons en terrain miné »
L'infantilisation – La minimisation :
« Où il est ce petit bobo ? »
« Alors, elle a bien dormi ? »
« Comment on se sent, aujourd'hui ? » Dites plutôt : *« Alors, Monsieur M..., comment vous sentez-vous ce matin ? »*

« On va faire une petite chimio »
« On va faire quelques rayons »
La vulgarité – La familiarité :
« Vous avez une vacherie »
« Vous avez une cochonnerie »
« Vous avez une saleté »
« Vous avez quelque chose de pas catholique »
« Ce n'est pas la joie, c'est plutôt la merde »
« Cette putain de maladie n'épargne personne »
Expressions qui désespèrent :
« Vous ne verrez pas le prochain printemps »
« Mettez de l'ordre dans vos papiers »
« Votre espérance de vie est compromise »
« Vous avez bien mauvaise mine »
« Vous avez vu votre état physique »
« Nous allons tenter l'impossible »
« Il n'y a plus grand-chose à faire »
« Il y aura de graves séquelles »
« Il y a des soucis à se faire »

Mots – Paroles – Expressions qui stimulent, mobilisent, encouragent, rassurent le patient (tableau IX)

Tableau IX – Employer un langage positif.

Qui stimule, incite à la confiance
Qui dynamise, incite à la résolution
Qui fait réfléchir, incite à la détermination
Qui fait agir, incite à la collaboration
Qui apaise, incite à l'acceptation

Expressions qui stimulent et responsabilisent :
« Vous pouvez contribuer, être un acteur de votre guérison »
« Vous êtes partie prenante, 50/50 »
« On a besoin de votre coopération »
« Nous allons procéder à une intervention bien rodée »
« Vous allez bénéficier de la dernière technologie »
« Cela on sait faire, nous avons une grande expérience »
« Il y a toujours des solutions adaptées à chaque cas »
« Vos symptômes sont tout à fait normaux »
« On va vous sortir de là, vous avez de la chance »

« Il y a des progrès, c'est encourageant »
« Ne vous tracassez pas, la douleur on sait la maîtriser »
« Nous comptons sur vous pour… »
Les mots à bannir (connotation négative !)
« Vous n'allez pas ***mourir*** *demain, rassurez-vous ! »*
Dites plutôt : *« Nous n'avons pas encore utilisé toutes les possibilités »*
« Nous avons encore plusieurs cordes à notre arc pour intervenir sur cette lésion »
« Le ***danger*** *de ce traitement »*
Dites plutôt **:** *« les inconvénients, la face cachée de ce traitement »*
« Vous allez ***subir*** *ce traitement »*
Dites plutôt : *« Vous allez bénéficier de ce traitement »*

En cancérologie, il y a des mots à écarter du discours (mots « épouvantails »), car ils ont une connotation négative et génèrent une image mortifère et dolorifère du cancer, à savoir :
- chimiothérapie ;
- radiothérapie ;
- morphine ;
- palliatif ;
- métastases ;
- tumeur.

Ces mots ne doivent pas être utilisés avant de les avoir expliqués, traduits, démystifiés, dédramatisés.
Le mot « cancer » est un mot qui doit être prononcé et entendu par le patient avant de débuter les traitements. Il doit même être, si possible, employé par le patient lui-même à l'annonce du diagnostic. D'ailleurs, le mot « oncologie » est préféré au mot « cancérologie » (menaçant et alarmant !). Le mot oncologue est plus onctueux et rassurant que cancérologue.
A contrario, il existe des mots « magiques », à dire « sans modération » : guérison – guérir progrès – vitalité – sérénité – espoir – énergie.

> Les mots ont une charge émotionnelle déterminante. Elle peut être négative, destructrice ou stimulante. Le médecin se doit d'adapter un langage de prudence construit à l'aide de mots et d'expressions adaptés, choisis et réfléchis.

Pour mémoire, l'évolution du mot « patient » :
- 1680 : supplicié – celui qui est condamné à mort – qu'on va exécuter ;
- 1980 : personne qui attend une opération ;
- 2010 : personne qui consulte un médecin.

Périphrases – Euphémismes et litotes
Les patients souhaitent une traduction simple, accessible, rassurante et facilement compréhensible du mal qui les atteint :
« J'ai une bonne nouvelle et une mauvaise nouvelle… »
Dites plutôt : *« J'ai une bonne nouvelle et une moins bonne… »* (Il y a une différence certaine au niveau émotionnel !)

« Vous avez un cancer… »
Dites plutôt initialement :
« Vous avez une lésion précancéreuse en voie de transformation… »
« C'est une lésion précancéreuse à évolution lente qui peut devenir maligne. »
« Il y a une présence suspecte sur les clichés. Il y a nécessité de faire des examens complémentaires. »

Le choix des mots, les circonlocutions adaptatives

Mort → fin de vie	Désastreux → ennuyeux
Opération → intervention	Douleur → souffrance – inconfort
Grave → lourd – sérieux	Exérèse → élimination
Maligne → agressive	Radiothérapie → séance de rayons
Impossible → pas facile	Brûlures → réactions cutanées – inflammatoires
Groupe de parole → groupe d'échange	Accompagnement → aide personnalisée

4-4 Le regard et le sourire

« Que l'importance soit dans ton regard, non dans la chose regardée »
André Gide

Au cours d'un entretien d'annonce, le premier contact avec le patient s'établit par le regard, ce qui en justifie l'importance.
L'importance du regard est primordiale. Pour influencer, suggestionner, conserver l'attention, le médecin doit regarder son interlocuteur dans les yeux avec chaleur et sincérité. Son regard lui permet ainsi de ponctuer ce qu'il avance.
On dit souvent que le regard est la flamme du cœur ; la trame, le miroir de l'âme. Le regard ne sait pas trahir les émotions intérieures, les sentiments. Il ne sait pas tricher. Il livre les pensées !
Le regard fait circuler les émotions : la joie, l'admiration, la pitié, l'anxiété, l'angoisse, l'hypocrisie, la tristesse…

Le langage des yeux

Les yeux ont un rôle privilégié et peuvent traduire les nuances du comportement et les états d'âme les plus subtils.
Ne dit-on pas que *« l'on parle avec les yeux ! »*, *« les mots que l'on dit avec les yeux »*…
Presque tous les rapports entre humains sont fondés sur l'échange des regards.
Chaque regard nous renseigne sur ce qui se passe en celui qui regarde comme en celui qui écoute.
Le langage oculaire est un excellent outil de communication.
Le regard a une puissance d'action sur l'interlocuteur.
Le regard est un révélateur des états d'âme, des émotions.

Le regard ajusté

Un regard ajusté permet la conversation, le cœur parle au cœur, les échanges sont facilités.
Un regard ajusté génère un climat de confiance, de compréhension et d'acceptation.
Un regard ajusté ne supporte pas l'hésitation, la fuite, la condescendance, la froideur, le mensonge, la précipitation…
Un regard ajusté est franc, empathique, bienveillant, généreux…
Un regard ajusté est tout le contraire d'un regard fuyant (on regarde tout sauf l'interlocuteur), embarrassé, gêné, en biais.
Le regard fuyant inspire le doute, la défiance. Il met mal à l'aise.
Un regard ajusté est tout le contraire d'un regard froid, indifférent, sombre, préoccupé.
Le regard sombre génère l'antipathie, manifeste une certaine brutalité.
Un regard figé ou crispé (orienté vers un point fixe) déroute et met mal à l'aise.
Un regard souriant, complice, bienveillant, rassure, calme.
L'impact du regard est très important dans la relation thérapeutique.
Regarder droit dans les yeux son interlocuteur est une marque de politesse, une preuve d'intérêt, d'attention ; une marque de franchise ; la traduction d'un désir de communiquer d'égal à égal.
Le médecin, en entretien d'annonce, doit rechercher le contact visuel ; il ne doit pas informer, expliquer, démontrer… « en aveugle ».
« Aborder un malade, c'est le chercher du regard, c'est désamorcer son regard à lui et vous le rendre présent » écrit le Père Léon Burdin (1997), aumônier à l'Institut Gustave Roussy.
Le médecin doit donc cultiver le regard empathique, magnétique, agréable, franc et ouvert ; un regard expressif et persuasif qui amplifie la signification de la parole.

Le sourire

Le sourire est reconnu comme essentiel par les patients et par tout le personnel soignant. Il est le geste clé de l'accueil.
Le sourire soulage le stress et l'anxiété, encourage et rassure, construit une relation de confiance, humanise l'entretien, dédramatise une situation.
Lorsque le patient attend un sourire, que demande-t-il ? Pas seulement qu'on lui montre un visage ouvert et avenant, il demande l'établissement d'une relation affective, d'un contact personnel et personnalisé, d'une entrée en communication franche, sincère et cordiale.
Ne jamais oublier qu'un sourire appelle un sourire !
Le médecin doit être capable d'alterner avec mesure « air sérieux et air souriant » au gré de l'entretien.
La gravité, la froideur ne peuvent engager ni un rapport de partenariat ni un dialogue constructif (tableau X).

Tableau X – Règle des 3 « C » de l'annonce en trois phases.

→ Phase de Consultation :
- prise de contact
- personnalisation du contact
- profil psychologique du patient

→ Phase de Confrontation :
- annonce
- démonstration (schéma)
- questionnement

→ Phase de Conciliation :
- répétition
- reformulation
- prise de congé (rassurer – encourager)

4-5 La gestuelle et le langage corporel (la kinésie de l'interlocuteur)

> « *Votre épaule murmure, votre bras suggère, votre main parle, votre doigt hurle* »
>
> Sacha Guitry

La gestuelle

En communication interpersonnelle, la gestuelle est un second langage. Grâce à ses gestes, le médecin va exprimer la spontanéité, l'enthousiasme, l'affirmation…, ou alors la réserve, l'apaisement…
La gestuelle peut traduire aussi l'indifférence, la brutalité, la dramatisation,… Pour rassurer, encourager, influencer, persuader, les gestes doivent être naturels, précis, mesurés, vifs et calmes à la fois. La gestuelle met en valeur, en relief, le discours. Elle le dramatise au sens théâtral du terme.
La gestuelle doit exprimer la disponibilité, l'écoute « participante ». La disponibilité est un atout majeur de séduction (*cf.* les trois dimensions de la communication) parce qu'elle donne confiance.
Les gestes doivent être en adéquation avec les paroles. Ils rythment, appuient ou démentent le discours : un geste de la main peut indiquer, renforcer, refuser, ordonner, associer… Ils doivent ponctuer les paroles avec mesure et précision.
Les gestes traduisent l'émoi intérieur, l'intériorité, les pensées réelles et profondes des interlocuteurs.
Si un discours n'est pas travaillé, intériorisé, accepté, la gestuelle sera en dysharmonie et la communication entre les deux interlocuteurs sera dénaturée, biaisée et refusée.

> La communication verbale doit toujours s'accompagner de gestes expressifs et non contradictoires.

Le langage corporel

Le langage corporel a une grande importance dans la communication. Il importe de donner une image chaleureuse et enthousiaste du soi. Le médecin doit adopter une attitude engageante, une gestuelle dynamique pour inspirer confiance, capter l'attention, affirmer sa personnalité et en fin de compte entraîner l'adhésion.

La présence

Être présent, c'est reconnaître et donner de l'épaisseur à la présence de l'autre. La présence sculpte le temps et l'espace et leur donne de la consistance. Elle est un rayonnement de l'être qui favorise la communication verbale. Elle n'a pas besoin de la parole pour exister et se concrétiser en énergie créatrice et apaisante.
Elle est alimentée, fortifiée par les signaux lumineux de la communication non verbale : sourire, intonation apaisante, gestuelle ouverte et rassurante, regard enveloppant...

> La présence est nécessaire à l'instauration d'une relation thérapeutique de confiance.
> Une présence qui rassure et réconforte, qui se fait fraternelle et aidante.

Conseil : il convient de se corriger de la tendance très répandue à laisser s'affaisser à la fois le haut et le bas du corps. Il est préférable toutefois de garder une certaine souplesse de mouvement plutôt que de s'emprisonner dans une attitude rigide.
- Se tenir droit – épaule à l'arrière, pas de main à la hanche (prétention !)
- Ne pas se tenir sur une hanche (désinvolture !)
- Une démarche assurée impose l'attention et rassure.
- Un mauvais maintien du corps reflète souvent une faible estime de soi et par là compromet la mise en confiance.
- Ne pas rester figé. Il faut porter son énergie vers l'avant du buste. Le mouvement vers l'avant amplifie la présence, dénote la confiance en soi, donne de la variété à la communication. Le message est renforcé.
- On n'a pas besoin d'adopter une expression sinistre et sombre pour faire sérieux. Il suffit simplement d'être soi-même, ouvert, amical, bienveillant, intéressé, ému, concerné, plaisant, sensible, chaleureux, protecteur...
- S'asseoir quelques minutes au chevet du patient au lieu de rester debout, prêt à partir... Ce simple geste, de prendre une chaise ou s'asseoir au bord du lit, est magique. Il donne le sentiment au malade qu'on est présent, disponible pour lui, qu'on a du temps à lui accorder.

> Il faut toujours donner des nouvelles plus ou moins rassurantes dans un état de présence rassurante.

Les mimiques

Les mimiques sont des expressions produites par les mouvements du visage et de la tête. Elles traduisent aussi, indirectement, des émotions et des sentiments (attention – réflexion – surprise – doute – méfiance – irritation...). Elles donnent aussi plus de relief à une situation d'écoute.
L'analyse du langage gestuel et du langage corporel s'applique aussi envers l'interlocuteur (le patient), lequel émet en permanence des signaux. Le médecin doit décoder ces signaux afin d'ajuster sa communication verbale et non verbale.

Adaptation verbale + Synchronisation non verbale = Communication ajustée

Il doit interpréter les attitudes et la gestuelle (donc, les sentiments réels du patient) pour réagir et prendre la bonne décision suffisamment tôt.
Une bonne interprétation du langage non verbal et paraverbal donne non seulement une vision plus complète des émotions et sentiments du patient, mais elle permet aussi d'infléchir, d'adapter un discours dans le sens des attentes et de l'état psychologique du patient.
Le langage gestuel et le langage corporel confirme ou infirme le langage verbal.

Tous les signes d'extériorisation de la personnalité et des états d'âme sont interprétables et interprétés.

Nota : Les gestes non maîtrisés qui traduisent indirectement un état émotionnel sont appelés « gestes refuge » ou « gestes compulsionnels ».
Les gestes compulsionnels excessifs dévalorisent le message de l'émetteur. En revanche, ils sont révélateurs de « l'intériorité » d'un interlocuteur-récepteur (tableaux XI et XII).

Tableau XI – Éléments de sémiologie de la gestuelle.

Se gratter l'oreille droite	On ne veut pas attendre
Se tordre les mains	Besoins d'être rassuré, peur, manque de confiance
Mettre les mains sur le visage	*Idem*
Mettre les mains dans les cheveux	*Idem*
Se frotter la nuque d'une main	*Idem*
Jouer avec des objets sur le bureau	Ennui, désintérêt, envie d'en finir
Tapoter la table	*Idem*

Taper du pied	*Idem*
Brasser des papiers	*Idem*
Donner une poignée de main molle	Inspire le doute, la suspicion, la défiance
Se toucher le nez en parlant	*Idem*
Se frotter derrière l'oreille en parlant	*Idem*
Placer la main devant la bouche en parlant	*Idem*
Yeux fermés, se pincer le nez	Indécision – Conflits d'intérêts – Besoin de réflexion
Se gratter le crâne	*Idem*
Paumes ouvertes tournées vers l'autre	Confiance – Honnêteté – Coopération
Mouvements spontanés des membres	*Idem*
Bon contact visuel	*Idem*

Tableau XII – Éléments de sémiologie du langage corporel.

Tête baissée, regard fuyant	Besoin d'être rassuré, peur, manque de confiance
Bras et jambes croisées	Désapprobation – colère – scepticisme
Froncement des sourcils	*Idem*
Le corps qui se détourne	*Idem*
L'agitation, la nervosité	Compromet la confiance
La transpiration, les tremblements de la main	Doute – mensonge – insécurité
Se mordre les lèvres	Indécision – conflits d'intérêts – besoin de réflexion
Corps penché en avant	Confiance – honnêteté – coopération
Jambe décroisées	*Idem*
Sourire	*Idem*
Les bras croisés	Je ne vous crois pas – refus de la communication
Regarder par dessus ses lunettes	Impression désagréable d'être jaugé, jugé
Balancement d'avant-arrière	Je n'ai plus envie d'être ici
Balancement talons et pointes des pieds	*Idem*

4-6 La communication paraverbale : la voix

« Ce que vous êtes parle si fort, que je n'entends pas ce que vous dites »

Ralph Waldo Emerson

La voix est l'un des principaux outils de communication. Il est donc essentiel de veiller à la manière dont on l'utilise. En effet, on communique non seulement par le biais des mots, mais aussi par la manière dont on les prononce.
Tel un instrument soigneusement accordé, chaque voix est unique : timbre, rythme, volume et intonation forment une combinaison particulière. Certains parlent lentement d'une voix douce et chaude. D'autres s'expriment à toute allure d'une voix plus haute, s'interrompant à peine pour respirer. Il y a des voix mélodieuses qui sont agréables à entendre, et d'autres, monocordes, qui vous endormiraient presque.
Un interlocuteur perçoit bien plus de choses que l'on peut imaginer – par exemple, un soupir qui échappe avant de poser une question ou un changement de ton suite à une réponse inattendue.
La voie est donc très importante dans la transmission du discours, en l'occurrence dans l'annonce d'une pathologie lourde.
Elle peut être un formidable transmetteur d'énergie (ou d'abattement !)
L'intonation, nous l'avons déjà mentionné, intervient pour 38 % dans la perception et la crédibilité d'un message.
Le ton ne doit jamais être péremptoire, passionnel, violent, froid, distant et impersonnel. Le ton juste est celui qui vient du cœur (empathie !). Il est le reflet de l'intérêt réel et sincère que l'on porte à l'autre.
La voix déclenche automatiquement chez l'interlocuteur des réactions psychologiques parfois conscientes mais le plus souvent inconscientes. La voix détermine une résonance émotionnelle sur la sensibilité de l'interlocuteur. Un bon acteur peut jouer de sa voix tel un pianiste de son clavier. Il y a des voix qui séduisent et le corollaire est aussi vrai.
Il faut cependant noter ceci :

- une voix haut perchée, aiguë, entraîne l'agressivité ;
- une voix discordante provoque l'irritabilité ;
- une voix nasillarde sous-tend la prétention ;
- une voix saccadée provoque la contradiction ;
- une voix cassante, sèche signifie froideur et insensibilité ;
- une voix trop basse peut évoquer la tristesse ;
- une voix pleine, calme, douce, rassure et encourage ;
- une voix bien timbrée avec des notes d'enthousiasme rend le message crédible.

Une voix chaude, bien timbrée, a donc toutes les chances de rassurer l'interlocuteur. De même qu'une voix calme, douce est génératrice de chaleur, de confiance, voire de tendresse.
Selon l'intonation de la voix, on peut être tour à tour et à son gré, sérieux, grave ou dramatique, parler au cœur et à la sensibilité, être pathétique ou encore amical, voire

enflammé et enjoué, mais aussi tranchant, autoritaire, condescendant, ironique… La palette est large.

4-7 L'écoute active et empathique (écoute compréhensive !)

« L'homme a deux oreilles et une seule bouche pour écouter deux fois plus qu'il ne parle »
Madame de Sévigné

L'écoute active

Il ne peut y avoir d'écoute active sans comportement empathique. L'empathie, faculté de se mettre à la place de son interlocuteur, se traduit par une écoute attentive et bienveillante. Cette écoute active favorise la mise en confiance, la révélation des sentiments réels, mais également une meilleure écoute en retour chez le récepteur (patient).
Dans un entretien d'annonce, le médecin ne doit pas se précipiter. Il doit laisser la porte ouverte, accepter le silence, éventuellement, reformuler la question pour donner à l'interlocuteur l'occasion de clarifier sa pensée.
Le médecin ne doit pas contredire son attitude par une communication verbale non maitrisée (regard sombre, impatience affichée, mimiques intempestives…)
Il doit non seulement écouter les mots mais également les significations et les motivations qu'ils sous-entendent (on parle de « 3e oreille » !)
De même que l'on dit qu'il faut lire entre les lignes, il faut également « écouter entre les mots », entre les phrases prononcées et saisir ce qui n'est pas exprimé, c'est à dire ce que le patient pense et ressent.
L'écoute empathique conduit à une attitude de disponibilité, d'ouverture, d'accueil du patient. C'est en fait le comprendre, le sentir, l'analyser par une écoute positive, affective, objective et lucide.
Celui qui écoute à l'initiative parce qu'il peut organiser ses propos en fonction de ce qu'il aura entendu.
L'écoute active suppose un questionnement sur le ton empathique, de façon à connaître le patient, d'appréhender ses états d'âme car le discours ne peut pas être standardisé ; il doit être singularisé et adapté à chaque patient (tableau XIII).

Tableau XIII – L'écoute compréhensive – Quelques conseils.

– Laisser parler – ne pas interrompre – se laisser interrompre
– Inviter l'autre à s'exprimer – être accueillant
– Montrer que l'on veut écouter – être patient
– Accorder le temps nécessaire – être disponible
– Poser des questions – répéter – reformuler – être présent
– Être attentif à l'autre (communication verbale et non verbale)
– S'adapter à l'autre (flexibilité comportementale !)
– Accorder du temps au silence
– Utiliser la règle de la parcimonie : ne donner que ce qui est nécessaire et utile

S'imposer le silence

La volonté de silence, pendant que le patient s'exprime, est une des conditions de l'intérêt que le médecin porte au patient, de son attention au non verbal, de la recherche des éléments apaisants du discours, de la perception de l'état psychique du patient, en un mot, de son écoute active et attentive.
Un silence chargé de compréhension et de tendresse vaut parfois tous les discours !

La reformulation (ou questionnement permissif)

Reformuler consiste à reprendre certains mots, certaines idées, certaines phrases effectivement prononcées ou qui auraient pu être prononcées par le patient, pour l'inviter à poursuivre son exposé, obtenir plus de précisions ou encore pour vérifier qu'il a bien compris tout en gardant ainsi le contrôle de l'initiative.
Immanquablement, la conversation s'en trouve relancée et des explications supplémentaires sont données dans un climat de confiance accentué. Grâce à la reformulation, on ne coupe pas, comme avec une question, on accompagne et on stimule la pensée du patient.
« *Vous m'avez dit… Qu'est-ce que vous entendez par là ?* »
« *Si j'ai bien compris vous me dites… ?* »
« *Pour reprendre vos propos, la chimio serait…* »
« *Vous avez prononcé le mot « angoisse » tout à l'heure, qu'est-ce qui vous angoisse… ?* »
« *Vous aimeriez…* » ; « *Vous craignez que…* »
« *Je vois que vous avez l'air surpris, étonné, opposé… ?* »
L'intonation des reformulations n'est pas tout à fait celle d'une interrogation, mais plutôt celle d'une proposition qui attend un accord ou une rectification.

Les bienfaits de la reformulation (tableaux XIV et XV)

- Elle donne la preuve à votre interlocuteur que vous vous intéressez à ce qu'il vous dit.
- Elle montre que vous écoutez et cherchez à comprendre.
- Elle permet de mettre de la distance avec les réactions émotionnelles.
- Lorsqu'elle reflète la pensée de l'interlocuteur, elle engendre chez lui une attitude positive. Il dira : « Oui, c'est bien ça ! » Un sentiment de confiance naîtra du fait qu'il se sentira compris et pris en compte.
- Elle prévient les malentendus : elle donne l'opportunité à l'interlocuteur de corriger, de préciser, ou de reprendre son raisonnement. Elle témoigne de l'objectivité de l'émetteur, donc d'une absence de préjugé, de jugement ou d'interprétation. Elle est l'outil privilégié des animateurs de réunions et des médiateurs.
- Elle permet à l'interlocuteur de préciser et compléter son message.
- Elle permet d'harmoniser, de rééquilibrer en permanence la relation avec l'autre.

Tableau XIV – Les différentes formes de questions.

La question fermée	**Êtes-vous satisfait ?**	**Réponse par oui ou non**
La question ouverte	Que pensez-vous ? Racontez-moi ?	Réponse non limitative Appel au jugement, à l'explication, à l'interprétation
La question suspensive (en miroir)	Vous dites « peur », puis-je vous demander ce que vous entendez ...?	Reprise interrogative d'un mot, d'une phrase de l'interlocuteur
La question généraliste	On dit partout actuellement que... ?	Elle favorise la prise de position, la projection
La question bilan	Bref, pour vous, le cancer est synonyme de... ?	Elle favorise la confiance, concrétise la compréhension mutuelle
La question sondage	On pense bien souvent... Je pense que c'est aussi le cas pour vous ?	Le but est d'obtenir une confirmation ou le contraire
La question à choix multiples	Selon vous, il serait donc préférable : 1... 2 ou 3 ?	Elle oblige le patient à donner le fond de sa pensée
La question piège	Je suis sûr que vous êtes contre ce traitement... ?	À éviter, elle engendre une réaction de défense
La question explicative	Je n'ai pas compris... ? Qu'entendez-vous par... ? Pouvez-vous m'en dire plus... ?	Elle lève les malentendus Elle encourage à s'exprimer

Tableau XV – Les 4 personnalités de médecins face à l'annonce.

Le détaché – Désinvolture ; indifférence – Vocabulaire négatif – Se débarrasse du message – Improvisation – Indisponibilité – Absence d'empathie	**L'arrogant** – Domination – Manque d'écoute – Brutalité – Distanciation – Optimisme débridé – Passage en force – Absence de dialogue – Infantilisation – Absence d'empathie
Le dépressif – Manque de confiance – Scepticisme – S'en tient aux procédures – Dramatisation – Pas chaleureux – Pas accueillant – Pessimisme débridé – Absence d'empathie	**L'empathique** – Bienveillant et chaleureux – Accessible – À l'écoute – Sincérité – Recherche l'adhésion – Création d'un climat favorable – Connivence – Cohérence et consistance – Maîtrise de l'entretien

L'approbation

Questions et reformulations ne sont pas les seules techniques à la disposition du médecin pour favoriser l'expression du patient.
Si le patient se sent approuvé, épaulé, soutenu, le climat de confiance est amélioré. L'approbation peut se manifester par des hochements de tête et toute la variété des interjections (ah, oh, eh, hum...) et des acquiescements (oui, d'accord, entendu, cela va de soi, évidemment...)

L'hôpital, lieu d'épreuves et de grandeurs

Lieu d'épreuve pour l'homme et lieu de ses solidarités.
Lieu de victoire pour la science et lieu de son agenouillement.
Lieu des blessures du corps, du cœur et de l'esprit ; lieu de leurs restaurations inespérées.
Lieu-blessure où s'épuise en l'homme sa partition sociale.
Lieu-rendez-vous des amitiés solides et lieu de leur effondrement.
Lieu des réconciliations et lieu des trahisons.
Lieu-lumière pour nos fragilités ; lieu-lumière aussi pour nos trésors secrets et nos ressources insoupçonnées.
Lieu de détresse et lieu de tendresse.
Lieu de nos effacements ; abîme de nos autonomies, de notre indépendance et de nos dignités ; lieu aussi de nos résurrections ; berceau d'une autre nous-mêmes.
Lieu-épreuve de l'être et lieu de son surgissement...
Lieu de dépouillement et lieu de souveraineté.

La communication vraie

Tout langage n'a pas besoin de paroles pour s'exprimer ; bien d'autres signes existent que le mot articulé : il suffit en effet d'un regard, d'un geste de la main, d'un clignement des yeux pour que mille pensées s'échangent.
La communication vraie parle plus loin et plus profond que l'échange (impersonnel – stéréotypé) : elle modifie à la racine la relation à l'autre ;
Grâce à elle, d'inquiétante, d'hostile, ou tout simplement de gênante, qu'elle était jusque-là, la présence de l'autre devient pleine, elle rassure et réconforte. Elle est là chaude, dense : elle emplit l'espace, elle occupe, elle tient compagnie, éloigne de la solitude. Jamais indiscrète, elle se fait compagne acceptée devant la misère ou la maladie ; elle n'offusque ni le mal, ni la souffrance, elle fait même bon ménage avec le désespoir. Elle se fait fraternelle et aidante.

Léon Burdin (1997)
Aumônier à l'IGR de Villejuif
(*Parler la mort*)

Pour réflexion : Accompagner

Accompagner,
C'est un sourire qui se dessine,
Un visage qui s'illumine,
Un regard qui nous accroche
Des la première approche.

Accompagner,
C'est rester humble et discret
Savoir garder sa neutralité,
Offrir son temps, sa présence
Pour que s'installe la confiance.

Accompagner,
C'est savoir écouter et entendre
Sans bruit savoir attendre,
C'est respecter leurs silences
Laisser venir les confidences.

Accompagner,
C'est savoir être disponible
Sans tenter l'impossible
Petit à petit cheminer
Et savoir se préserver.

Accompagner,
C'est à leur rythme, avancer
Pas à pas et à leurs côtés,
Trouver la juste distance
Tout doucement avec patience.

Accompagner,
C'est savoir donner et recevoir
Ni entretenir ni briser l'espoir,
Leur apporter de la douceur
Parfois partager les pleurs.

Accompagner,
C'est se protéger des émois
En donnant le meilleur de soi,
C'est avoir des moments privilégiés
En toute humilité.

Martine C. bénévole de l'Association jusqu'à la mort accompagner la vie (JALMALV JAMA'VIE)

Chapitre 5

Protocole de communication PROSEIC Du savoir-être au savoir-dire !

« La vérité, on ne peut que la mi-dire »
Jacques Lacan

5-1 **P**ROSEIC **P**réparer – Psychologiquement – Prévoir – Personne de confiance – Personnaliser – Projet – Préserver

5-2 P**R**OSEIC **R**especter c'est Recevoir avec Rhétorique, sans Retard et aussi Respecter les Réactions, Reconnaître, Réparer, Rassurer, Répéter, Récapituler et Reformuler

5-3 PR**O**SEIC **O**uvrir avec des Objectifs

5-4 PRO**S**EIC **S**onder pour savoir ce que sait et ce que veut savoir le patient. Sourire et S'asseoir

5-5 PROS**E**IC **É**couter, Entendre, Écrire et Examiner avec Empathie et Espoir

5-6 PROSE**I**C **I**nformer avec espoir, empathie et expérience
Impliquer le patient

5-7 PROSEI**C** **C**onclure et Communiquer la Confiance et transmettre un Contrat d'avenir

Chapitre 5

Protocole de communication PROSEIC Du savoir-être au savoir-dire !

PROSEIC
Une procédure psycho-méthodologique,
Un protocole d'annonce,
Des repères pour adapter les attitudes et les paroles,
Une formule mnémotechnique,
Avec deux feuilles de papier et un stylo pour Annoncer avec un A pour aussi Accompagner avec Authenticité !

L'objectif d'une procédure n'est pas de s'interdire de réfléchir mais de garantir un minimum de qualité, d'efficacité, reproductible sans aléas. Nous l'avons signalé en avertissement, il n'y a pas de recettes pré-établies, de guide, de protocoles normalisés en la matière. PROSEIC se veut un repère, un guide indicatif.
L'enseignement trop théorique délivré dans nos facultés est souvent mal perçu par les étudiants qui sont très demandeurs d'enseignements pratiques. C'est pourquoi, à partir de la lecture de livres spécialisés de Robert Buckman (*S'asseoir pour parler*, 1994), de Martine Ruszniewski (*Face à la maladie grave*, 1999), de Isabelle Moley-Massot (*L'annonce : une parole qui engage*, 2004), de Marie-Frédérique Bacqué (*Les vérités du cancer*, 2008), de François Goldwasser (*La relation médecin-malade en cancérologie*, 2010) et de Jean-Louis Pujol (*L'annonce du cancer*, 2010), de l'enseignement dans les ateliers EPAC (2002), puis de notre expérience clinique, nous avons conçu un enseignement pratique proposant le protocole de communication PROSEIC pour Annoncer et Accompagner avec Authenticité.
La présentation d'un diaporama interactif présentant le dispositif d'annonce et le protocole PROSEIC, enrichi de nombreux témoignages, est proposé aux étudiants en médecine externes dans notre service et aux DES de Gastroentérologie depuis plusieurs années, mais aussi aux candidats au Diplôme Universitaire d'Éducation Thérapeutique (*cf. infra* chapitre 8 *Optimiser les annonces*).
Le protocole de communication PROSEIC pour Annoncer mais aussi Accompagner avec Authenticité est une stratégie d'annonce en sept étapes, adaptées et enrichies avec nos expériences personnelles et expérimentations, d'après les enseignements de Robert

Buckmann (1994). L'acronyme PROSEIC est un moyen mnémotechnique, regroupant plusieurs mots, qui va permettre de guider le médecin pendant son temps d'annonce. Ce protocole doit être perçu comme une aide et ne doit pas éviter au soignant de personnaliser ses relations avec le soigné.

Digression de l'auteur

Le mot « proseic » n'existe pas dans la langue française ou anglaise. L'adjectif « prosaïque », qui s'en rapproche phonétiquement, est défini ainsi par Paul Robert : « ***qui manque d'élévation, qui tient trop de la prose, qui manque d'élégance, de distinction, de noblesse, qui est sans poésie, plat, vulgaire*** ».

Le contraire de prosaïque est lyrique, poétique, idéal, noble.

Gardons-nous donc d'être PROSAIC, essayons de prendre de la hauteur et d'être distingués et élégants pour Annoncer. Prenons le A de PROSAIC pour Annoncer et Accompagner avec Authenticité. Ajoutons un E pour être PROSEIC pour Écouter, Entendre, Examiner avec Empathie et Espoir.

Les différentes lettres de l'acronyme PROSEIC ont les traductions proposées suivantes :

- **P** : préparer, psychologiquement, prévoir, personne de confiance, personnaliser, projet, préserver.
- **R** : recevoir, avec rhétorique, sans retard, respecter les réactions, reconnaître, réparer, rassurer, répéter, reformuler, récapituler.
- **O** : ouvrir, objectif.
- **S** : sonder, savoir ce que sait et veut savoir, sourire, s'asseoir.
- **E** : écouter, écrire, entendre, empathie, espoir, expérience, examiner.
- **I** : informer, impliquer.
- **C** : conclure, communiquer, contrat, confiance, confidentialité.

5-1 PROSEIC
Préparer – Psychologiquement – Prévoir – Personne de confiance – Personnaliser – Projet – Préserver

> *« Ce qui attire chaque fois son attention, ce n'est pas le détail des traits, c'est l'expression de tout le visage et même de tout l'être par le visage. »*
>
> Jules Romain

Se préparer psychologiquement, préparer le dossier et les documents chronophages. Prévoir des conditions adéquates pour l'entretien concernant le lieu, le temps et la personne de confiance, mais aussi personnaliser un projet, et préserver l'espoir.

Se préparer psychologiquement

L'annonce d'une mauvaise nouvelle nécessite une énergie, une présence, une concentration intense. Ce temps d'annonce fait souvent suite à une autre consultation ou à une autre activité médicale. Le médecin peut être physiquement et/ou psychologiquement fatigué. Le médecin peut aussi, comme un acteur entrant en scène ou un sportif avant une compétition, ressentir le stress, la peur, le « trac ».
Plusieurs méthodes de préparation ont été proposées. Par exemple, Lee et Schwarz ont souligné, en 2010, l'importance de se laver les mains avant une annonce, non seulement au titre de l'hygiène, mais aussi en tant qu'étape de concentration, de mise en disponibilité cérébrale, de réflexion, de préparation à l'écoute et à l'empathie.
Les acteurs et les sportifs disposent de techniques de préparation qui permettent de lutter contre le trac et de se concentrer. Sébastien Delaplace, coach d'improvisation théâtral, a consacré un chapitre à cette thématique appliquée à la médecine dans le livre du Professeur François Goldwasser (2010). Des exercices de relaxation, de dynamisation, d'intention, de gestion des émotions et de préparation à l'écoute sont également enseignés à la fin des ateliers de formation proposés par le Docteur Michael Bensoussan (*cf. infra* le chapitre 8-4 *Une formation originale : le théâtre « improvisé »*).
L'objectif de cette dernière partie de l'atelier est d'autonomiser les médecins afin qu'ils puissent reproduire des exercices déstressants, sur leur lieu de travail. Ces exercices réalisables sur quelques minutes sont principalement basés sur l'introspection et la respiration.

Préparer le dossier, « pour ne pas se laisser surprendre, pour ne pas improviser »

Le médecin doit connaître parfaitement les données du dossier médical afin de se préparer à l'information du patient. L'effet de surprise peut conduire à des réactions non contrôlées physiques ou verbales : silences, hésitations, rougissement, sueurs, tremblements...
Ces réactions incontrôlables vont être parfaitement perçues par le patient, qui va, de ce fait, ressentir le malaise du médecin. Il pourra être choqué par cette réaction de surprise. Ce choc va pouvoir nuire au maintien de l'espoir et induire une perte de confiance envers le médecin.

Préparer les documents « chronophages »

L'importance de la traçabilité et de la transmission des informations dans le cadre du dispositif d'annonce a considérablement augmenté le nombre de documents à renseigner pendant la consultation. Par exemple, en plus de la prescription de la chimiothérapie, de la prescription médicale de transports, d'examens complémentaires d'imagerie et biologiques, des éventuels documents sur la recherche clinique, de l'information sur la tumorothèque, s'ajoutent aussi la fiche de transmission entre médecin et infirmière d'annonce, et le PPS...
Ces documents peuvent être complétés par écrit ou sur informatique. Compte tenu de l'absence de financement dédié pour cette charge de travail nouvelle, cette activité « administrative » incombe plus souvent au médecin qu'à une secrétaire.

Il est très désagréable pour un patient d'être devant un médecin cherchant un document manquant, ou écrivant ou pianotant de longues minutes sur un clavier derrière son ordinateur. La préparation et le remplissage des documents avant l'annonce permettront de gagner de précieuses minutes qui pourront alors être consacrés pleinement à la relation avec le malade.

Prévoir des conditions adéquates

- **Le lieu de communication**

Le lieu peut être un bureau ou une chambre de malade. Idéalement, l'entretien doit être réalisé dans une pièce calme, lumineuse, avec un téléphone décroché ou un bip coupé, une télévision éteinte dans la chambre. À l'inverse, il faut éviter une annonce dans un lieu sans place assise, bruyant, c'est-à-dire typiquement dans un couloir.

- **Position et hauteur des sièges** (fig. 1)

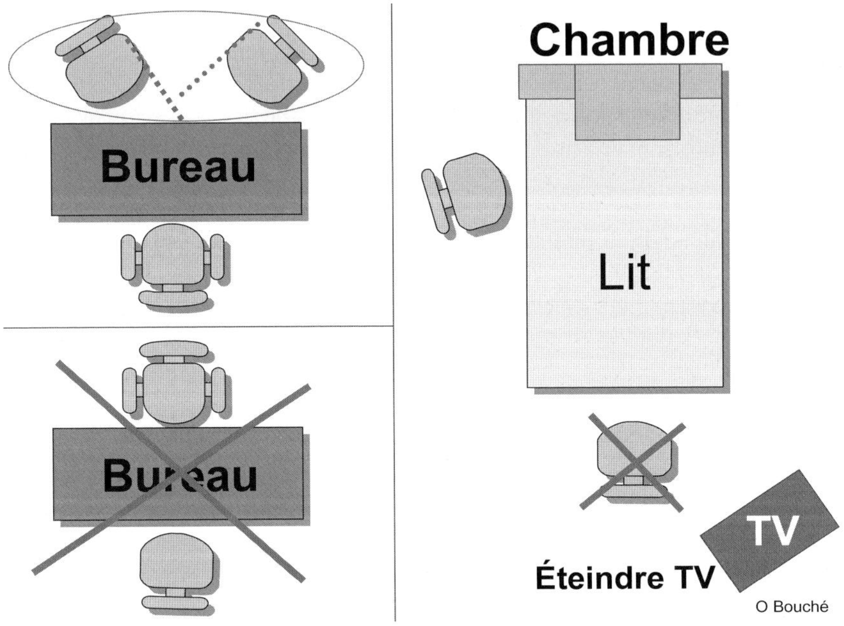

Fig. 1 – Positions du médecin et du malade en consultation ou dans une chambre.

La position des sièges est importante : deux sièges placées à 90 degrés face au bureau permettent une posture ouverte mais indirecte qui sera agréable au patient. Le patient doit pouvoir s'asseoir sur un siège dont la hauteur est équivalente à celui du médecin. Cette posture est pratiquée et recommandée par les médecins canadiens et anglais.

Un face à face absolu est plus agressif, gênant et angoissant pour le patient. La compréhension ou l'empathie sera facilitée par la proximité du médecin à côté du patient sans la barrière d'un bureau. Si une position face à face initiale est retenue, le médecin peut être amené à quitter son bureau pour se placer à côté du malade par empathie en cas de réactions d'angoisse.

- **Le moment**

Le matin est à privilégier. On évitera le soir ou le vendredi car il est reconnu que la nuit et le week-end sont anxiogènes, notamment chez les personnes seules. De plus, un projet d'avenir est plus difficile à mettre en œuvre un soir ou un vendredi.

- **Le temps**

Le temps d'annonce d'une mauvaise nouvelle doit être d'au moins 30 minutes selon les recommandations de la HAS (2008), ce qui implique que la consultation soit programmée. Cependant, la consultation ne doit pas être trop longue, car ceci peut être anxiogène (*cf. infra* chapitre 5-7 *Conclure*).

La durée de l'entretien sera adaptée au patient :

- courte s'il est « sidéré », ne pouvant plus écouter ou entendre ;
- plus longue s'il pose beaucoup de questions.

La temporalité « matérielle » ne doit pas faire oublier qu'il existe une temporalité « psychique » de l'annonce :

- temps de sidération : le patient n'entend plus rien ;
- temps d'assimilation et d'intégration du discours médical ;
- temps d'adaptation au diagnostic et aux traitements ;
- temps de deuil de l'état antérieur.

- **Les participants : favoriser la présence d'un proche**

Le malade s'il le souhaite pourra être entouré d'un proche.

En effet, le Code de la Santé publique (article L1110-3) précise qu'en cas de diagnostic ou pronostic grave, le secret médical ne s'oppose pas à ce que la famille, les proches ou la personne de confiance reçoivent les informations nécessaires pour leur permettre d'apporter un soutien direct au patient, dès lors que celui-ci ne s'y oppose pas.

Le médecin doit donc demander au patient s'il souhaite que le proche assiste à l'entretien. Le risque est que le proche prenne la parole à la place du malade. L'idéal serait de voir d'abord le patient seul, puis de lui proposer de faire entrer les proches et de suggérer au patient d'exposer ce qu'il a retenu de l'entretien.

Le médecin devra prévoir de limiter le nombre de personnes assistant à la consultation (étudiant, infirmière et/ou attaché de recherches cliniques), afin d'éviter le piège d'une annonce diluée (*cf. infra* le chapitre 8-2 *Les pièges*).

Trois exemples

Un scanner un vendredi soir dans un couloir…

> Après une semaine bien chargée, je m'apprête ce vendredi à 19 h 00 à faire un dernier tour dans le service avant le week-end. Après ouverture de la porte de l'unité, Madame X se précipite vers moi en me tendant une enveloppe portant des examens radiologiques.
> La patiente : « *Docteur… J'ai vu les résultats de mon scanner… J'en ai plein la tête* ».

Je connaissais très bien cette patiente traitée depuis plus d'un an et demi pour un cancer du côlon avec des métastases hépatiques et pulmonaires traitées par plusieurs lignes de chimiothérapie. Je ne saurais décrire ma réaction de surprise. Je me souviens avoir répondu en urgence à la patiente :
Ma réponse : « *Ne vous inquiétez pas… ce n'est pas grave…* »
Cette réponse correspond à une réaction médicale de fausse réassurance (cf. *infra* chapitre 1-7 *Les réactions*). Après avoir regardé, debout dans le couloir, les images du scanner, je m'aperçois rapidement de la gravité de la situation d'autant que la patiente me décrit avoir fait une crise d'épilepsie la veille.
La patiente : « *Mon médecin généraliste m'a dit que c'était grave mais que vous alliez me faire des rayons… C'est pour cela que je viens vous voir ce soir… Il ne vous a pas appelé ?* »
Ma réponse : « *Vous savez Madame X, un vendredi soir à cette heure-là, …on ne peut pas commencer maintenant* ».
La patiente : « *Vous n'allez pas me laisser sans rendez-vous jusque lundi ?…* ».
Idéalement, pour éviter cet effet de surprise, le médecin généraliste ou le médecin radiologue aurait pu informer le médecin spécialiste qui aurait alors planifié un rendez-vous et organisé la prise en charge thérapeutique par radiothérapie. J'apprendrai d'ailleurs le lundi que le médecin généraliste avait effectivement cherché à me joindre et que la personne contactée au téléphone n'avait pas transmis l'information. Ainsi, une simple erreur de transmission peut être lourde de conséquences.

Une chimiothérapie adjuvante qui devient palliative :

Le dossier de Monsieur X a été discuté à notre RCP il y a 1 semaine. Après résection d'un cancer du côlon droit de stade III, il a été proposé une chimiothérapie adjuvante de 6 mois. M. X, absent à la date de consultation prévue la semaine prochaine, j'ai accepté de le recevoir en consultation d'annonce le vendredi après-midi, confiant sur la « simplicité » de cette consultation.
Après un premier bon contact avec le patient, je commence à l'informer d'un très bon espoir de guérison mais avec cependant un petit risque de récidive de son cancer qui va justifier une chimiothérapie « préventive ». Je m'aperçois alors que le dossier est incomplet notamment sur le bilan d'imagerie préopératoire, puisque le patient a été opéré en urgence. Devant le patient, je fouille désespérément le dossier et demande à la secrétaire de récupérer le dossier de chirurgie, ce qui ne sera pas possible à 16 h 30 ce vendredi. Le patient me demande alors en me tenant une enveloppe :
Le patient : « *Docteur ça doit être cela que vous cherchez… les résultats de mon échographie du foie ?* ».
Ma surprise a été grande en découvrant sur le compte rendu du radiologue : trois lésions hépatiques suspectes de métastases dans le contexte.

Le patient : « *J'allais vous demander Docteur, c'est quoi les métastases ? Vous m'avez bien dit que le chirurgien a tout retiré et que j'avais toutes les chances d'être guéri ?* ».
Malgré mon expérience, j'ai eu une inévitable période de « sidération » puis d'hésitation avec silence que le malade a très vite ressenti en me faisant remarquer :
Le patient : « *Docteur, vous m'avez caché quelque chose ?* ».
Dans cette situation, la préparation rigoureuse de la consultation, avec vérification du dossier, aurait permis d'éviter l'effet de surprise. Il convient, tant que possible, de récupérer les examens effectués en externe. Cela peut être très simple, par l'intermédiaire de la secrétaire qui demande en accueillant le patient de lui confier tous les examens en sa possession. Cela aurait permis au médecin de se préparer « psychologiquement » à une annonce de maladie métastatique plutôt qu'à une annonce de chimiothérapie adjuvante préventive.

Une « banale » consultation de surveillance :

Je m'apprête à recevoir Madame X en consultation de surveillance, 3 ans après la résection d'un cancer du côlon gauche de stade II, avec le résultat d'une échographie abdominale, d'une radiographie thoracique et d'un dosage de marqueurs d'antigène carcino-embryonnaire (ACE). La patiente a confié à la secrétaire le résultat de son échographie abdominale en l'informant que la radiographie thoracique n'était pas encore interprétée. Plutôt que d'attendre les résultats, partant du bon sentiment de ne pas faire attendre la patiente, je l'accueille en consultation en étant rassuré par le résultat normal de l'échographie. L'examen clinique est rassurant et je suis sur le point de conclure. Le patient me demande alors :
La patiente : « *Docteur cela fait 3 ans, c'est bon pour moi maintenant. Ça sent bon la guérison !* ».
Ma réponse : « *Il est vrai que plus on s'éloigne dans le temps et plus les chances de guérison sont importantes... Je suis confiant* ».
La secrétaire frappe à la porte et me confie les résultats de la radiographie thoracique montrant deux opacités pulmonaires et du dosage d'ACE qui est augmenté à 25. La patiente m'interpelle :
La patiente : « *Docteur vu la tête que vous faites...Qu'est-ce qui se passe ?... Ne me dites pas que je ne suis pas guéri !* ».
Cet exemple illustre l'importance de la préparation, même pour une consultation qui peut sembler initialement de routine, dans le cadre d'une surveillance. Il ne faut jamais relâcher son attention et toujours resté rigoureux dans la préparation du dossier et la récupération des résultats.

5-2 PROSEIC
Respecter c'est Recevoir avec Rhétorique, sans Retard et aussi Respecter les Réactions, Reconnaître, Réparer, Rassurer, Répéter, Récapituler et Reformuler

« Le tout est de le dire… Je manque de mots et je manque de temps et je manque d'audace »
Paul Éluard

Respecter le patient, c'est le **recevoir** dans de bonnes conditions de lieu, de jour, de temps, en présence des accompagnants qu'il a choisis (concept de la personne de confiance souvent négligé). **Recevoir** c'est aussi **respecter** la confidentialité en le nommant avec discrétion en salle d'attente. **Recevoir** c'est encore **respecter** les horaires et savoir **reconnaître** et **réparer** son **retard. Respecter** le patient, c'est se mettre à son niveau, tant au niveau du langage, qu'au niveau matériel, c'est-à-dire s'asseoir, pour éviter que le malade se sente dominé. La communication médecin-patient est asymétrique, car le médecin a le pouvoir et le savoir du diagnostic, à l'inverse du patient. Il revient au médecin de rééquilibrer la relation en rendant du pouvoir au patient. Le dialogue doit se faire d'égal à égal.
Les attitudes seront différentes selon la situation en consultation dans un cabinet médical ou dans une chambre d'hôpital.

En consultation

Recevoir en respectant la confidentialité et le secret médical
Lorsque le patient est dans une salle d'attente, le médecin va, s'il ne connaît pas, l'appeler discrètement par son nom. C'est un manque de respect de crier ou de hurler un nom qui sera entendu au-delà de la salle d'attente. Les soignants ont encore de gros progrès à faire concernant le respect de la confidentialité et du secret médical.
Reconnaître et repérer un malade connu en salle d'attente
Si le malade est déjà connu, le médecin doit le repérer et le reconnaître pour aller à sa rencontre en l'invitant à le suivre dans la salle de consultation sans citer son nom devant les autres patients présents.
Derrière le bureau ou à côté du malade ?
En consultation, le bureau séparant le médecin de son patient peut être perçu comme un obstacle ; il est alors préférable de s'asseoir à coté du malade avec des sièges placés à 90 degré (*cf. supra* chapitre 5-1 *Préparation* et fig. 1).
Recevoir sans retard en respectant les horaires de rendez-vous
Les médecins sont très souvent en retard et en course permanente derrière le temps. Ce retard est stressant pour le patient (qui s'impatiente) mais aussi pour le médecin qui cherche à regagner du temps au détriment de la qualité des soins.

Une meilleure organisation du temps de travail et l'identification d'horaires dédiés à l'annonce peuvent permettre d'éviter un retard très anxiogène pour un patient en attente d'un résultat ou d'une mauvaise nouvelle.

Reconnaître, s'excuser et réparer son retard

Toutefois, la médecine est faite d'imprévus et d'urgences qui peuvent excuser des retards.

Dans cette situation, il convient alors de prévenir le patient en salle d'attente et de s'en excuser au début de la consultation. C'est le concept très ancien du « reconnaître-s'excuser-réparer » :

« *Je suis désolé, je suis très en retard… j'ai eu une urgence…* ou… *j'ai pris beaucoup de temps avec un malade avant vous… Je m'en excuse… je vais prendre le temps nécessaire avec vous* ».

Après ces phrases apaisantes, rares sont les malades qui ne le comprennent et ne le pardonnent.

En hospitalisation (*cf.* fig. 1 p. 110)

Lorsque le malade est alité, il est préférable que le temps d'annonce se fasse dans une chambre sans voisin et avec une télévision éteinte. Il faut que le médecin s'assoie à son chevet, à côté de lui, afin d'être au même niveau, et d'éviter ainsi de le dominer et de le regarder « de haut ».

Quelques exemples de ce qu'il ne faut pas faire

Pour recevoir avec respect un patient, il ne faut pas l'informer : debout dans un couloir, dans une chambre, ou entre deux portes, un vendredi soir (solitude du week-end), par téléphone sans même vérifier l'identité de la personne à l'appareil ou par courrier.

Des exemples

Un jeune interne, au coin de la porte, debout… Cette annonce m'a tuée

Lors de la consultation, Madame X, opérée d'un cancer du côlon il y a 1 mois, me semble en grand désarroi alors qu'elle connaît le diagnostic de cancer mais aussi son bon pronostic. En effet, son cancer du côlon révélé par un test de dépistage Hémoccult est de stade II. Une chimiothérapie ne sera pas nécessaire et ses chances de guérison sont de plus de 80 %. Elle me raconte alors le ressenti de l'annonce du diagnostic :

La patiente : « *Vous savez Docteur, je me demande encore ce que j'avais fait de mal à ce jeune interne. Je suis persuadée qu'il m'en voulait ; vous savez cette annonce m'a tuée* ».

Ma réponse : « *Je ne comprends pas Madame… expliquez-moi ce qui c'est passé* ».
La patiente : « *C'était le jeudi matin à 10 h… Plusieurs jeunes médecins sont rentrés dans ma chambre, avec une infirmière, sans même frapper… Le plus âgé des médecins, l'interne, a demandé aux jeunes étudiants de sortir… Je me suis douté de quelque chose car d'habitude il était gentil, il me serrait la main et s'asseyait pour me parler. Cette fois, il est resté au coin de la porte, debout et il m'a dit que l'examen fait après mon opération avait confirmé que c'était une tumeur. Puis il m'a dit que j'allais pouvoir sortir et que l'on discuterait de mon « cas » en réunion. Il m'a dit que je verrais un spécialiste en consultation d'ici 1 mois et qu'il n'y aurait pas de chimiothérapie. Il ne m'a pas demandé si j'avais des questions, et il a détourné rapidement la conversation en me parlant de mes bons de transport… Vous comprenez Docteur pourquoi ça m'a tuée ?* ».

Une annonce « douche froide », déléguée, inadaptée et incohérente un vendredi soir

Je dois recevoir ce jour en urgence une jeune patiente opérée d'une tumeur stromale gastro-intestinale (GIST) de l'intestin grêle avec des métastases hépatiques. C'est une tumeur rare du tissu musculaire du tube digestif qui, bien que métastatique, est devenue de bon pronostic compte tenu de la découverte d'une biothérapie ciblée orale, l'imatinib, permettant à 50 % des malades d'être encore vivant à 5 ans. La patiente, accompagnée de son mari, est mère d'enfants en bas âge. Cette jeune femme est prostrée. Ses yeux sont rougis par des sanglots continus. Seul son mari prend la parole :
Le mari : « *Merci de nous recevoir Professeur… Vous vous rendez compte, le rendez-vous n'était prévu que dans 15 jours. Cela fait 3 jours que ma femme est sortie, c'est inhumain…* ».
Ma réponse : « *Qu'est-ce qui s'est passé racontez-moi* ».
Le mari : « *C'était vraiment une douche froide, un coup de massue, on ne s'y attendait pas… Ma femme était rentrée pour une opération banale pour retirer un fibrome bénin à l'utérus et finalement on nous a balancé comme ça en 2 minutes que c'était un cancer de l'intestin avec des métastases au foie et au péritoine. Ce serait une tumeur rare et stromale. On est allé voir sur internet. Les tumeurs de l'intestin c'est très mauvais quand le péritoine et le foie sont atteints* ».
J'essaie alors de rassurer le mari et son épouse en lui expliquant l'espoir de cette nouvelle biothérapie ciblée orale permettant une survie prolongée. L'épouse reste prostrée prenant alors la parole.
La patiente : « *Ce n'est pas possible de nous dire ça comme ça… C'était un vendredi soir, j'allais bien, un interne accompagné d'un médecin que je ne connaissais pas m'a annoncé la bonne nouvelle de ma sortie. Mais avec une voix hésitante, il m'a également annoncé que ma tumeur était maligne ; me confirmant que c'était un cancer et que le péritoine et le foie étaient atteints. Ressentant ma détresse, il a essayé de me rassurer, en me mentant et disant qu'il existait un traitement et que je verrais un professeur spécialisé d'ici 15 jours lorsqu'on aura un rendez-vous… 15 jours à attendre… C'était vraiment une douche froide… Quand on a vu sur internet les informations sur les cancers de l'intestin avec atteinte du péritoine et du foie, c'était terrible… Mes enfants… Ils sont si jeunes* ».

Dans cette situation, l'annonce a été **déléguée** (*cf. infra* chapitre 8-2 *Les pièges*). Le diagnostic aurait dû être donné par le médecin chirurgien gynécologue référent, en présence du médecin spécialiste connaissant les tumeurs stromales gastro-intestinales afin de proposer sans délai un projet thérapeutique source d'espoir.
L'annonce **brutale**, un vendredi soir, avec un rendez-vous tardif, a aggravé les conséquences désastreuses de l'annonce.
L'annonce a été **inadaptée**, ne prenant pas en compte l'histoire personnelle de la patiente jeune mère de deux enfants.
L'annonce a été **incohérente** (*cf. infra* chapitre 8-2 *Les pièges*). La patiente et son mari sont passés d'un diagnostic de fibrome bénin à celui de cancer de l'intestin avec métastases péritonéales et hépatiques la condamnant à quelques mois de survie, puis avec un nouveau changement de pronostic, pouvant lui laisser espérer plusieurs années de vie.
Le choc psychologique initial a conduit à une mauvaise adhésion au traitement de la patiente avec également mauvaise compliance aux soins de support ayant certainement réduit la durée et la qualité de vie.

Annonces par téléphone ou par courrier

Dans les années 2000, on pourrait penser que l'annonce par téléphone ou par courrier n'est plus une réalité. Les quelques exemples ci-dessous illustrent les pièges possibles avec notamment l'importance d'une bonne communication entre le médecin et son secrétariat.

Une secrétaire par téléphone…

Une secrétaire d'une clinique :
« *Bonjour Monsieur X… C'est la secrétaire du Docteur Y… Je vous téléphone pour vous informer de la date de la pose de votre chambre implantable* ».
Le patient :
« *Chambre implantable… C'est quoi ça Madame ?* ».
La secrétaire :
« *Et bien, c'est la boîte que va vous poser le médecin pour votre chimiothérapie* »
Le patient :
« *Comment ça chimiothérapie… Quelle chimiothérapie ? Vous devez faire une erreur, je n'ai pas de cancer, c'est un polype que l'on m'a retiré…* ».
Pour ce patient vu en consultation et adressé d'un autre établissement, le chirurgien et sa secrétaire avaient cru bien faire les choses, en programmant rapidement la pose de la chambre implantable. Cela est devenu une annonce par téléphone de cancer et de chimiothérapie.

Annonce par téléphone d'un médecin au fils d'une malade...

Madame Y vient d'avoir une endoscopie digestive haute qui a diagnostiqué un petit polype à la jonction entre l'œsophage et l'estomac. Des biopsies sont réalisées. Le gastro-entérologue connaît bien le fils de la patiente qui est un ami. Il lui téléphone pour donner les résultats de la biopsie.
« *Mon cher ami, j'ai une mauvaise nouvelle pour ta maman... Finalement c'est un cancer... Il va falloir que l'on prévoit une opération* ».
Le fils prévient rapidement sa mère :
« *Tu te rends compte, il l'a dit à toi... Il n'a même pas eu l'honnêteté de me le dire à moi, les yeux dans les yeux, alors que je lui ai demandé... C'est insupportable* ».
La nuit suivante, la patiente va avaler plusieurs comprimés de ses antidiabétiques oraux et va se retrouver aux urgences de l'hôpital. La prise en charge de son cancer du cardia sera très difficile avec une mauvaise adhésion au traitement et à la surveillance tout au long du parcours thérapeutique.

L'annonce d'une récidive par courrier...

Madame A., 78 ans, a été opérée d'un cancer du côlon il y a presque 5 ans. Le gastroentérologue qui la reçoit après sa coloscopie lui parle de guérison. Elle va confiante à son rendez-vous d'échographie. Le radiologue, qui est un remplaçant, ne répond pas à la question concernant le résultat de l'échographie.
La malade : « *Alors, c'est bon ? D'habitude, on me donne le résultat...* »
Le radiologue : « *Ne vous inquiétez pas... J'adresse le compte rendu à votre médecin généraliste* »
La patiente va voir son généraliste qui a reçu ce compte rendu : « deux nodules hépatiques du foie droit évoquant dans le contexte des lésions secondaires. À compléter par un scanner et un dosage des marqueurs »
La malade : « *Le radiologue c'était un remplaçant, il n'a pas voulu me donner comme d'habitude le résultat... Vous l'avez reçu ?* »
Le médecin : « *Oui madame A... Il y a un petit doute... Il faut faire une prise de sang. Mais ne vous inquiétez pas* »
Une semaine plus tard, la patiente reçoit par la poste le résultat : « *Antigène carcino-embryonnaire à 99 pour une normalité en dessous de 5* »
La malade perçoit ce résultat comme une condamnation à mort avec un délai de 99 jours. Elle ne mange plus et ne répond plus au téléphone. Son médecin généraliste arrive toutefois à la convaincre de voir son gastroentérologue. Après plusieurs consultations et 3 mois de négociation, la malade accepte le message d'espoir et le programme thérapeutique de chimiothérapie puis d'hépatectomie droite à visée curative.

L'annonce d'une récidive et de son traitement par courrier…

> Monsieur X a été opéré d'une tumeur rare du péritoine (mésothéliome) avec surveillance régulière. Après 2 ans, le scanner retrouve des nodules douteux. J'informe le patient que des examens complémentaires sont nécessaires et que nous allons discuter de son dossier en réunion de concertation pluridisciplinaire. Je prévoie de le revoir en consultation d'annonce 10 jours plus tard. La rechute est confirmée et il lui est proposé un traitement spécialisé faisable seulement dans un hôpital parisien.
> Le médecin : « *Bonjour Monsieur X, je suis désolé de vous annoncer que nous avons confirmé la récidive de votre maladie* »
> Je suis étonné du sourire du patient qui me dit alors :
> « *Vous savez Docteur, de toute façon ce n'était pas la peine de me raconter des histoires. J'ai reçu hier par courrier une convocation pour une visite et une opération à Paris…* ».
> Cette situation est en rapport avec une erreur de communication entre les deux établissements. Il était prévu de donner les rendez-vous au patient seulement lors de la consultation d'annonce.

R c'est aussi respecter les réactions du patient
Cf. supra chapitre 1-7 *Les réactions*
R c'est rassurer, répéter, reformuler
Cf. infra chapitre 5-6 *Informer*

5-3 PROSEIC
Ouvrir avec des Objectifs

> « *Ce qu'on dit doit être mis en valeur par la voix, la physionomie et le geste* »
>
> Cicéron

« *Ouvrir un Espace pour la Parole* »
« ***Le temps des premiers mots énoncés est unique, essentiel, fondateur. Il marque à tout jamais l'imaginaire du malade et la relation médecin, malade, maladie*** » écrit Isabelle Molley-Massol (2004)

Bonjour… Poignée de main… Sourire… Présentation… S'asseoir

Dans cette phase d'ouverture de la consultation, le médecin doit respecter des règles normales de savoir vivre. Il doit savoir que le patient et les accompagnants sont souvent

inquiets, intimidés par cette rencontre avec le médecin (*cf. supra* chapitre 2 *Peur et angoisses*). Ils ont peur d'être considérés comme « un numéro ». La Charte du malade hospitalisé affichée dans toutes les structures de soin est le gage du respect dû aux personnes malades. Le devoir du médecin va être de respecter, rassurer, dédramatiser et «apprivoiser » la personne angoissée qui est face à lui.
Il se passe souvent des choses importantes en début de consultation. Le médecin ne doit pas louper l'occasion de percevoir les mots et les attitudes du patient lors du premier contact.
Il faut redire l'importance de la qualité de l'accueil, la présentation du personnel soignant, en énonçant son nom, ses fonctions, ce qui permet d'établir un lien rassurant, une mise en confiance.

Ouvrir en respectant la confidentialité

Lorsque que le patient est dans une salle d'attente, le médecin va, s'il ne le connaît pas, l'appeler discrètement par son nom. C'est un manque de respect de crier ou de hurler un nom qui sera entendu au-delà de la salle d'attente. Les soignants ont encore de gros progrès à faire concernant le respect de la confidentialité et du secret médical.
Le relation médecin-patient commence sur de très mauvaises bases si le malade ressent comme une agression ce premier mot, son nom, crié à la vindicte des personnes présentes.
Si le malade est déjà connu, le médecin peut aller à sa rencontre en l'invitant à le suivre dans la salle de consultation, sans citer son nom devant les autres patients présents.

Bonjour... (yeux dans les yeux, sourire, et poignée de mains)... je suis le Docteur...

Des règles élémentaires de politesse doivent être respectées.
Le médecin doit aller à la rencontre du patient (*cf. supra* Respect de la confidentialité), lui sourire, lui serrer la main, saluer puis se présenter.
Les personnes en blouse blanche sont nombreuses dans les établissements de santé, et les noms souvent peu lisibles sur les blouses.
« *Bonjour* » droit dans les yeux et avec une poignée de mains... « *Je suis le Docteur...* »

Poignée de main

Cette démarche montre l'effort dédié au patient et la relation qui s'établit d'emblée. C'est l'un des moyens pour détendre l'atmosphère. Il montre au patient que le médecin est un être humain. Il faut essayer de veiller à serrer la main du patient d'abord s'il est accompagné. On lui signifie de la sorte sa primauté.

L'ouverture ou entrée en contact : asseyez-vous...

Les premières paroles doivent être facilitatrices de communication. Elles ont pour but de laisser la parole au malade : « *Asseyez-vous* » « *Comment vous sentez-vous ?* » (Question ouverte !)

Ouvrir avec des objectifs ou poser le cadre de l'entretien

Le plus facile est d'évoquer à l'avance les différentes étapes de l'entretien. Les objectifs d'annonce doivent être connus : diagnostique, thérapeutique et/ou pronostique.

> *« Je vous propose si vous êtes d'accord que l'on fasse d'abord connaissance. Je vous examinerai et vous dirai ce que je pense de votre maladie et du traitement… puis je répondrai à toutes vos questions… ».*

L'entretien peut être délimité : « *Nous avons une trentaine de minutes au moins et nous pourrons facilement nous revoir…* »

Je serai prêt à répondre à toutes vous questions…

Le malade, souvent angoissé de ne pouvoir poser des questions, va être rassuré d'avoir un temps pour les questions-réponses.

Cela va permettre au patient rassuré de ne pas se lancer immédiatement dans les questions qu'il aura préalablement préparées.

Je serai votre médecin

« *Si vous l'acceptez, je serai dorénavant votre médecin en relation avec votre médecin généraliste.* »

Cela permet au patient de se sentir relié à un médecin référent alors qu'il avait peur de la complexité de l'univers de l'hôpital ou de la clinique. Lui donner en fin de consultation sa carte de visite ou le PPS avec toutes les coordonnées du médecin et de l'équipe de support rassurera aussi le patient.

Analyse du patient

Dans cette phase d'ouverture, le médecin va pouvoir analyser le profil de personnalité et l'état psychologique de son patient, ainsi que des accompagnants, en serrant les mains et en regardant dans les yeux. Il va pouvoir lire les signes discrets du corps (communication non verbale !)

Ouverture personnalisée pour les patients déjà connus

Cette phase d'ouverture sera bien sûr différente lors d'une consultation pour un patient déjà connu du médecin. La phase de préparation (*cf. supra* chapitre 5-1 *Préparer*) va aider le médecin à ouvrir de façon personnalisée la consultation. Ainsi, la consultation sera ouverte avec une phrase de lien avec la consultation antérieure. Par exemple, ci-dessous, sont mentionnées les premières phrases d'une consultation :

« *Bonjour Madame X, alors quoi de nouveau depuis la visite de novembre dernier ? Est-ce que vos diarrhées sont améliorées par le traitement x que j'avais prescrit ? Rassurez-vous… J'ai bien reçu vos résultats d'examens que j'avais prescrits il y a 2 mois…* ».

Le malade va être rassuré de ressentir que le médecin connaît bien sa maladie.

À l'inverse, il est très désagréable pour un patient de rester assis une minute devant un médecin qui fouille dans son dossier pour chercher les dates et les diagnostics. Il va se sentir comme un anonyme mal connu de son médecin.

5-4 PROSEIC
Sonder pour Savoir ce que sait et ce que veut savoir le patient. Sourire et S'asseoir

« *Il pense, il sent, la parole suit* »
Fénelon

« *Sonder pour Savoir ce que sait… et ce que veut savoir le patient.* » écrit Robert Buckman (1994)
« ***Seules les questions ouvertes permettent la liberté de pensée. Répondre à une question fermée, enferme, comme son nom l'indique, dans la question*** » annonce Marie-Frédérique Bacqué (2010).

Que sait le patient ?

« ***Que sait le patient ? Demandez-le-lui !*** » déclare Jay Katz (1984)
Pour savoir, il faut donner la parole au patient. Les médecins ont tendance à sous-estimer les connaissances du patient sur sa pathologie. À partir des mots du patient, le médecin va pouvoir extraire un vocabulaire puis reprendre ces mots et expliquer avec ce vocabulaire pour être sûr d'être compris. Le médecin doit utiliser des questions ouvertes et faire preuve de compétence et d'écoute, par exemple :

- « *Cela m'aiderait d'en savoir plus sur le déroulement des événements qui vous ont amené ici…* »
- « *Comment tout cela a-t-il commencé ?* »
- « *Savez-vous pourquoi je vous vois en consultation ?* »
- « *Qu'avez-vous compris après la consultation avec le chirurgien ?* »
- « *Alors racontez-moi ? Qu'avez vous compris de votre maladie ?* »

Les réponses verbales et non verbales du patient

Plusieurs réactions verbales et non verbales sont possibles, allant des extrêmes : du patient semblant tout savoir à celui restant silencieux.

- **Le patient semble tout savoir ou dit vouloir savoir**

« *Je sais que j'ai été opéré d'un cancer du côlon stade III et que j'ai besoin d'une chimiothérapie de 6 mois dans un essai thérapeutique* »
Dans la minute qui suit la révélation diagnostique de cancer, 50 % des informations seront perdues. Une progressivité doit donc être maintenue en reprenant les éléments déjà énoncés par le patient.
Autre exemple :
Le patient : « *Dites-moi la vérité, je veux savoir !* »
Le médecin : « *Savoir quoi ?* » (Question en miroir !)

• **Un synonyme du mot cancer** est prononcé par le patient. Puis le mot est prononcé. Il doit alors progressivement être repris et confirmé par le médecin avec, rapidement, la proposition d'un projet thérapeutique qui préservera l'espoir.
Le patient : « *Le chirurgien m'a opéré d'un polype avec des cellules méchantes* »
Le médecin : « *Connaissez-vous le nom exact de votre maladie ?* »
Le patient : « *Non... Mais je m'en doute... C'est un cancer ?* »
Le médecin : « *Oui en effet c'est un cancer de l'intestin, mais il a été retiré complètement...* »
• Un synonyme de cancer où le mot cancer est prononcé mais le patient fait comprendre **qu'il ne veut plus en parler.** Il faut dans cette situation respecter le souhait du patient :
« Vous savez docteur j'ai compris ce que j'avais... mais bon... le mot me fait peur alors... n'en parlons plus... je vous fais confiance ».
• **Le malade dit qu'on ne lui rien dit**
Cela peut être vrai ou faux. Si l'on sait que c'est faux, il faut savoir accepter cette dénégation.
• **Le malade est silencieux**, ne posant aucune question.
Dans cette situation, il convient de sonder le patient par des questions ouvertes répétées (*cf. supra*).

Que veut savoir le patient ?

Pourquoi ne pas adapter à cette interrogation la phrase de Jay Katz (1984) ? : « ***Que veut savoir le patient ? Demandez-le-lui !*** ».
Il importe de savoir à quel niveau le malade souhaite obtenir l'information. En demandant au patient s'ils veulent connaître leur diagnostic, on leur permet d'user de leur droit de choisir. Robert Buckman (1994) a proposé des formulations de question possibles :
• « *Souhaitez-vous que je vous explique tous les détails du diagnostic ?* »
• « *Voulez-vous que je vous explique votre maladie en détail ou préférez-vous qu'on ne parle que du traitement ?* »
• « *Voulez-vous tout savoir ?* »
• « *Voulez-vous connaître le nom de votre maladie ?* »
• « *Voulez-vous que je vous explique votre maladie en détail ou y a-t-il quelqu'un d'autre à qui vous voudriez que j'en parle ?* »

S c'est aussi s'asseoir (*cf. supra* chapitre 5-1 *Préparer et* chapitre 5-2 *Recevoir*)

S comme Sourire

Le sourire est utile pour rentrer en contact notamment en début et fin d'entretien. Il doit être naturel, sincère, empathique et non stéréotypé. Le sourire et le hochement de tête sont des signes d'encouragements à la communication verbale, des marques d'empathie et d'écoute.

Le texte suivant d'auteur anonyme illustre l'importance du sourire :

> *« **Un sourire** ne coûte rien et produit beaucoup.*
> *Il enrichit ceux qui le reçoivent ; sans appauvrir ceux qui le donnent ; il ne dure qu'un instant.*
> *Mais son souvenir est parfois éternel. Personne n'est assez riche pour pouvoir s'en passer. Personne n'est assez pauvre pour ne pas le mériter. Il crée le bonheur au foyer ; il est le signe sensible de l'amitié.*
> *Un sourire donne du repos à l'être fatigué, rend du courage aux plus découragés.*
> *Il ne peut s'acheter, ni se prêter, ni se voler car c'est une chose qui n'a de valeur qu'à partir du moment où il se donne.*
> *Et si quelquefois vous rencontrez une personne qui ne sait plus avoir le sourire, soyez généreux, donnez-lui le vôtre ; car nul n'a besoin d'un sourire, que celui qui ne peut en donner aux autres. »*

5-5 PROSEIC
Écouter, Entendre, Écrire et Examiner avec Empathie et Espoir (avec un stylo et feuille 1 : fig. 2)

> *« Il faut parler prudemment, suffisamment et ordonnément »*
>
> Montaigne

« Écouter n'est jamais perdre son temps »
« Bien dire, c'est déjà écouter » écrit Isabelle Moley-Massol (2004)
« Donner la parole au patient et montrer qu'on le comprend »
« Ne couper la parole qu'en cas de nécessité absolue »
« Le silence est d'or » précise Robert Buckman (1994)
Cette phase de consultation est essentielle pour la suite. Cette écoute va augmenter la satisfaction du malade à l'égard du médecin.
L'écoute a une fonction évaluative, informative et régulatrice de la relation. Elle permet au médecin d'adapter son attitude en préparant la phase d'information et son discours de synthèse.
Le médecin va écouter le patient en prenant des notes sur les mots et les attitudes. Il s'agit donc d'écouter pour comprendre, répondre et entendre.
Écouter n'oblige pas toujours à répondre ou agir.

CENTRE HOSPITALIER UNIVERSITAIRE DE REIMS page 1

FICHE MEDICALE D'ANNONCE

NOM : .... **Prénom :** .... **Tél. :** .... **Adresse :**	**Médecin traitant :** Dr.......... **Tél. :** .... **Adresse :** .... **Médecin référent :** Dr..........

Date de RCP : .... / ...... / 201... **Date de l'annonce :** / ...... / 201...	
Annonce faite en présence de : ❑ Médecin : .... ❑Autres :.......... .... ❑ Infirmière :	**Patient** : ❑ Seul : ❑ Accompagné de : ....
Mots clefs utilisés par le patient :	**Mots clefs utilisés par le médecin** : Cf. page 2 (fig. 2)
Thérapeutique proposée : ❑ Chirurgie .... ❑ Chimiothérapie (protocole) : .... ❑ Radiothérapie **Acceptation :** **oui** **non**	**Prises en charge abordées lors de l'annonce ?** ❑ pose de chambre implantable ❑ assistante sociale ❑ aide psychologique ❑ consultation anti-douleur ❑ consultation IDE ❑ hôpital de jour ❑ diététicienne ❑ kinésithérapeute ❑ coiffeur ❑ suite de bilan ❑ aide à domicile
Comportement du patient et/ou de l'entourage ? : ❑ acceptation ❑ sidération ❑ silence ❑ colère ou révolte ❑ agressivité ❑ déni ❑ négociation ❑ tristesse ❑ peur, anxiété ❑ inquiétude ❑ **autres**	Remise de documents : ❑ OUI ❑ NON Si OUI : **lesquels** ....

Fig. 2 – Exemple d'une fiche médicale standardisée d'annonce utilisée au CHU de Reims.

Le temps de l'écoute : 18 secondes ou 3 minutes ?

Cette phase d'écoute est souvent négligée. Dans l'étude de Beckman *et al.* menée en 1984, le temps de paroles moyen du patient sans être interrompu était de 18 secondes. Lorsque sa parole n'est pas coupée par le soignant, le malade va parler en moyenne 1 minute avec un temps maximum de 3 minutes. Le médecin en apprendra beaucoup plus de son patient en l'écoutant, plutôt qu'en lui posant plusieurs questions et en l'interrompant sans cesse.

Une écoute active en écrivant pour analyser les mots, les réactions et les comportements (fig. 2)

L'écoute active c'est l'aptitude à faciliter la communication dont les grandes lignes sont :

- laisser s'exprimer sans couper la parole ;
- encourager le patient à continuer ;
- admettre des moments de silence ;
- répéter et reformuler.

Cette phase d'écoute va permettre au médecin d'analyser les mots mais aussi les réactions et les comportements du patient et de son entourage.

Le médecin va noter les mots-clés utilisés par le patient. Il doit également lire les attitudes et les signes discrets du corps du patient et des accompagnants : moue, regards, pleurs… Par exemple, les paroles du malade peuvent paraître sereines alors que physiquement il se tord les mains, il est en sueur, il a les larmes aux yeux (communication non verbale !)

Le médecin va écrire soit sur une feuille blanche, soit sur une feuille standardisée (*cf.* fig. 2 l'exemple d'une fiche d'annonce du CHU de Reims) qui sera utile pour la traçabilité dans le dossier. Les mots seront recueillis dans la case « Mots-clés utilisés par le patient » et les réactions cochées dans la case « Comportement du patient et/ou de l'entourage ? ». Cette prise de notes, pendant la phase d'écoute, sera également utile pour dicter le courrier de synthèse.

Une écoute réactive

Le médecin doit écouter et rester réactif en regardant le malade dans les yeux en lui faisant comprendre qu'il est à l'écoute permanente. Il s'agit de techniques de communication avec encouragements verbaux et non verbaux (*cf. supra* chapitre 4). Cette écoute va inciter la parole du patient et l'aider à exprimer ses ressentis :

- hochement de la tête ;
- sourire ;
- petits mots (« *oui* », « *d'accord… continuez* » « *j'ai bien compris* », « *très bien* ») ;
- onomatopées d'acquiescement.

Écoute avec relance et réorientation du dialogue

La phase d'écoute peut être interrompue par des questions qui vont permettre de réorienter ou de relancer le dialogue. Lorsque seul l'accompagnant parle, le médecin devra relancer ou recentrer la discussion vers le patient en s'adressant directement à lui :

- « *Et vous qu'en pensez-vous ?* «
- « *Vous n'avez rien dit pour l'instant, il faut me dire ce que vous en pensez ?* ».

Le médecin doit savoir rendre la parole et le pouvoir de s'exprimer à son patient.

Écoute avec signe de compréhension

L'objectif est de montrer au patient que non seulement on l'écoute mais aussi qu'on l'entend. Pour signifier sa compréhension, on peut recourir à plusieurs techniques :
- répétition : d'un ou deux mots-clés des propos du patient ;
- reformulation : c'est reprendre les propos du patient en les formulant d'une autre manière ;
- réflexion : c'est essayer d'interpréter les propos du patient « *si je comprends bien…* ».

Les distorsions et pièges de l'écoute

Les principales distorsions et les pièges de l'écoute sont les suivantes :
- consoler et rassurer trop vite ;
- moraliser trop vite : « *il faut garder le moral* » ;
- juger trop vite, ce qui conduit à une infantilisation du patient ;
- rationaliser trop vite en ne laissant pas la place à l'expression des sentiments et émotions ;
- esquiver et dédramatiser trop vite avec humour ou banalisation mal placée : « *on meurt tous un jour* » ;
- se réfugier trop vite dans l'action ;
- commenter et ne pas laisser de temps au silence (*cf. infra* chapitre 5 *Informer*).

Examiner avec empathie

Le E est également l'étape importante de l'Examen clinique. Pour le médecin, c'est typiquement :
- l'interrogatoire ;
- l'inspection ;
- et la palpation.

Pour les personnes soignées :
- l'interrogatoire, c'est la parole et l'écoute ;
- l'inspection, c'est le regard sur l'autre ;
- et la palpation, c'est le contact.

Pendant cette phase d'examen, le médecin est souvent seul avec son patient ; des situations peuvent se débloquer et des « langues se délier ». Le patient peut dire à son médecin des choses qu'il ne souhaitait pas prononcer devant le ou les accompagnants. L'examen doit être fait avec empathie et ne doit pas être brutal. Le médecin doit accepter le refus du patient d'un examen senti comme « agressif », par exemple un toucher pelvien.

Espoir

« *Quand on n'a pas d'espoir, tout s'arrête, jusqu'à l'envie de suivre les traitements, compromettant la survie elle-même. Je suis persuadée qu'il faut tout faire pour aider les malades à conserver leur capacité d'espoir.* » écrit David Servan-Schreiber (2011).

Des exemples : Les mots d'un agriculteur et éleveur de bétail

L'exemple ci-dessous, rapportant le dialogue avec un patient vu pour un deuxième avis, montre l'importance de recentrer le dialogue vers les symptômes du patient. Il illustre aussi la symbolique des mots utilisés :
Le médecin : « *Pourquoi êtes-vous venu me voir M. A ?* »
Le patient : « *Quand j'étais là-bas à l'hôpital, j'ai été traité comme une bête… Mon Docteur il m'a donné des médicaments pour rien… J'en ai des seaux entiers chez moi… Le Docteur, une fois, je ne l'ai pas vu pendant 3 jours… Il a trop de travail et les infirmières elles courent tout le temps pour nourrir leurs malades… Et puis alors, je me permets de vous le dire, elles jacassent… Dans les couloirs, c'est une vraie basse-cour…* »
Le médecin : « *Revenons à vous, Monsieur A… Qu'est-ce qui ne va ?* »
Le patient : « *Regardez Docteur, je vais mal… Je n'ai plus de viande… Si ça continue, je vais tout droit à l'abattoir…* »
Le médecin : « *Je vous propose une nouvelle chimiothérapie à prendre en comprimés…* »
Le patient : « *Vous pouvez me donner le nom de la chimiothérapie… C'est pour un ami, il va me demander, il est vétérinaire* ».
En écoutant les mots utilisés par ce patient, j'ai deviné qu'il travaillait dans un milieu d'élevage et il m'a confirmé qu'il était ancien agriculteur et éleveur de bétail.

Pour réflexion : Écouter

Écouter est peut-être le plus beau cadeau
Que nous puissions faire à quelqu'un…
C'est lui dire, non pas avec des mots,
Mais avec ses yeux, son visage, son sourire
Et tout son corps : tu es important pour moi,
Tu es intéressant, je suis heureux que tu sois là…
Écouter, c'est commencer par se taire.
Écouter, c'est accueillir l'autre
Avec reconnaissance tel qu'il se définit lui-même
Sans se substituer à lui pour dire ce qu'il doit être.
Écouter, ce n'est pas vouloir que quelqu'un
Soit comme ceci ou comme cela,
C'est apprendre à découvrir ses qualités
Qui lui sont spécifiques.
C'est être ouvert positivement
À toutes les idées, à tous les sujets,
À toutes les expériences,
À toutes les solutions, sans interpréter,
Sans juger, laissant à l'autre son espace
Et le temps de trouver la voie qui est la sienne.
Être attentif à quelqu'un qui souffre,
Ce n'est pas donner une solution

Ou une explication à sa souffrance,
C'est lui permettre de la dire et de trouver
Lui-même son propre chemin pour se libérer…
Écouter, c'est donner à l'autre
Ce que l'on ne nous a peut-être jamais donné :
De l'attention, du temps, une présence affectueuse.
Un bénévole anonyme de l'association jusqu'à la mort accompagner la vie (JALMALV)

5-6 PROSEIC
Informer avec espoir, empathie et expérience (avec un stylo et feuille 2 : fig. 3) Impliquer le patient

« Je n'ai faim que de ma vérité »
Jean Rostand

CENTRE HOSPITALIER UNIVERSITAIRE DE REIMS page 2		
Nom :	Prénom :	Date :

Fig. 3 – Exemple de feuille « blanche » pour écrire les informations communiquées au patient.

« *L'enjeu est de transformer le mythe-cancer en une réalité-cancer acceptable* » ; « *Les fonctions de l'annonce sont de donner un sens, un espoir et des objectifs réalistes* » déclare Isabelle Moley-Massol (2004)

L'information : une étape essentielle, unique et fondatrice

La phase d'information est essentielle.

« *De la qualité de l'annonce dépend la qualité de fin de vie* ».

En pratique, cette phrase est souvent vérifiée avec une mauvaise observance au traitement des patients lorsque l'annonce initiale est mal vécue. Inversement, la fin de vie est souvent plus sereine lorsque l'annonce initiale était de qualité.

L'annonce amorce et ancre la relation de soin. Chaque annonce sera une expérience unique et singulière. Cette phase d'annonce va faciliter la prise en charge ultérieure avec une meilleure compréhension des informations, une meilleure compliance, un meilleur ajustement psychologique au traumatisme, une perception de confiance et de compétence du médecin et aussi une diminution des plaintes avec poursuites judiciaires.

Une annonce gravée dans la mémoire

« *Le temps des premiers mots énoncés est unique, essentiel, fondateur. Il marque à tout jamais l'imaginaire du malade et la relation médecin, malade, maladie* » écrit Isabelle Molley-Massol (2004).

Même après des années de recul, les patients peuvent raconter précisément la façon dont le médecin leur a annoncé le diagnostic de cancer. Les termes utilisés vont rester gravés dans la mémoire des patients.

La vérité du médecin et du malade

« *La vérité du malade n'est pas le reflet des réalités* » note Maurice Merleau-Ponty (1945).

Le discours médical ne doit pas imposer une vérité mais s'adapter à la réaction et à la vérité non médicale du patient. Martine Ruszniewski (1999) et Carl Rogers (1968) ont insisté sur ce concept. Cela passe par une écoute non médicale du malade pour reconnaître ses désirs allant à l'encontre de la réalité médicale.

La vérité : ne rien dire ou tout dire ? Trois grandes phases historiques

La vérité : ne rien dire ou tout dire ? C'est la difficulté et l'ambiguïté de l'annonce. Les trois grandes phases historiques concernant l'information en médecine sont résumées ci-dessous à partir d'une revue de B. Hœrni et P. Soubeyran (2004).

Ne rien dire

Un réflexe légitime est de cacher la vérité pour protéger. Depuis Hippocrate, la médecine se devait de préserver le patient de la vérité (« *primum non nocere* »). Le mensonge « thérapeutique » reconnu par Platon dans *La République* a été très longtemps la règle selon la tradition d'Hippocrate : « *Si le mensonge est utile aux hommes à la manière d'un médicament, il est évident que l'emploi d'un tel médicament doit être réservé aux médecins* ». On ne disait rien pour protéger le patient de l'angoisse et par crainte qu'il ne refuse le traitement. C'était l'époque des non-dits, des mensonges et de l'acceptation aveugle des traitements proposés. La famille était informée mais pas le patient. C'était l'époque de : « *Vous avez une mauvaise grippe* ».

Le patient était considéré comme un enfant confié au médecin paternaliste qui avait tout pouvoir comme l'exprimait Louis Porte en 1950 (premier Président du Conseil de l'Ordre des Médecins) : « *Face au patient passif et inerte, le médecin n'a en aucune manière le sentiment d'avoir affaire à un être libre, à un égal, à un pair, qu'il puisse instruire véritablement. Tout patient est et doit être pour lui comme un enfant à apprivoiser. Le médecin doit avec prudence « dorer » la vérité, doit, oui, car qui peut dire que la vérité connue ne va pas déclencher un mécanisme de découragement, de peur, d'affolement qui a conduit quelquefois le patient au suicide* ».

Les premiers codes de déontologie de 1947 puis de 1955 indiquaient « *qu'un pronostic grave peut légitimement être dissimulé au malade* ».

En 1797, Kant a été le premier philosophe à se battre « *contre ces mensonges qui abaissent la dignité du malade trahi, mais aussi celle du médecin tricheur* ». Ce sont les malades qui les premiers ont ensuite demandé une plus grande transparence médicale. Plusieurs rapports ou livres sur l'information des malades ont eu un impact limité (J.C. Sournia, B. Hoerni, R. Villey).

Des études ont montré que les patients bien informés étaient mieux pris en charge. Contrairement aux idées préconçues, la prévalence de la dépression était plus importante quand le diagnostic était caché. C'est finalement la loi Huriet-Sérusclat de 1988, consacrée à la protection des personnes se prêtant à la recherche biomédicale, qui a fait évoluer les opinions sur le mensonge médical. L'évolution a été consacrée par le code déontologique de 1995 (*cf. infra* et chapitre 2 *Pré-requis légaux*). De plus, cacher la vérité n'était plus tenable dans l'ère médiatique actuelle où l'information est désormais disponible dans les médias et sur internet en *self service*.

Tout dire

Dans les années 1980, la pratique du « tout dire » est devenue courante aux États-Unis, suite au constat que la plupart des conflits et contentieux au sujet de la vérité entre malade et médecin portaient sur le manque d'information et non sur l'excès d'information. Le Collège américain des médecins présente l'information du patient comme faisant partie intégrale des soins : une bonne communication dissipe les craintes, favorise la participation du malade, sa guérison, sa satisfaction, et lui permet de mettre de l'ordre dans ses affaires matérielles et spirituelles. C'est la vérité, toute la vérité, dite au malade avec des mots, des pourcentages et des statistiques, avec aussi les informations sur toutes les toxicités, même exceptionnelles, des traitements. Cette attitude peut être tout aussi dévastatrice que le non-dit. Dans ce contexte, le proverbe « *toute vérité n'est pas bonne à dire* » prend sa mesure. Le contexte médico-légal américain explique cette dérive. Toute personne pense disposer d'un droit absolu à la guérison quelle que soit la maladie. Les médecins ont peur que le patient ou ses proches demande un recours juridique et financier.

Une information loyale, claire, appropriée

Aujourd'hui, on progresse vers une attitude plus équilibrée prônant l'autonomie du patient. Régis Aubry (2008) a rappelé que : « *Respecter l'autonomie d'un patient, c'est respecter son droit de savoir ou de ne pas savoir* ». C'est en 1995 que le Code de déontologie médicale, a intégré pour la première fois « *le devoir d'information loyale, claire, appropriée. Tout au long de la maladie, il tient compte de la personnalité du patient dans ses explications et veille à leur compréhension. Toutefois, dans l'intérêt du malade et pour des raisons légitimes que le praticien apprécie en conscience, un malade peut être tenu dans l'ignorance d'un diagnostic ou d'un pronostic grave* ». Depuis la loi du 4 mars 2002, l'information est un droit pour le patient et une obligation pour le médecin.

Une information appropriée : le droit de savoir mais pas l'obligation de savoir

Une information appropriée se doit d'être adéquate, adaptée, *ad hoc.* Hélène de la Ménardière (2007), psychologue, écrit : « ***Chaque culture, chaque groupe social, chaque personne même possède sa vérité éthique. Différentes vérités coexistent : celle médicale, celle de la personne malade définie en fonction de son vécu. Personne ne peut prétendre défendre des normes plus justes*** ».

On peut comparer l'information à un médicament, qui devra être donné à une dose adaptée avec un effet délétère à la fois d'une information sous-dosée (le trop informer) ou sur-dosée (le pas assez informer). Ainsi, selon Sylvie Fainzang (2006) : « ***La vérité semble devoir être distillée, distribuée comme un traitement, en respectant les doses et en l'adaptant à chaque patient. Tout se passe comme s'il fallait veiller à ce qu'elle n'ait pas d'effets secondaires négatifs. En quelque sorte, adopter le mensonge comme stratégie thérapeutique en vue de prévenir une vérité iatrogène*** ».

Senra *et al.* (1988) ont rapporté les résultats d'une enquête effectuée en Espagne, chez 2 500 adultes en bonne santé. Si elles étaient atteintes d'un cancer, 69 % des personnes souhaitaient que le médecin les informe du diagnostic. Paradoxalement, si un de leur proche était atteint, seulement 42 % souhaitaient que leur proche soit informé. En France, environ 80 % des patients disent souhaiter connaître leur diagnostic de cancer. Certains vivent très mal d'entendre d'emblée le terme « cancer », tandis que d'autres se plaignent d'avoir été infantilisés lorsque le médecin leur a parlé de « mauvaises cellules ». L'annonce doit respecter la volonté de savoir mais également le refus de savoir du patient (conformément à l'article L1111-2 du Code de Santé publique).

Diffuser l'information progressivement pas à pas

« *Nommer d'emblée la maladie risque de figer la communication.* » déclare Isabelle Molley-Massol (2004).
Si 80 % des patients disent souhaiter connaître leur diagnostic de cancer, seulement 50 % ne souhaiteraient pas le savoir lors du premier entretien pour avoir un peu de temps pour poser les questions qui les oppressent « *Est-ce que je peux guérir? Est ce que je vais souffrir ?* ».
Il est préférable d'expliquer déjà la maladie et ses symptômes, d'entretenir le dialogue, en laissant le malade exprimer ses ressentis. Quand la relation est instaurée et le malade préparé, la maladie peut être énoncée, au rythme du patient et en fonction de son attente. Annoncer ne signifie pas « lâcher » l'information. Au contraire, c'est diffuser progressivement au patient des bouts d'information digérables, pas à pas, en plusieurs fois. Il faut donner progressivement des morceaux d'information selon le rythme souhaité par chaque patient.

Une information ouverte à travers un dialogue en partant du point de vue du patient

« *Le malade montre le chemin* » annonce Philippe Bataille (2003).
C'est en partant du point de vue du patient, de sa vision subjective, en reprenant ses termes, en reformulant que la relation médecin-malade s'instaure. Il faut tenter d'adapter le message à la personnalité de l'interlocuteur.
« Les questions et réactions du patient constituent un guide pour le soignant lui permettant de s'ajuster dans sa communication et dans la relation avec la personne malade. »
Il faut aussi adapter le langage au niveau de compréhension du patient en évitant le jargon médical et la technicité.

Une information claire

L'adjectif clair doit être pris dans le sens de la plus grande intelligibilité pour le patient.

- **Une information verbale simple et intelligible**

« Dire simplement les choses me permettra de mieux les vivre » dit un malade.
Le médecin devra éviter le jargon scientifique et privilégier des mots « digérables » par le patient dans le langage de tous les jours. L'information devra être simple en donnant les grandes lignes du diagnostic, du pronostic, des traitements sans rentrer dans les détails en proposant éventuellement des documents plus détaillés si le patient le souhaite. Un jargon médical incompréhensible va exclure et isoler le patient.
Une information verbale avec des phrases courtes, des bouts d'information digérables
Les phrases doivent être courtes. Le principe est de faire suivre une petite quantité d'information d'un résumé. C'est une sorte de coup de sonde pour apprécier si le patient est réceptif.

• **Une information verbale avec des silences, des pauses dans le discours**
Des pauses facilitent la bonne compréhension et la mémorisation. La pause est un moment délicat mais nécessaire qui induit un temps de silence. Il est difficile de tout retenir quand plus de trois informations sont communiqués dans un temps court. Le Breton (1997) a analysé ainsi le silence :
« ***Les brefs silences qui émaillent la discussion permettent un instant de réflexion avant la poursuite d'un raisonnement ; vérifient l'accord de l'autre sur un propos. Loin de les morceler, le fil rouge du silence relie les propos et favorise leur intelligibilité, et la fluidité d'une conversation. Il ouvre un espace de liberté au sein du dialogue, laissant à chaque locuteur le soin de s'engager s'il le souhaite, celui de modifier le cours de l'échange, de le relancer ou d'y mettre un terme. Le silence est un modulateur de la communication*** »

• **Informer en écrivant et dessinant** (fig. 3 et 4)
Pour faciliter la compréhension et l'accessibilité, prendre un stylo et écrire en informant le patient est une technique très utile. Le médecin va écrire les mots-clés, les messages essentiels en parlant sur la feuille 2. Cette action d'écriture va ralentir son débit de parole et lui faire répéter les messages importants.
Il est aussi utile de faire des schémas ou des dessins qui sont très appréciés des patients et qui facilitent l'accessibilité à l'information (fig. 4).
La page pourra être blanche ou faire partie de la fiche d'annonce (*cf. supra* fig. 3 du chapitre 5-5). Cette deuxième feuille manuscrite va contribuer à la traçabilité de l'information. On proposera au patient de lui remettre ce document en fin de consultation (cf. *infra* chapitre 5-7 *Conclure*) tout en gardant un double dans le dossier médical.

Une information renforcée, reformulée, répétée en vérifiant la compréhension

L'information doit être reformulée, renforcée, répétée avec vérification de la bonne compréhension.
La reformulation est une reprise des mots du patient par le médecin. Elle peut prendre plusieurs aspects :
• la reformulation-reflet qui est une paraphrase du discours du patient ;
• la reformulation-clarification qui met en valeur et renvoie au patient le sens de sa parole.
Des exemples illustrent ci-dessous ce type d'information :

> Le médecin : « *Votre chimiothérapie se passe en demi-journée sans être hospitalisé… toutes les deux semaines et vous sortirez avec la chimiothérapie sur vous pour une durée de 48 h et celle-ci sera retirée à domicile… D'accord ? Finalement, vous avez bien compris ? Une demi-journée toutes les deux semaines… avec un total de douze cures sur six mois* »
> Le patient : « *Docteur, je vois que vous notez tous ces chiffres… est-ce que je pourrais avoir un double de ce papier ?* »

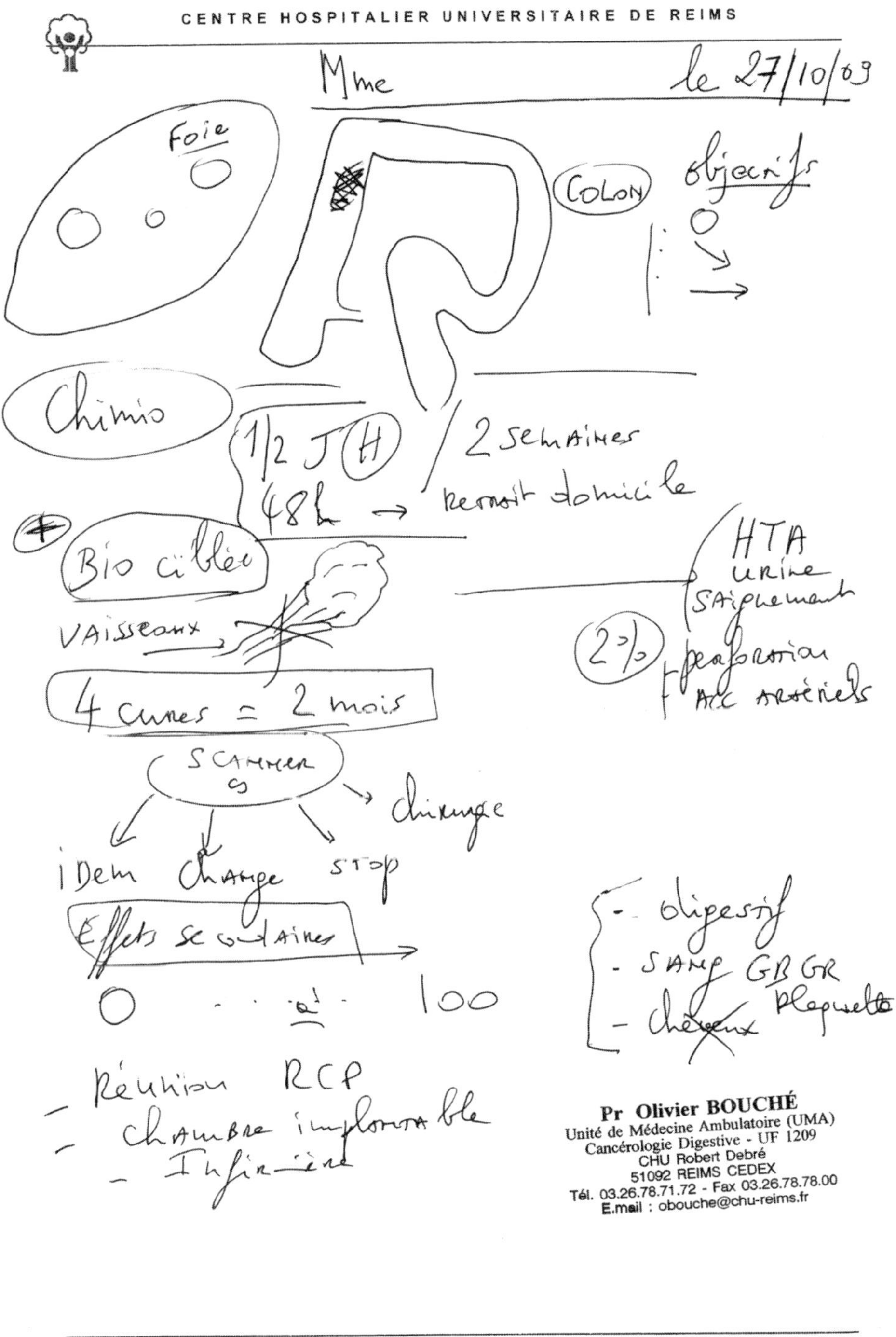

Fig. 4 – Exemple de feuille manuscrite contribuant à la clarté et la traçabilité de l'information.

Une information loyale et un espoir réaliste par un médecin authentique et expérimenté : ne pas mentir

« *Le moment de l'annonce doit être aussi celui d'un espoir, quel qu'il soit, mais d'un espoir réaliste à partager entre médecin et malade* » écrit Isabelle Molley-Massol (2004).

« *Il ne s'agit pas de servir de pieux mensonges, car il n'est pas nécessaire de travestir la vérité pour donner de l'espoir* » déclare David Servan-Schreiber (2011).

Le message d'information se doit de délivrer un espoir réaliste. Il n'est pas question de promettre une guérison qui grèverait la confiance du malade, mais d'insister sur les traitements, les progrès de la recherche, les projets. Donner des objectifs réalistes à court terme aide le malade à se repérer dans les parcours de la maladie.

- **Loyale,** cela veut dire être sincère, authentique, qu'il ne faut pas mentir, car le patient va le percevoir. L'authenticité permet l'établissement d'une relation sincère où le mensonge doit être banni. Il y a une différence entre la sincérité et la franchise à tous crins qui transformerait un droit de savoir entre obligation de savoir. On peut être dans la réserve, ne pas tout dire sans être dans le mensonge.

Un message d'espoir réaliste sans mensonge est plus facile lorsque le médecin est expérimenté. Il peut paraître difficile pour un jeune médecin de ne pas mentir devant un patient porteur d'un cancer du pancréas avec métastases multiples, puisqu'on lui a appris que la médiane de survie est aux alentours de 6 mois.

Cependant, le médecin comme le malade peuvent mentir sans le savoir dans le cadre d'une réaction de défense.

Cela sera plus facile de ne pas mentir pour les médecins qui ont dans leur souvenir des patients qui ont bénéficié d'une réponse complète avec guérison ou de très longue rémission. Les médecins ayant cette expérience pourront plus facilement préserver l'espoir.

Les deux exemples ci-dessous illustrent cette constatation :

- **Dialogue avec un malade atteint d'un cancer du pancréas métastatique**

> Le médecin : « *Je ne vais pas vous cacher la vérité. Vous le savez, le cancer du pancréas est une maladie grave. Mais nous allons vous proposer une chimiothérapie et l'espoir évidemment est que cette chimiothérapie marche. L'espoir est que la chimiothérapie fasse disparaître complètement la maladie. Ce n'est pas souvent, mais c'est possible. Nous allons nous battre ensemble et on refera le point tous les 2 mois. Si cela ne marche pas, on rediscutera et on changera de traitement…* »
> Le patient : « *Merci Docteur. En regardant sur internet, je m'étais dit c'est foutu, ce n'est pas la peine de faire de chimio. Avec cette petite lueur d'espoir, je suis prêt à me battre, même si j'ai bien compris que ce n'est pas souvent que cela arrive… mais cela sera peut-être moi, le cas ! Merci Docteur* ».

- **Des métastases non résécables**

> Autre exemple, pour un patient atteint d'un cancer du côlon avec des métastases non résécables. Dans cette situation, l'espoir de survie est maintenant d'environ 2 ans pour la moitié des malades. Mais, j'ai dans mon expérience plusieurs patients

ayant vécu plus de 5 ans avec une maladie très lentement évolutive et répondant très bien aux chimiothérapies successives. Chez un peu moins de 5 malades sur 100, on peut même avoir la bonne surprise de réponse complète sous chimiothérapie avec parfois une guérison. Je ne suis donc pas dans le mensonge, lorsque je laisse un espoir de vie sur plusieurs années et même de guérison aux patients en demande de messages d'espoir.
Le patient : « *Je le sais, je ne vais pas guérir... Ma vie va être prolongée de seulement quelques mois par votre chimiothérapie... Cela ne vaut pas la peine* »
Le médecin : « *Non... Sincèrement, je suis plus optimiste. Je ne sais pas combien de temps vous allez vivre... Cela peut être plusieurs mois, mais aussi plusieurs années si le traitement marche bien...* »
Le patient : « *Vous me dites ça pour me rassurer. Plusieurs années c'est vraiment possible ? Vous avez déjà eu des malades comme moi* »
Le médecin : « *Oui, tout à fait. J'ai eu plusieurs malades qui ont eu une vie de plus de 5 ans* »
Le patient : « *Merci, cela me redonne un peu d'espoir... On va la faire la chimiothérapie... Pas vraiment pour moi, mais pour ma famille* ».

Une information sur le diagnostic puis un projet ou un objectif thérapeutique

Après la phase d'information sur le diagnostic, il faut rapidement proposer des projets de prise en charge que ce soit en situation curative, palliative et même de fin de vie. Il est très utile de s'aider de notes écrites et de dessins, d'utiliser des images.

- **Chirurgie** (*cf. infra* chapitre 7-4 *Paroles d'un chirurgien*)

La chirurgie est toujours une source d'anxiété et de peurs : peur de la mort, de ne pas se réveiller après l'anesthésie, de la douleur, de la cicatrice, de la mutilation. Le malade doit être informé sur les risques mais aussi rassuré sur ses craintes infondées.
Les ressources d'aide (kinésithérapeute, stomathérapeute, orthophoniste...) et d'infor mation (associations de malades) doivent être communiquées. Montrer ou faire des schémas explicatifs sont souvent très appréciés des malades.

- **Radiothérapie** (*cf. infra* chapitre 7-5 *Paroles d'un radiothérapeute*)

Bien que limitée dans le temps et mieux supportée que la chimiothérapie, la radiothérapie garde une représentation angoissante (« *Je vais être brûlé par les rayons* ») aggravée par les récents accidents de surdosage d'Épinal et de Toulouse.
Une information claire doit dédramatiser et atténuer l'angoisse. La visite du site de radiothérapie peut être proposée.
« *La radiothérapie est un traitement qui reste localisé au cancer. Le but est de détruire les cellules cancéreuses. Après consultation, puis centrage pour localiser l'endroit à traiter, vous viendrez pour des « séances » de traitement. Les séances sont courtes, de quelques minutes mais seront répétées tous les jours pendant x jours sauf les samedis et dimanche... Des effets secondaires sont possibles mais ils existent des solutions pour les soigner...* »

• **Chimiothérapie**

La chimiothérapie reste source d'angoisse et ressentie comme un deuxième choc compte tenu de ses effets secondaires. L'information a pour but de dédramatiser la chimiothérapie après avoir écouté les inquiétudes du patient :

« *Qu'est-ce qui vous fait peur ? Que vous évoque le mot chimiothérapie ?* »

Il convient de préciser les objectifs, modalités, et durée des chimiothérapies avec possibilité de traitement ambulatoire :

« *Vous ne coucherez pas à l'hôpital, vous viendrez tous les x jours pour une durée d'environ x heures.* »

• **Effets secondaires des chimiothérapies**

Un exemple d'information :

> « *Cela peut aller de 0 à 100. La vie peut être normale sans aucun effet indésirable de la chimiothérapie, c'est possible. Certains malades continuent de travailler. Inversement, comme tous les médicaments, ils existent des effets néfastes graves mais qui sont très rares. Et puis il y a entre les deux, entre rien et les effets graves très rares, … les effets secondaires, le plus souvent peu gênants, durant de un à plusieurs jours.* »

Il est préférable d'informer progressivement des effets secondaires, plutôt que d'assommer le malade par l'énumération de complications qui vont l'effrayer. C'est au médecin de s'adapter à la personnalité de son patient.

Il faut rester très simple et rassurant, en insistant toutefois sur les effets secondaires redoutés par les patients ou très fréquents. Par exemple la perte des cheveux pour laquelle il conviendra de donner le pourcentage de risque. Par exemple, pour l'oxaliplatine, il faudra insister sur la neuropathie périphérique favorisée par le froid qui est un effet secondaire constant.

Ci-dessous un exemple d'information simple :

Les effets secondaires peuvent être :

> • *digestifs (diarrhée, aphtes, nausées) mais maintenant, il y a des traitements pour essayer de les éviter ;*
> • *sanguins : c'est pourquoi nous allons surveiller avant chaque chimiothérapie par une prise de sang à domicile le taux de vos globules blancs, globules rouges et plaquettes ;*
> – les globules blancs, c'est pour éviter les infections ;
> – les globules rouges, c'est pour ne pas être fatigué ;
> – les plaquettes, c'est pour ne pas saigner.

On pourra poser des questions ouvertes qui orienteront l'information, par exemple :

- « *Connaissez-vous la chimiothérapie ?* »
- « *Qu'est-ce que cela vous évoque ?* »
- « *De quoi avez-vous peur ?* »

Ces informations pourront être reformulées ou renforcées par une infirmière d'annonce et/ou par la remise de documents écrits plus complets qu'il faudra proposer et non imposer au patient ou à ses proches (voir en Annexe 3 un exemple de fiche d'information disponible sur le site www.ffcd.fr).

- **Chimiothérapie adjuvante**

L'usage du terme chimiothérapie « préventive », bien que plus compréhensible mais aussi plus lénifiant et rassurant que chimiothérapie « adjuvante », peut être considéré comme destiné à tromper et à cacher quelque chose.

> *« Le cancer a été complètement retiré par le chirurgien. Vous avez donc toutes les chances d'être guéri mais il existe un petit risque que la maladie revienne, qu'elle repousse. C'est pourquoi nous vous proposons d'une part de vous surveiller et d'autre part une chimiothérapie pendant 6 mois pour essayer d'éliminer les éventuelles cellules cancéreuses qui resteraient, pour augmenter les chances de guérison ».*
> *« C'est comme un incendie que les pompiers ont éteint. Le feu est éteint, mais il est possible qu'il reste quelques braises ou quelques flammèches qui pourraient rallumer l'incendie. L'objectif de la chimiothérapie est d'essayer d'éteindre ces braises ou ces flammèches ».*
> *« Il y a trois possibilités pour ce traitement adjuvant, c'est-à-dire en plus de la chirurgie :*
> 1. *Il est très utile car il détruit les cellules cancéreuses qui persistent et vous permet de guérir alors que vous ne l'étiez pas.*
> 2. *Il ne sert à rien car vous êtes guéri, il n'y a plus de cellule, mais on ne peut pas le savoir.*
> 3. *La chimiothérapie ce n'est pas jamais sûr à 100 %. Donc il faudra vous surveiller régulièrement pour trouver et soigner très tôt une éventuelle récidive de la maladie. »*

- **Chimiothérapie palliative**

Pour une chimiothérapie de première ligne, il faut positiver, avec un message d'espoir concernant la possibilité de réponse complète. Il convient cependant de rester réaliste en ouvrant aussi une porte vers l'échec, mais avec alors proposition d'un autre traitement.

« L'idéal est d'éliminer complètement le cancer. C'est alors l'espoir de guérir. C'est possible mais pas très fréquent. Si cela n'arrive pas, le but du traitement est alors de diminuer le cancer ou de le bloquer, le stabiliser. On refera le point régulièrement par un scanner avec plusieurs possibilités qui seront rediscutés avec vous : poursuivre le traitement, l'arrêter, faire une pause. Si le traitement n'est pas suffisamment efficace, on changera la chimiothérapie ».

Informer sur la rémission ou la guérison

Cf. infra chapitre 8-1 *Les annonces difficiles.*

Informer sur un projet de fin de vie

Cf. infra chapitre 7-11 *Paroles d'un médecin d'une EMSP* et chapitre 8-1 *Les annonces difficiles.*

Alterner information objective et relation subjective empathique = une information avec respect des réactions

Chaque phase d'information, suivi d'un résumé, doit être séparée de la prochaine par un moment d'empathie.
Pendant la phase d'information, il faut savoir respecter les réactions du patient (*cf. supra* chapitre 1-7 *Les réactions*). Il faut garder la maîtrise de soi et répondre de façon empathique aux émotions du patient en expliquant que l'on comprend sa réaction.
Il faut alors savoir se taire, écouter sans intervenir pour donner le temps au malade de s'adapter et de poser des questions.

Une information verbale et non verbale pour installer la confiance (*cf.* aussi chapitre 4)

« ***Les mots que l'on dit avec les yeux*** » est une phrase extraite de la chanson « Les mots bleus » écrite par Jean-Michel Jarre et chantée par Christophe (1974) qui illustre l'existence d'une communication non verbale.
« ***Soigner aussi les maux par les mots*** ».
La communication est verbale mais aussi non verbale, sans parole, avec des signes qui sont aussi un langage. Le patient peut interpréter les postures, les gestes, la distance, les regards, les expressions faciales, la respiration et la voix du médecin. Il peut très facilement sentir que le médecin est dans le mensonge.

La communication non verbale

« *Les mots ne sont pas choquants… Ce qui l'est c'est une attitude froide, impersonnelle strictement médicale* » a dit un patient pendant les états généraux des malades (1998).
La communication non verbale est présente d'emblée plus encore que la communication verbale. Le langage non verbal a un rôle dans la mémorisation des informations, l'observance du patient et aussi son niveau de satisfaction et de confiance. Les éléments non verbaux deviennent primordiaux lorsque le patient décroche du discours verbal, et se réfère uniquement au comportement du médecin.
Des études de comportements ont montré que typiquement, lorsque le médecin est dans le mensonge, les coups d'œil sont moins fréquents, le regard est fuyant et les croisements de jambes se succèdent.
Un article de Barreau *et al.* (2007) a très bien explicité les modalités de cette communication non verbale.
1) La posture
La première règle est de s'asseoir et de poser les deux pieds par terre. Rester debout près de la porte est un signe de non-disponibilité et les jambes croisées sont synonymes d'attitude fermée.

Il faut s'efforcer de communiquer une impression de décontraction.
Les postures les mieux adaptées sont celles dites ouvertes : orientation du corps et du visage vers le patient, inclinaison du buste en avant, membres non croisés, contact visuel fréquent. Les bras croisés et le tronc en arrière ont un impact défavorable. Une gestuelle trop importante des mains peut être témoin de l'anxiété.

2) La distance et le contact physique

La distance, variable selon les cultures, est optimale lorsque l'on est à l'aise avec son patient. En Europe, elle se situe entre 1 mètre et 1,5 mètre, mais dans certaines situations, il est utile de toucher la main, le bras ou l'épaule du patient. Être kinesthésique montre son empathie dans les moments difficiles. À l'inverse, des contacts excessifs peuvent détourner l'attention du patient et diminuer sa compréhension.

3) Le contact visuel

Les premiers regards peuvent influer la suite de la relation soignant-malade. Le contact visuel (« droit dans les yeux ») est à privilégier lors de l'écoute, pour souligner une information importante et pour donner la parole. Cependant, un contact soutenu est intrusif et peut donc augmenter l'anxiété du patient. Il ne faut donc pas fixer des yeux trop longtemps afin d'éviter la gêne de l'interlocuteur. Les patients lisent dans le regard du médecin. L'évitement du contact visuel (« un regard fuyant ») peut être mal ressenti avec comme conséquence une perte de confiance.

4) L'expression faciale

L'expression faciale est recherchée par le patient avant l'annonce. Il est donc important de garder une attitude neutre. Le sourire est utile pour rentrer en contact notamment en début et fin d'entretien. Il doit être naturel, sincère, empathique et non stéréotypé. Le sourire et le hochement de tête sont des signes d'encouragements à la communication verbale, des marques d'empathie et d'écoute.

5) La voix

La voix transmet des émotions à notre insu. Les éléments qui caractérisent la voix sont le volume, le timbre, le débit et l'articulation.
Quelqu'un s'exprimant avec un volume sonore trop faible sera jugé peu sûr de lui. Un timbre de voix grave est sécurisant. Les changements d'intonation génèrent une meilleure attention et améliore la compréhension. Le débit verbal est lié à l'articulation des mots et influencé par les émotions. Si l'articulation est précise, les mots sont plus précis et le débit verbal adapté.

6) L'empathie et l'authenticité

« *L'empathie professionnelle fait partie de l'éthique des métiers dans lesquels la relation est omniprésente* » note Marie-Frédérique Bacqué (2008).
« *Quarante secondes d'empathie permettent de réchauffer l'atmosphère et réduisent l'anxiété du patient* » note par ailleurs Fogarty (1999).
Chaque phase d'information, suivi d'un résumé, doit être séparée de la prochaine par un moment d'empathie.
L'empathie peut consister simplement à :

- s'enquérir des problèmes :

- *« Pouvez-vous me dire ce qui vous préoccupe le plus ? »*
- *« Qu'est-ce qui est le plus difficile pour vous ? »*
- *« Oui, je peux comprendre que cela soit difficile pour vous d'entendre ce que je viens de vous annoncer et que vous souffriez »*
- *« Je comprends combien c'est difficile pour vous »*

- Reconnaître les émotions du patient et les accueillir.
- Attitudes physiques : se pencher vers le patient, toucher sa main ou son épaule.
- Tendre un mouchoir à un patient qui pleure : c'est un geste d'accompagnement, d'autorisation, de compréhension.

La communication verbale

Concernant la communication verbale, il convient de faire très attention aux mots et aux chiffres prononcés. En effet, le patient pourra être dans l'oubli ou le déni complet ou, inversement, il pourra garder un souvenir vivace des mots, des phrases et des chiffres plusieurs années après la consultation.

À la question *« combien de temps encore ? »*, il convient de ne pas porter de jugement. Cette question peut signifier pouvoir parler de la mort mais aussi de la vie, rester capable d'espoir mais aussi évoquer des craintes : *combien de temps je vais tenir ? Je vais souffrir ?*

Il ne faut être ni trop optimiste en prononçant le mot guérison, ni trop pessimiste avec comme conséquence une condamnation à mort.

Les mots à éviter ou les mots redoutés :

Il conviendra d'éviter ou de dédramatiser certains mots et termes scientifiques qui peuvent être mal interprétés ou tabous pour les patients et les proches :

- **Cancéreux**

Un malade n'est pas cancéreux mais atteint d'un cancer.

- **Positif/négatif**

Pour le médecin, une biopsie ou un ganglion négatif est une bonne nouvelle. En revanche, pour le patient le mot négatif est péjoratif.

« Docteur c'est terrible… La biopsie du ganglion de notre père, elle est négative… Le médecin nous a rassuré, mais nous a menti. On sait bien ce que cela veut dire négatif… Il va en mourir ».

- **Rechute = la chute ?**

Les formulations ci-dessous sont plus positives que le mot rechute qui évoque la déchéance, la chute ou la descente aux enfers : nouvel épisode de maladie chronique, récidive, reprise…

- **Bilan d'extension**

Bilan de référence est plus positif que bilan d'extension.

- **Guérison**

Les termes rémission ou stabilisation sont à préférer.

L'expérience d'un patient vu en deuxième avis pour une récidive, 2 ans après la résection d'un cancer colique de stade II illustre ce problème : *« Vous savez docteur, la médecine maintenant… Je ne fais plus trop confiance… J'ai encore dans la tête la poignée de main de mon chirurgien. Droit dans les yeux, il m'a dit en me serrant la main « Monsieur X vous êtes maintenant scientifiquement guéri ».*

- **Métastase = généralisé ?**

Le mot métastase est souvent vécu par le patient ou sa famille comme une maladie généralisée et donc une maladie incurable. Cela peut aussi être interprété comme un nouveau cancer. Sur le plan étymologique, il s'agit du « déplacement » de la maladie, d'un changement de siège. Vis-à-vis des patients, en situation palliative, il faut essayer de positiver en expliquant que les métastases ou le cancer n'a pas atteint tous les organes, et qu'un projet thérapeutique avec espoir de bonne efficacité peut être proposé. Pour certains cancers, un objectif curatif est possible même avec des métastases (cancer du testicule, cancer colo-rectal…). Il faut le dire au malade.

- **Cancer ?** Le mot cancer, qui trouve son origine dans le grec *karkinos*, à l'origine du mot latin *cancri*, désignant une écrevisse ou un crabe, peut rester tabou. Cela peut être considéré comme « un gros mot » qu'il n'est pas facile de prononcer pour le médecin et le malade. Certains patients préféreront utiliser des synonymes qui suscitent moins d'angoisse : masse, boule, nodule, chou-fleur, œuf de crabe, cellule rouge et cellule blanche… Il faudra savoir respecter le souhait du patient et noter dans le compte rendu de la consultation le mot utilisé.

Tumeur = Tu meurs ?

Ce mot est souvent mal accepté. Il convient de préférer « lésion » tumorale.

- **Malheureusement**

Ce mot qui implique le malheur donc la mort ou la souffrance doit être écarté, que ce soit en communication verbale ou écrite dans le dossier.

Les phrases à éviter :

Les phrases dévalorisantes, infantilisantes, humoristiques, négatives, de banalisation à éviter impérativement sont :

- « *On est tous mortels* »
- « *Il faut garder le moral* » « *Il faut se battre* »
- « *Personne ne connaît l'heure de sa mort… Je peux me faire renverser par une voiture en sortant d'ici* »
- « *Vous êtes fatigué… c'est normal c'est la chimiothérapie* »
- « *C'est un gentil cancer* »
- « *On va faire une petite chimio* »
- « *Je ne peux plus rien pour vous* »
- « *Ce n'est pas grave, d'autres sont passés par là* »

Ne pas être trop optimiste : des chiffres et des mots

Les exemples ci-dessous illustrent l'importance de ne pas être trop optimiste.

« **Vous êtes scientifiquement guéri** »

Ce patient vu pour une récidive locale à 2 ans de la résection d'un cancer colique de stade II : « *Je me souviens comme d'une trahison de cette poignée de main et des mots de mon chirurgien. Au revoir Monsieur… Vous êtes scientifiquement guéri* ».

« 99 % puis 20 %… des coups de marteau »

Ce patient vu pour un deuxième avis pour des métastases synchrones d'un cancer colique de stade II : « *Vous comprenez docteur, c'était comme des coups de marteau dans ma tête… Les chiffres, ils changeaient tout le temps… Le premier docteur, il était gentil. Il m'a dit que j'avais 99 % de chance d'être guéri. Puis, 15 jours plus tard, on m'a dit qu'on allait m'opérer d'une métastase et que là c'était seulement 20 % de chance de guérir… Vous parlez d'une chance ! Comment voulez-vous que j'y comprenne quelque chose* ».

« C'est tout bon… Un polype dont on ne parle plus… »

Le gastro-entérologue retire par endoscopie un gros polype au niveau du rectum. L'après-midi il va voir son patient : « *J'ai retiré un gros polype en bas de votre intestin, mais rassurez-vous. C'est tout bon, il est parti on n'en parle plus* ».
Le polype est cancéreux et la base de résection est envahie. Le patient va être traité par une radiothérapie, une amputation abdomino-périnéale avec anus artificiel définitif. Trois ans plus tard, une récidive pulmonaire va survenir. On comprend que ce patient ait mal vécu cette maladie avec l'information initiale « *C'est tout bon, il est parti on n'en parle plus* ».

Ne pas être trop pessimiste : encore des chiffres et des mots

Il convient d'être très prudent concernant le pronostic, car il y a risque de deuil anticipé si une échéance trop précise est donnée.

« Une condamnation à mort il y a 5 ans »

Une patiente et son mari vus 6 ans après le diagnostic d'une tumeur carcinoïde du grêle avec carcinose péritonéale ; la maladie est peu évolutive mais la patiente est très déprimée, son mari prend la parole : « *Vous comprenez docteur un médecin a condamné à mort ma femme… Je lui en veux beaucoup… Il y a 5 ans, droit dans les yeux je lui ai demandé combien de temps ma femme avait à vivre et il m'a répondu 1 an. Nous nous sommes préparés avec mon épouse à la séparation, à son départ… Nous sommes encore là, mais nous vivons très mal* »

Une information verbale et non verbale mal adaptée
« Le douloureux parcours d'annonces d'une mère de famille… »

Je fais connaissance de Madame X, 40 ans, venant d'être opérée d'un cancer de la tête du pancréas révélé par un ictère avec métastases hépatiques. Dès notre premier contact, elle me dit être bien informée du diagnostic du cancer du pancréas et souhaite me parler du vécu de sa maladie pendant les quatre dernières semaines :
« J'en veux à mon ***médecin généraliste****. Il a tourné autour du pot et il s'est trompé. Il a demandé plusieurs prises de sang, Il aurait dû demander un scanner ou m'envoyer au spécialiste ».*
*« Dans le service de gastro vu la tête de l'***interne,** *du ton de sa voix tous les matins, j'ai bien senti qu'il me cachait quelque chose ».*
« Le ***chef de service*** *était gentil et cherchait à me rassurer. Il parlait, il parlait… Je n'y comprenais pas grand-chose… Je sentais qu'il voulait « noyer le poisson » ».*
« En revanche, j'ai beaucoup apprécié l'attitude du ***chirurgien****. Il est venu me voir dans ma chambre d'hôpital. Il s'est assis à coté de moi, il m'a pris la main et droit dans les yeux, il m'a dit franchement et directement que j'avais un cancer du pancréas. Il m'a tout de suite dit qu'on allait bien s'occuper de moi en m'opérant, et que j'aurais vraisemblablement une* ***chimiothérapie avec vous*** *».*
« C'est ce que j'attendais des médecins, … qu'on ne me cache pas la vérité. Si on me l'avait dit plus tôt, cela m'aurait aidé à organiser ma vie. Vous savez, j'ai encore des enfants en bas âge. Il faut que je m'organise ».
Les infirmières du service de chirurgie m'informent que mon passage quotidien fait du bien à la malade. Son moral s'améliore. Cependant, j'apprends que le rendez-vous prévu 2 semaines après la sortie a été annulé par la patiente. Je pense m'être trompé, avoir fait une erreur. La patiente me fait comprendre que j'en fais trop et que je suis **trop dans l'empathie voire la sympathie**… Elle souhaite couper les ponts avec son cancer, ne plus en entendre parler pendant quelques semaines.
Cet exemple montre l'importance de l'**adaptation et de la personnalisation des informations** au patient. Il faut savoir se remettre en question régulièrement, s'adapter aux souhaits du malade.

L'importance d'éviter l'humour et de proposer rapidement un projet thérapeutique

Un patient vu 3 ans après le diagnostic de sa maladie me raconte son annonce.
Le patient : *« J'étais en vacances aux Antilles. Suite à une hémorragie, j'ai eu une coloscopie. Je me souviens à mon réveil couché dans mon lit entouré de plusieurs autres malades »*
Le médecin : *« Formidable, vous êtes déjà réveillé M. X… J'ai deux nouvelles : une bonne et une mauvaise… »*
Le patient : *« Commençons par la mauvaise… »*
Le médecin : *« Vous avez une tumeur au côlon… »*
Le patient : *« Et la bonne : ce n'est pas un cancer n'est-ce pas ? »*
Silence
Le médecin : *« La bonne, on a trouvé la cause du saignement… »*

Le patient : « *C'est donc un cancer ? Mais la bonne nouvelle c'est que je vais guérir ?* »
Le médecin : « *C'est un cancer en effet… On va l'opérer* » « *Pour le foie, il faudra attendre l'avis du spécialiste* »
Le patient : « *Le foie… il est touché ? C'est foutu alors ?* »
Le médecin : « *Non… on va parler avec les spécialistes… Ils vous diront que faire sur le foie* »
Le patient : « *Dans combien de temps ?* »
Le médecin : « *Dans 15 jours…* »
À la sortie de l'hôpital, le malade m'a raconté être resté assis sur le trottoir de longues minutes. Il a pensé qu'il n'était pas possible d'asséner une vérité aussi pessimiste avec de l'humour.

L'importance de prendre du temps :

De la condamnation en « deux fois 5 minutes » au « Merci de nous avoir écoutés et entendus. Nous connaissons l'issue mais cette lueur d'espoir nous permet de mobiliser nos forces ».

Une patiente a été prise en charge dans un autre établissement pour un cancer de l'intestin grêle avec des métastases hépatiques. Son mari demande un rendez-vous en urgence pour un deuxième avis :
Le mari : « *Docteur pourquoi une telle violence ?… Le médecin a condamné en deux fois 5 minutes mon épouse… Il n'y avait même pas une lueur d'espoir dans son regard ou dans ses paroles. Il nous a dit que pour le traitement par chimiothérapie, ça serait un autre médecin cancérologue qui nous expliquerait tout dans une semaine.* »
Je m'adresse alors à la malade qui ne dit pas un mot qui baisse la tête : « *Et vous Madame, qu'en pensez-vous ?* »
La patiente : « *Mon mari a tout dit, j'ai perdu espoir, je l'ai compris je suis condamnée* ».
La consultation va alors durer pratiquement une heure. Je perçois que ce couple était très demandeur d'informations et souhaitait rentrer dans les détails pour le diagnostic, le pronostic, le traitement et les effets secondaires. Je propose une chimiothérapie que la patiente semble accepter. L'infirmière va également passer 30 minutes avec le couple.
Le lendemain, je reçois un courrier avec la conclusion suivante : « *Merci de nous avoir écoutés et entendus. Nous connaissons l'issue mais cette lueur d'espoir nous permet de mobiliser nos forces pour combattre !* ».
Cette patiente a reçu plusieurs cures de chimiothérapie avec une bonne efficacité et a repris une vie normale. Aux consultations de bilan où l'annonce du résultat du scanner lui est donnée, je remarquais à chaque fois quelques larmes aux coins de ses yeux « *Excusez-moi Docteur, ce sont les mauvais souvenirs de la violence des premières consultations.* » Après 8 mois, la patiente est décédée à son domicile psychologiquement sereine aux dires de ses proches.

Cette observation illustre l'importance de consacrer du temps à l'annonce. Elle met en évidence le souvenir tenace que gardent les patients avec un mécanisme d'empreinte indélébile.

5-7 PROSEIC
Conclure et Communiquer la Confiance et transmettre un Contrat d'avenir

« *Bien écouter, c'est presque répondre* »
Marivaux

Théoriquement, la durée d'une consultation dédiée à l'annonce d'une mauvaise nouvelle doit être d'au moins 30 minutes. Cependant, en pratique, ce temps d'annonce n'est parfois pas programmable et il est alors difficile pour le médecin de faire attendre d'autres patients « impatients » en salle d'attente.
Par ailleurs, le niveau de perception du patient et de son accompagnant va diminuer avec le temps. Le patient peut être dans un état de sidération qui bloque rapidement la réception des messages. Une consultation trop longue peut aussi être source d'anxiété. Il semble qu'une longue consultation unique où on cherche à donner beaucoup d'informations n'est pas très efficace : il vaut mieux plusieurs entretiens.

Savoir conclure

C'est pourquoi, lorsque l'information et les réponses aux questions auront été données, le médecin va proposer de conclure la consultation. Cette fin de consultation ne doit pas être brutale et vécue comme une séparation ou un abandon.
On peut par exemple proposer :

« *Écoutez, pour aujourd'hui je pense que l'on a déjà dit beaucoup de choses... Si vous en êtes d'accord, je vous propose de nous arrêter là* »
« *Je suis bien sûr prêt à vous revoir quand vous le souhaitez pour en rediscuter* »
« *Je vous propose de nous revoir le ...* »

Communiquer la confiance

Jean Hamburger a écrit : « ***Le médecin à qui on se fie est plus efficace que celui à qui on se méfie*** ».
Idéalement, le patient doit repartir avec un sentiment de confiance envers le médecin. La confiance peut être définie comme un sentiment de prévisibilité du comportement, génératrice d'un sentiment positif. C'est aussi la tolérance à l'incertitude.

Récapituler et établir un contrat d'avenir, des objectifs à court terme : synthèse dictée devant le patient (d'après fig. 2 et 3)

Lors de la conclusion, un résumé des informations majeures, un plan pour l'avenir et des objectifs à court terme vont être proposés.

Lorsque cela est possible, il est utile de dicter devant le patient et les accompagnants une synthèse de la consultation. Cette synthèse dictée devant le patient témoigne de la transparence des relations et améliore le climat de confiance entre le soigné et le soignant. Les mots et chiffres prononcés seront ceux que le patient est capable d'entendre. Cette synthèse va utiliser les mots clés prononcés par le patient et le médecin lors de la phase d'écoute et transcrits dans les feuilles 1 et 2 (fig. 2 et 3).

En plus de la transparence, cette synthèse sera aussi utile pour la traçabilité, avec un exemplaire du courrier dans le dossier et les autres exemplaires adressés au médecin généraliste et à tous les autres médecins correspondants renseignés par le patient. Certains patients vont même demander d'obtenir un double de ce courrier, ce qu'il faut bien sûr accepter.

Le plus souvent, les malades apprécient beaucoup cette phase de synthèse dictée devant lui :

- *« Oh Docteur… ça faisait beaucoup de choses. Je vous avoue que je n'avais pas compris grand-chose. Mais avec le petit résumé, ça m'a fait du bien … D'ailleurs pourriez-vous m'envoyer chez moi ce courrier ? ».*

Exemples de courrier :

- *« J'ai vu ce jour en consultation d'annonce en présence de son épouse M. X pour la prise en charge thérapeutique de… »*
- *« M. X était bien au courant du diagnostic de polypes malins de l'intestin. Il se doutait du diagnostic de malignité. Je lui ai confirmé qu'il s'agissait bien d'un cancer qui allait justifier une chimiothérapie… »*
- *« M. X a bien compris qu'il était porteur d'une tumeur grave mais ne souhaite pas en savoir plus sur le diagnostic précis. En revanche, il souhaite que l'on informe sa personne de confiance …. »*

Droit à un accès au courrier : attention aux mots écrits

Depuis la loi Kouchner du 4 mars 2002, le patient et ses ayants droit ont le droit à un accès au dossier. C'est pourquoi il convient d'être très prudent concernant les mots utilisés dans la communication écrite par exemple :

- *« La situation de M. X est catastrophique. Malheureusement il n'y a plus de traitement efficace à lui proposer… ».*

On imagine le malaise ressenti par le médecin généraliste à qui son patient demande :

- *« Avez-vous reçu le courrier de mon médecin spécialiste ? J'aimerais vraiment savoir ce qu'il pense de ma maladie ? Pouvez-vous me montrer son courrier ? ».*

Remise de documents écrits dont le PPS (*cf. supra* chapitre 3-4 et *infra* Annexes)

Après avoir dicté le courrier, il conviendra de proposer, et non d'imposer, la remise du programme personnalisé de soins (PPS) qui comportera toutes les coordonnées du médecin référent, du personnel soignant, des soins de support et des associations de patients. Un double du PPS sera adressé au médecin généraliste
Il est démontré qu'à la sortie d'une consultation seulement 25 % des messages sont retenus par le patient, alors qu'en cas de remise de documents 75 % des messages clés sont retenus. Ce pourcentage peut bien sûr être différent chez les patients qui sont dans le déni.

Reformuler, vérifier la bonne compréhension, proposer une dernière question

Le début et la fin de la consultation sont des phases essentielles au cours desquelles il peut se passer des événements importants et inattendus. Il faut savoir qu'au sortir de la consultation, le patient sera aussi annonceur à ses proches. Une question permet de vérifier l'intégration de l'information en demandant par exemple :

- *« Et maintenant comment allez-vous annoncer votre maladie à vos proches ? »*

Il faut résumer et reformuler les messages clés concernant le projet thérapeutique avec un message d'espoir et d'empathie, exemple :

- *« Êtes-vous d'accord ? »*
- *« Qu'en pensez-vous ? »*
- *« Comment ressentez-vous les choses ? »*
- *« Avez-vous d'autres questions ? »*
- *« Est-ce que l'on n'a rien oublié ? »*

Il est toujours très délicat que la dernière question soit posée dans le couloir, à la sortie de la consultation ou à la secrétaire, alors que le médecin est occupé avec un autre patient.

Proposer le repérage du site de traitement

Cette visite peut être rassurante pour le patient qui va se sentir en terrain connu et s'approprier les lieux. Ce repérage est important notamment en cas de radiothérapie, laquelle est souvent ressentie comme mystérieuse et complexe.

Proposer les autres temps de l'annonce (*cf. supra* chapitre 3-3 *Un dispositif en quatre temps*)

L'annonce ne se limite pas à une consultation isolée entre le médecin et le malade. Dans le cadre d'une prise en charge pluridisciplinaire, trois autres temps sont requis dans le cadre du dispositif d'annonce (mesure 40 du premier Plan Cancer).

• **Le temps d'accompagnement soignant** : C'est un temps d'écoute et de reformulation par une infirmière dédiée expérimentée (*cf. supra* chapitre 3-5 *Le personnel infirmier du dispositif d'annonce* et *infra* chapitre 7-7 *Paroles d'une infirmière d'annonce*).
• **Le temps dédié aux soins de support** (*cf. supra* chapitre 3-6) : Ce temps va impliquer d'autres professionnels de santé qui vont évaluer les besoins et mettre en place les soutiens nécessaires. Selon les patients, ces professionnels peuvent être : une diététicienne, une assistante sociale, une psychologue (*cf. infra* chapitre 7-9 *Paroles d'une psychologue*), un psychiatre (*cf. infra* chapitre 7-8 *Paroles d'une psychiatre*), les membres d'une association de patients, un kinésithérapeute, une stomathérapeute, un gériatre, une équipe douleur-soins palliatifs, une prothésiste capillaire, une esthéticienne, une équipe d'addictologie, etc.
L'amélioration du soutien social est un objectif important du plan Cancer 2009-2013.
• **Le temps de relation avec le médecin traitant généraliste :** Il est indispensable d'informer rapidement le médecin traitant choisi par le malade, en lui transmettant le compte-rendu des consultations d'annonce, de RCP mais aussi le PPS. Ce médecin, qui va rédiger la demande d'exonération du ticket modérateur (le 100 %), va assurer le suivi du patient à domicile (*cf. supra* chapitre 3-7).

Au revoir avec empathie, sourire, espoir et kinesthésie

Comme la phase d'ouverture, cette étape doit se faire avec empathie et kinesthésie. Un message verbal ou non-verbal d'espoir est toujours le bienvenu. Un contact physique sur le bras ou l'épaule aide souvent à conclure un entretien. La poignée de mains de « au revoir », les yeux dans les yeux, permettra aussi au médecin d'apprécier l'état psychologique de son patient avant son départ :
• *« Au revoir et ne vous inquiétez pas, on va bien s'occuper de vous… »*
• *« Au revoir et ne vous inquiétez pas, on va se revoir très vite et n'hésitez pas à me recontacter d'ici là. »*
Le patient va souvent se souvenir des premiers mots et des derniers mots du médecin.

Tableau I – Synthèse du protocole d'annonce PROSEIC avec un stylo et deux feuilles blanches pour Annoncer avec un A comme Aussi Accompagner avec Authenticité.

• **Préparer** • **Psychologiquement** • **Préparer** • **Prévoir** • **Personnaliser** • **Personne de confiance** • **Projet** • **Préserver**	se **Préparer Psychologiquement**, **Préparer** le dossier et les documents chronophages. **Prévoir** des conditions adéquates pour l'entretien concernant le lieu, le temps et les **Personne de confiance**, mais aussi **Personnaliser** un **Projet**, et **Préserver** l'espoir
• **Respecter** • **Rhétorique** • **Recevoir** • **Reconnaître** • **Réparer** • **Retard** • **Réactions** • **Répéter** • **Reformuler** • **Rassurer** • **Récapituler**	**Respecter**, c'est **Recevoir** avec **Rhétorique** dans de bonnes conditions de lieu, de jour, de temps, en présence Personne de confiance qu'il a choisi. **Recevoir** c'est aussi **Respecter** la confidentialité en le nommant avec discrétion en salle d'attente. **Recevoir** c'est encore **Respecter** les horaires et savoir **Reconnaître** et **Réparer** son **Retard.** **Respecter** le patient, c'est se mettre à son niveau (langage, s'asseoir). **R** c'est aussi **Respecter** les **Réactions** du patient. **R** c'est **Rassurer, Répéter, Reformuler, Récapituler**
• **Ouvrir** • **Objectifs**	**Ouvrir** un espace pour la parole. **Ouvrir** avec des **Objectifs** ou Poser le cadre de l'entretien
• **Sonder** • **Savoir** • **Sait** • **Sourire** • **S'asseoir**	**Sonder** pour **Savoir** ce que **Sait** et ce que veut **Savoir** le patient S aussi comme **Sourire** et **S'asseoir**
• **Écouter** • **Entendre** • **Écrire** • **Examiner** • **Empathie** • **Expérience** • **Espoir**	**Écouter, Entendre, Écrire** et **Examiner** avec **Empathie** et **Espoir** Mais aussi informer avec **Espoir, Expérience** et **Empathie**
• **Informer** • **Impliquer**	**Informer** avec 3 E. Espoir Réaliste, Expérience et Empathie. **Impliquer** le patient. **Information** loyale, claire, progressive, renforcée, reformulée, répétée en vérifiant la compréhension
• **Conclure** • **Communiquer** • **Confiance** • **Contrat**	**Conclure** et **Communiquer** la **Confiance** et transmettre un **Contrat** d'avenir, Récapituler

Chapitre 6

Confidences d'un patient (guéri !)

> *« Le cancer, c'est le Verdun de la santé, on en réchappe »*
>
> Georges Perros – *Échancrures* (1982)

Bernard Ulrich, ancien patient interviewé par le Docteur François Brunet, généraliste
Citations et pensées

Chapitre 6

Confidences d'un patient (guéri !)

Bernard Ulrich

Cancer du côlon métastasé – Stade IV
Colectomie – Chimiothérapie – Hépatectomie – Chimiothérapie
Chirurgie et traitements terminés en 2003

Colectomie : CHU de Reims – Professeur J.-F. D.
Hépatectomie : CHU de Strasbourg – Professeur D. J.
Chimiothérapie : CHU de Reims – Professeur O. B.

Bernard Ulrich, ancien patient interviewé par le Docteur François Brunet, généraliste

Avec l'expression de sa profonde reconnaissance
et de sa gratitude sans limite au corps médical
et au personnel soignant des services de gastro-entérologie
et de chirurgie des CHU de Reims et de Strasbourg.

Bernard, vous rappelez-vous le jour où tout a basculé pour vous ?

Bien sûr, un ancien « cancéreux » (je n'aime pas ce mot !) n'oublie rien de ce traumatisme qu'est l'annonce d'un cancer, même 8 ans après, il est encore bien difficile de tourner la page, d'autant plus que j'aide de nombreux malades à s'orienter sur la planète « Cancéropolis » et à maîtriser « le cancéropolien », et puis un ouvrage (*La guérison*), maintenant un deuxième…

Avec l'âge (55 ans à l'époque), je voyais de plus en plus de personnes atteintes par ce fléau et j'y pensais de temps à autre. Mais ce n'était pas une obsession. Vu mes nombreuses activités professionnelles, socioprofessionnelles et publiques, je craignais davantage une crise cardiaque ou un anévrisme vasculaire cérébral !

Je restais cependant vigilant quant au dépistage, sans être du tout hypocondriaque ! Pour ce qu'est le côlon, j'étais allé consulter un gastro-entérologue cinq ans auparavant pour lui indiquer que j'avais de temps à autre des petits grumeaux roses dans mes selles. Rien à la première coloscopie, ni à la deuxième ; coloscopies à l'époque réalisées assez rapidement sans être endormi… Vous aimez les betteraves rouges, les radis, m'avait dit le médecin. J'en restais là ! Puis, une avalanche de grumeaux. Là, j'ai pris peur et j'ai pensé tout de suite être dans une bien vilaine posture. J'ai exigé une troisième

coloscopie, en désirant être endormi. Au réveil : « Monsieur Ulrich, j'ai trouvé quelque chose à l'intestin, il faut vous opérer très rapidement. Je n'avais rien vu jusqu'à présent, vous avez en fait une tumeur plane dissimulée (au niveau du sigmoïde !). Venez demain pour une échographie du foie ».
Voilà comment, un beau matin ensoleillé, on m'a révélé que le cancer était venu m'habiter par effraction, tranquillement et pernicieusement et m'avait pris en otage.
Quels que soient les mots prononcés, les précautions oratoires, les explications plus ou moins fumeuses, les euphémismes et périphrases..., j'ai réalisé alors que j'avais un cancer du côlon comme je le pressentais depuis quelque temps. Il faut toujours écouter son corps !

Le mot « cancer » n'a pas été prononcé, ce mot vous faisait peur, vous fait toujours peur ?
À l'époque, j'ai été bien content de ne pas entendre le mot, bien que je sache que j'étais « rattrapé » par cette pathologie. Le mot était tellement entaché de connotations négatives, que je préférais ne pas l'entendre. J'étais déjà bien assommé par la confirmation coloscopique de mon cancer (adénocarcinome).
Savoir et entendre ! Savoir et ne pas entendre ! Ne rien savoir ! Voilà des niveaux de connaissances et de motivations bien différents que le médecin se doit d'identifier chez un patient.
Le choc a été terrible, surtout quand j'ai pris conscience que la maladie me tenait par la main depuis déjà plusieurs années. J'ai pris conscience très rapidement que, s'il y en avait qui ont leur traversée du désert, j'allais avoir ma traversée du cancer, avec son quotidien de souffrance et de solitude. Me voici donc avec la peur au ventre (c'est le cas de le dire !), avec la peur de la souffrance, la peur de la déchéance physique, la peur de la mort, de la précarité pour ma famille... Je venais de passer dans une autre dimension, à la frontière de la vie et de la mort. Ce qui n'arrivait qu'aux autres venait de me tomber sur la tête !
A présent, je me suis familiarisé avec tout le vocabulaire de la planète « Cancéropolis ». J'ai apprivoisé le mot « cancer » et cela ne me fait plus rien de le prononcer, à la grande surprise de tout mon entourage. Peut-être est-ce une manière de l'exorciser ?

Les choses ont évolué, on ne parle plus du cancer en 2011 comme en l'an 2000 ?
Détrompez-vous ! Le cancer est la maladie qui fait le plus peur aux Français, malgré l'existence de nombreuses autres pathologies lourdes et invalidantes. Les cancers se sont multipliés, l'information aussi. Périodiquement, le fléau est remonté à la une des médias, mais les français ne sont pas rassurés pour autant.
L'annonce de cette pathologie cauchemardesque continue à anéantir psychiquement les patients, à les accabler, à les angoisser, à les affoler, à les laminer... J'en rencontre des exemples tous les jours.
Bien sûr, les gens sont plus confiants aux traitements, au progrès de la médecine, mais le cancer terrorise, épouvante et paralyse toujours. C'est l'ogre, le monstre sans visage, l'assassin dissimulé dans le bosquet au coin de la rue, la vipère qui vous inocule brutalement son venin sans raison, la flèche au curare que vous recevez entre les deux omoplates...
À l'annonce d'un cancer, on se sent en sursis. L'épouvantable diagnostic est toujours plus ou moins annonciateur de mort programmée. Le Plan Cancer est une bonne chose, surtout dans sa mesure 40, qui prévoit désormais un dispositif d'annonce. Mais

il manque encore, à mon avis, la formation à « la qualité » de l'annonce pour les futurs médecins et soignants.

Pour vous, c'est important cette relation patient-médecin. Qu'est-ce qui la conditionne, disons, positivement ?
L'attitude du médecin est importante, le regard, le sourire, l'intonation de la voix. Tout cela est très important. Le malade scrute tout, analyse tout, interprète tout, extrapole tout et se construit une vérité subjective ; une vérité subjective que le médecin doit accueillir, respecter et tenter de rectifier progressivement.
Le premier contact est fondamental pour l'établissement de la confiance, confiance au médecin, confiance en la médecine, confiance en soi, confiance en l'avenir, confiance en la vie.
C'est pour cela qu'il faut donner du temps à la consultation d'annonce, de l'écoute, de la chaleur et surtout des propositions concrètes de prise en charge, une sorte de contrat de non-abandon, aurait dit Marie De Hennezel, qui donne l'assurance au malade que l'affrontement de la maladie se fera ensemble.
Il suffit de pas grand-chose pour établir le contact : un sourire, une façon de s'asseoir et d'inviter le malade à poser des questions, à se « confier ». Un vrai partenariat doit s'installer pour conduire le patient à la réflexion, au questionnement, à la compréhension, à l'acceptation. Il suffit même d'un mot pour singulariser la relation thérapeutique, pour sortir le patient de l'enfermement dans lequel il s'est réfugié de son fait ou du fait du médecin.

La parole, le choix des mots, c'est très important pour vous !
La parole en effet, conditionne en grande partie la relation thérapeutique. Elle a une importance primordiale dans le processus de guérison. Plus que la vérité, le patient recherche un échange sincère qui sera le socle solide pour accepter la réalité des traitements.
Cependant, la parole exige une certaine disponibilité de la part des médecins et du personnel soignant dans son ensemble ; disponibilité qui n'est pas aujourd'hui quantifiée concrètement dans leurs rémunérations. On revient toujours aux problèmes de financement. En tous les cas, je crois beaucoup à la puissance de la parole sous-tendue par l'empathie et l'humanisation de la relation.
Plus qu'une vérité simple et crue, l'attente du patient est celle d'une parole qui ouvre un cheminement possible dans la maladie. Le médecin ne doit pas verrouiller le malade dans une vérité médicale définitive, bornée par une mort annoncée. Il doit permettre au malade de se construite une vérité subjective, autour, avec, contre ou à côté de la réalité médicale.
C'est pour cela que le médecin doit posséder des compétences techniques certes, mais aussi et surtout des compétences relationnelles. Elles s'acquièrent par l'expérience mais aussi par une formation adéquate aux techniques de communication, absentes dans les programmes des études médicales.

Je vois que 8 ans après, c'est toujours difficile d'en parler !
Cela a été une expérience terrible pour moi. Tout le monde ne réagit sûrement pas de la même façon. Pour moi, tout mon univers rassurant et passionnant allait s'effacer. À

l'époque, j'étais un homme hyperactif, comblé à tous les niveaux et un heureux père de famille.
Tout se bousculait dans ma tête. J'avais l'impression de tomber dans un précipice vertigineux. Je m'en souviens très bien ! Les couleurs se convertissaient en noir et blanc autour de moi ; tout devenait sombre et sans importance et j'éprouvais une sensation glaciale de solitude jamais éprouvée et inégalée. J'en voulais énormément au médecin gastro-entérologue, de ne pas avoir diagnostiqué mon cancer bien avant…

Et puis, il y a eu cette deuxième annonce ?
Oui, j'étais dans le cabinet médical de ce médecin. Lors de l'examen par échographie, je l'entends alors murmurer entre ses dents d'une façon confuse : « merde, le foie est atteint ! ». J'ai demandé des éclaircissements sur les images présentes sur l'écran : « vous avez des extensions de la tumeur du côlon sur le foie, des métastases ». Au mot « métastase », je me suis dit : « Ton compte est bon ! Mon vieux, dans quel pétrin tu t'es fourré ! » Je me rappelle être resté impassible, muet comme en catalepsie, en lévitation ! Le médecin continuait à m'abreuver d'explications non demandées ; je ne voulais, je ne pouvais plus rien écouter. Je me rappelle de sa dernière phrase, prononcée sans la moindre émotion, sans questionnement, sans la moindre empathie : « Je vous envoie faire un scanner pour demain, je prends rendez-vous immédiatement et nous allons envisager une opération très rapidement dans les jours qui viennent. Bon courage ! »
Dans les heures qui ont suivi, le médecin a téléphoné à mon épouse pour lui dire qu'il était désolé et que j'aurais un temps de vie plus que réduit, au mieux 2 années !

Qu'est-ce que vous éprouviez intérieurement ?
Une profonde injustice ! Pourquoi ? Pourquoi moi ? Moi qui ne fumais pas, ne buvais pas, ne faisais pas d'excès, moi qui menais une vie relativement saine en dehors du fait que je courais toujours après le temps et que je capitalisais un stress professionnel. Je me suis dit : « C'est injuste, mais c'est comme cela, c'est la réalité, une réalité qui s'impose à toi ; tu dois faire face et faire ce qu'il faut comme il le faudra, quand il faudra… ». J'aurais aimé être rassuré par le médecin, par des paroles chaleureuses et encourageantes.
Pour moi, le cancer, c'était la mort annoncée. J'avais vu dans mon entourage, de nombreux cas à l'issue fatale… Une immense mélancolie m'avait envahi. Des milliers de questions m'interpellaient ! Combien de temps avais-je encore à vivre ? Comment allais-je supporter les opérations et les traitements ? Je voyais s'ouvrir devant moi un gouffre béant, ténébreux, inconnu et vertigineux. Les griffes de la peur compromettaient ma respiration et vampirisaient mes pensées. Il faut avoir passé par là pour comprendre les états d'âmes, les émotions, les sentiments du cancéreux ! Désormais, je comprends à 100 % l'intériorité de ceux qui arrivent, hagards et hébétés sur « Cancéropolis ».

Vous en voulez encore à ce médecin annonciateur de mauvaises nouvelles ?
Non, absolument pas. Je ne suis jamais dominé par la rancune et le ressentiment. J'ai souvent pensé à lui. Qu'est-ce que j'aurais pensé, fait, dit, à sa place. C'était pourtant un médecin expérimenté qui n'en était sûrement pas à sa première annonce de diagnostic.

Il appartenait à la catégorie des annonceurs « détachés », peut-être était-ce pour lui, une façon de se protéger dans cet univers impitoyable !

Vous vous sentez guéri !

Je me sens guéri dans mon corps, mais dans ma tête il y a toujours une petite pointe d'angoisse à chaque examen périodique de contrôle. À ce niveau, les médecins jouent un rôle très important. Le vocabulaire employé, l'attitude, les mimiques sont analysées et interprétées en temps réel. Les expressions du type : « Vous êtes un miraculé, vous avez eu de la chance » ne me rassurent pas ! En revanche, de petites phrases, du genre : « C'est parfait », « Rien à signaler » ; « Tout est bon », me réconfortent davantage.

Je pense que la guérison résulte d'une volonté de vivre, d'une volonté d'être, d'une joyeuse excitation de la pensée, en dépit de toutes les altérations physiques et morales et ceci malgré les raisons qui poussent souvent à la démission ou à la résignation devant le mal. Les médecins sont les artisans de la confiance en soi, nécessaire à cette volonté. Ils peuvent en être les fossoyeurs par une attitude et des paroles inadaptées. S'il veut guérir, l'homme ne doit pas s'autoriser à être désespéré ; pas plus qu'il ne doit s'abandonner à la peur ! Espérer, c'est démentir l'avenir !

Nous reviendrons sur cette notion « d'Espoir », c'est primordial ! Toujours est-il que l'on emploie rarement le mot « guérison », mais « rémission ». C'est franchement désespérant et en décalage avec les effets d'annonce dans les médias : « On guérit aujourd'hui un cancer sur deux ! » C'est peut-être une manière de rassurer et maintenir l'espoir, en enjolivant la réalité.

Pour le malade, le mot guérison est un mot magique, absent du vocabulaire de la cancérologie et qui mérite d'être employé plus souvent si on veut sortir le cancer de son image mortifère et dolorifère.

Le médecin doit-il dire toute la vérité, rien que la vérité ?

Le médecin doit distiller la vérité, sans jamais fermer la porte de l'espoir. Il doit non seulement croire à l'espoir quand c'est encore possible et le permettre. L'espoir est une notion bien fragile ; chaque patient y porte toutes ses attentes. La gestion de l'espoir devient non seulement un élément fondamental dans la prise en charge du patient, mais elle doit se trouver directement associé au traitement lui-même.

Ceux qui disent : « Il faut dire toute la vérité au malade » sont des gens qui n'ont jamais connu le problème ! Il suffit de voir les malades devant soi pour savoir que, pour certains, il faut dire la vérité, pour d'autres, il ne faut pas la dire ou de biais. (« Vous avez une lésion précancéreuse en voie de transformation ! »), pour d'autres, il faut annoncer la vérité par étape, ou annoncer une vérité nuancée ou arrangée.

Il faut faire très attention aux pourcentages. Face au cancer, le patient voit souvent « la bouteille à moitié vide » et si on sait que l'on guérit plus de 50 % des cancers, on craint, bien souvent, de faire partie du mauvais pourcentage.

Le malade attend toujours qu'une porte reste ouverte : « J'ai quand même 10 % de chance, ce n'est pas négligeable ! » Il garde jusqu'au bout l'espoir de guérir ou de bénéficier d'une « chronicité » de la maladie (avec de ce fait, une extension appréciable de sa durée de vie). Pour ma part, je n'ai jamais voulu rentrer dans le détail de la maladie, des protocoles, des interventions. Je ne suis même pas allé m'informer sur internet ! C'est vous dire ! Le mot d'ordre dans ma tête était : *confiance* ! J'étais très sensible à des petites phrases du genre : « C'est grave, mais cela se soigne, même bien, aujourd'hui… » ; « On va vous sortir de cette mauvaise passe… » ; « La situation est difficile, mais pas désespérée… »

Pour moi, un médecin ne doit en aucun cas être un exécuteur : « *Vous venez trop tard, il n'y a plus rien à faire* ». C'est inhumain ! Si, pour certains cancers, on peut avancer des chiffres optimistes de guérison (90 %), pour les autres de mauvais pronostic, je pense qu'il faut éviter de donner les chiffres précis, mais offrir de larges fourchettes qui protègent l'espoir de guérison.

Le recours aux probabilités, aux statistiques (%), aux moyennes ou aux médianes de survie laisse la possibilité de réviser avec un patient une décision thérapeutique, d'adopter une ligne de conduite globale rassurante. L'information probabiliste permet de préciser, d'encadrer l'incertitude et de ménager des portes de sortie salutaires. Elle informe *a minima* de ce qui reste aléatoire.

La grande majorité des malades n'exige pas qu'on leur dise : « Vous avez 100 % de chances ». Ils sont partants pour 50 %, 30 %, ils sont partants pour moins. Ce qu'ils désirent, c'est être sûr de n'avoir pas contre eux 100 % d'échecs et que leur avenir n'est pas complètement compromis.

Il n'y a rien de pire pour un malade que d'imaginer le pire dans le pire, d'ailleurs, le pire n'est jamais certain !

Je vous connais bien, vous avez tout de même une certaine force intérieure ?

Peut-être ! En tout cas, je l'ai découverte face à l'adversité, face à la perspective de la mort. Je me suis dit en sortant du gastro-entérologue : « Tu vas décider de guérir et y croire ! », c'est facile à dire, mais cela a été comme cela, comme on décide de ne plus fumer… J'ai tout fait à partir de là, pour faire taire ce hurlement intérieur, pour dominer cette nausée de l'âme et pour canaliser ce jaillissement de larmes qui n'attendait presque rien pour déborder. J'ai décidé alors d'appeler le cancer par son nom : « cancer colorectal métastasé sur le foie », sans fard ni appréhension.

Pour moi, le mot tumeur est beaucoup plus négatif. Il a une connotation morbide, funèbre. Dans « tumeur maligne », on retrouve le malin, le diable, le mauvais, l'esprit du mal, la mauvaise foi, la malédiction, la malchance… Mon signe zodiacal est le cancer, alors cela a été plus facile pour moi ! Après tout, le mot « cancer » est un simple mot de six lettres, au même titre que « calcul » ou « colite »…

Vous avez décidé de croire à une guérison possible ?

J'ai décidé de guérir, quel qu'en soit le prix à payer. Pour guérir, il faut se soigner et se soigner du cancer, c'est en quelque sorte apprendre une nouvelle nage dans une eau glacée. Je ne me suis jamais installé dans le désespoir. J'ai surtout décidé de faire face au cancer et non de le combattre. « Battez-vous » est une expression creuse. Tout le monde n'est pas disposé à se battre, à en avoir les capacités. Ce mot désespère plus qu'il rassure ! J'ai préféré « faire face » pour ensuite apprivoiser mon cancer, en lui donnant éventuellement un sens ! Le médecin doit respecter les représentations du cancer chez son patient. Cela fait partie de la thérapie chez ce dernier.

Je crois que les gens se réfugient dans la phase précancéreuse : « Ce n'est pas encore véritablement un cancer ». S'ils le croient, il faut leur laisser croire, car c'est cela qui va leur permettre de faire face et s'en sortir. Il faut être très prudent, on ne sait pas très bien ce qui se passe dans la tête des malades, ce qu'ils ont envie de savoir, de ne pas savoir, de souhaiter, de ne pas souhaiter… Il faut aborder les choses d'une façon naturelle sans démentir la Vérité avec un grand V ».

Comment a réagi votre entourage rapproché ?

Dès que j'ai annoncé mon cancer, je sentais parfaitement le tourment et le désarroi s'installer. Tout le monde était tétanisé et terrorisé intérieurement. Je représentais la maladie des maladies, la mort programmée. C'était compréhensible, mais assez déroutant à la longue, d'être un mort vivant, un survivant provisoire, un prisonnier du couloir de la mort, un candidat pour le grand voyage de l'après vie. C'est moi qui ai annoncé mon cancer à mon premier médecin traitant suite à la maladroite révélation du gastro-entérologue. Il est resté muet et désemparé. Jeune médecin débutant, il n'était pas prêt à accueillir ma détresse et mon besoin d'être rassuré, encouragé. Son attitude traduisait concrètement l'expression : « condoléance, désolé pour vous ».

Je n'ai pas voulu jouer à cache-cache avec la maladie et travestir la réalité avec mon entourage. Mes collègues de travail et mes amis ne savaient que dire ; personne n'est préparé pour avoir le sens de la répartie face à l'annonce d'un cancer. À part sortir les classiques : « Ne t'en fais pas, le cancer n'est plus mortel », « Il faut garder le moral, c'est ce qui sauve », « Il faut te battre »… J'ai eu droit au catalogue complet des conseils gratuits, des phrases de réconfort surfaites qui, dans l'immédiateté de la maladie, ne rassurent pas du tout. Mon médecin traitant de l'époque, lui aussi, m'a sorti des banalités sans intérêt.

Deux autres médecins dans mes connaissances ont fait savoir à la cantonade que j'étais « foutu ». Cela a fini par me revenir. Heureusement que j'étais solide ! Je n'en veux à personne. En fait, personne n'est préparé à accueillir et gérer une telle annonce. On croit toujours que les accidents de la route, le cancer… cela n'arrive qu'aux autres ! Et comme le dit l'humoriste Pierre Palmade : « On est bien content que cela soit ainsi ! »

J'ai décidé cependant de ne pas prêter attention aux prophètes du malheur de tout poil, qui prédisent toujours un avenir incertain avec des exemples à l'appui, glanés ici ou là ; et encore moins aux colporteurs de doute et de désespoir. Une chose est sûre : l'entourage familial ne doit jamais céder au désespoir et manifester ouvertement son désarroi. Le malade ne mendie rien. Il sait. Aussi, ne doit-on pas lui donner l'impression qu'il n'y a plus d'espoir, que la « partie est terminée » de toute façon, sinon il va croire que l'on veut sa fin (avec toutes les conséquences que cela va alors induire au niveau de son moral !) et par là sur l'efficacité de son système immunitaire !

Le médecin doit-il s'appuyer sur l'information d'un proche ?

Le médecin doit inviter le malade à ne pas s'enfermer, s'isoler dans la maladie. Un malade qui garde son « secret », qui ne déclare pas sa maladie à son conjoint pour le ménager, va vivre un ménage à trois et va de ce fait empoisonner le climat familial à une époque de la vie qui exige plus que jamais amour et complicité. Le mensonge est une voie sans issue. Il est malsain et préjudiciable. Que ce soit le malade ou le conjoint du malade qui mente, tôt ou tard, le tourment, l'amertume, le remord, les sentiments de culpabilité ou de frustration l'emporteront, avec les dégâts que l'on peut soupçonner. Le médecin doit jongler avec tout cela, choisir un proche réfèrent et l'initier, lui dire ce qu'il y a de mieux à faire dans l'intérêt du malade.

Pour une famille, l'annonce du diagnostic produit toujours un véritable séisme et perturbe le climat familial. L'anxiété des uns et des autres parasite la communication. Chacun a peur de faire mal à l'autre. Le silence peut être perçu comme une incompréhension, voire de l'indifférence. Il cache en fait le désarroi et l'angoisse. Il est bien difficile pour les proches de savoir comment se comporter. Être trop protecteur peut irriter, être trop rassurant peut conduire à un sentiment d'incompréhension et l'isolement. Rien n'est simple. Pourtant, il faut savoir que lorsqu'on est dans cette impasse, on a un immense besoin de se sentir aimé, entouré, choyé et compris. Je sais très bien que de nombreux malades se débattent dans la solitude et, seule une grande force morale ou la foi, quand ils l'ont, peut les sauver du désespoir. C'est au médecin d'identifier le proche référent, d'orienter ce dernier et de rentrer en connivence affective avec lui. Le proche a, lui aussi, besoin d'être informé concrètement et d'être rassuré. Il doit être averti en priorité de l'évolution de la situation. Pour guérir, il faut être bien entouré.

La relation médecin-malade est-elle primordiale dans la relation thérapeutique ?

Friedrich Nietzsche (1881, 1989) disait dans *Aurore* : « ***Il faut apaiser l'imagination du malade, afin qu'au moins il cesse de souffrir de ses réflexions sur la maladie*** ». Le médecin, quelle que soit sa spécialité, joue un rôle important à ce niveau.

William Crooks (1811), éminent physicien, a dit un jour à l'Académie Royale de Londres : « ***quels que soient les mérites de la médecine, tout ce qu'elle peut faire, c'est de réveiller dans le malade ce que j'appellerai la force de guérir, ou mieux la volonté de vivre*** ». J'adhère entièrement à cette déclaration. Je pense effectivement que l'attitude et le comportement d'un médecin jouent un rôle déterminant dans la relation thérapeutique, dans l'adhésion aux traitements, voire dans le processus de guérison. Le malade, pour avoir toutes les chances de guérir, doit avoir une confiance totale en ses médecins : généraliste, chirurgien, oncologue…

Que de fois, à son insu, par une parole heureuse, le médecin n'a-t-il pas provoqué la guérison, attribuée faussement au traitement prescrit ! Seule la parole qui apaise, l'image qui réconforte, la suggestion qui ordonne, peuvent dissiper l'angoisse qui paralyse l'intelligence et d'autre part peuvent dissoudre l'obsession qui intoxique l'imagination du malade. Certaines paroles, dites à propos, ont souvent une vertu magique ; elles agissent à la façon de véritables stimulants organiques et favorisent le rétablissement du malade. Les médecins ont une grande responsabilité à ce niveau et nombre d'entre eux n'en sont absolument pas conscients, peut-être par manque de formation adéquate. En fait, le malade attend de ses médecins, outre la conscience professionnelle et la compétence réactualisée, une attitude humaniste faite de compassion, d'écoute, de disponibilité et d'humilité. Certains médecins ne considèrent le malade que comme un support d'analyse et d'expérimentation clinique et s'installent dans des rapports de domination, dans la routine et l'absence d'investigation psychologique. Un médecin digne de ce nom, doit être un catalyseur d'énergie, un « coach » qui doit faire tout son possible pour que le malade garde espoir et reste un acteur de sa guérison. Il doit recevoir et accueillir la détresse du patient et faire montre d'empathie. Il revient au médecin de gérer le vertige mental qui prive son patient de jugement et d'aider ce dernier à assumer sa faillite psychologique. Il est vrai que le cancer atteint l'homme dans toute sa dimension : physique mais aussi psychique et spirituelle.

Parlez-moi de votre première rencontre avec le chirurgien du CHU ?

Je me suis rendu chez le Professeur J.F.D. accompagné de mon épouse. Comme je l'ai déjà dit, je crois qu'il est très important d'être accompagné. Dans la succession des annonces, on peut mal entendre, mal écouter, mal comprendre, mal mémoriser... Je me rappelle, le Professeur J.F.D. nous a reçus avec ponctualité, à l'heure fixée. La poignée de main était franche, le regard direct. D'emblée, je savais déjà que je pouvais faire confiance à cet homme à la blouse blanche ouverte et au nœud papillon fleuri. Lors de l'entretien minuté, le mot « cancer » n'a jamais été prononcé, pas plus que le mot « tumeur », seul le mot « lésion » a été utilisé. Le ton était chaleureux, l'attitude rassurante, le sourire communicatif. L'entretien était empreint à la fois de gravité et de simplicité. Ce premier contact m'a mis en confiance.

Le Professeur était très démonstratif dans ses explications. Un vrai pédagogue ! Il nous a expliqué dans le détail et sans emphase comment il allait procéder, à l'aide d'un schéma réducteur mais très révélateur. Il était très clair et précis dans ses explications ; conditions, durée de l'intervention, calendrier... Je lui ai demandé si je serais, selon lui, stomatisé ; c'est-à-dire, si la pose d'une poche était envisagée ou envisageable. Il m'a répondu qu'on ne pourra le savoir qu'au cours de l'opération. Je suis resté à moitié rassuré. J'espérais être du bon côté des statistiques car être stomatisé est matériellement astreignant et pas toujours bien accepté psychologiquement. Le Professeur J.F.D. est un spécialiste des viscères abdominaux, un « mécanicien », un « plombier » de l'appareil digestif. Il n'avait pas le temps de tomber dans l'exégèse sentimentale ; il n'est pas un spécialiste de l'âme ; chacun son métier ! Mais il a su cependant donner de la présence, de la consistance à l'entretien, dans un climat chaleureux de connivence. Son dernier mot : « cela va aller » a été suffisant pour instaurer une mise en confiance solide et inébranlable. Et cela était primordial pour moi. Toujours la confiance ! Lorsque le médecin est à la fois crédible, cohérent, constructif, attentif, ouvert, bien intentionné, l'entretien peut prendre alors toute sa dimension.

La mesure 40 du premier Plan Cancer est donc une bonne chose ?

Au Canada, on enseigne aux médecins depuis près de 20 ans, comment annoncer un cancer, comment informer un malade sans maladresse. Environ 70 % des malades, selon une enquête, préfèrent connaître la vérité, à condition qu'elle soit révélée avec précaution. Pour ma part, je vous l'ai dit, j'ai préféré dès le départ « savoir » mais « pas tout savoir ». Je crois qu'il est sage de ne pas poser les questions dont on redoute la réponse. Certains ont besoin d'informations circonstanciées, d'explications exhaustives. Personnellement, j'ai pris le parti de faire confiance. Dans mes cours de communication, j'apprends à mes étudiants qu'il y a des mots « qui blessent », d'autres « qui tuent ».

C'est une réalité dans la révélation d'une grave maladie. Il ne faut confier au malade en fait, que ce qu'il demande ou veut entendre ! Freud (1923) n'a-t-il pas déclaré à la fin de sa vie : « ***Pourquoi m'avoir dit que j'avais un cancer ; j'aurais été heureux deux mois de plus*** ».

Pour sauver les « naufragés du cancer », enfermés comme des reclus dans la chambre noire de leur esprit déprimé, il suffit souvent de bien peu de chose pour que l'espoir subsiste, pour que le moral soit préservé. Le Plan Cancer a prévu un protocole d'annonce des cancers et une formation adéquate des médecins à ce niveau. Il est temps ! Il est temps de comprendre que les paroles du médecin font partie du processus de guérison en provoquant une revivification prodigieuse de l'être humain en détresse. La parole du médecin finit toujours par vibrer dans les consciences maladives, plus haute et plus forte que les rumeurs de doute et de désespoir. Il revient donc au médecin de délivrer le malade de ses remords, de ses appréhensions et de ses doutes ; et de l'accompagner avec lucidité et humanité sur les chemins de l'espoir. Pour le cancérologue Henri Pujol, président de Ligue en 1998, il n'existe pas de bonne médecine sans confiance et les chemins de cette confiance ne sont pas seulement ceux de l'intelligence mais aussi, ceux du cœur.

L'espoir, l'envie de vivre, l'amour de ses proches, la foi peuvent faire des miracles même dans les cas les plus désespérés. Mon gastro-entérologue n'a pas su m'informer correctement et me rassurer comme il aurait dû le faire à l'annonce du diagnostic. J'aurais tant aimé avoir à ce moment critique, quelques mots d'encouragement et de compassion de sa part. On peut imposer aux médecins qu'ils disent la vérité aux malades mais encore faut-il leur enseigner comment le faire ; la psychologie ne fait pas partie de leur formation ! Les promesses du Plan Cancer à ce niveau sont encore loin d'être tenues au jour d'aujourd'hui. Savoir annoncer le pire restera toujours du domaine de la sensibilité, de la compassion et de l'intelligence de chacun. Tout s'apprend, on peut s'améliorer par la réflexion et la formation continue (comme la lecture de cet ouvrage !) Encore faut-il s'en donner le temps. Ah, cette introuvable disponibilité du médecin !

Faut-il changer l'image du cancer dans la société ?

Le cancer est aujourd'hui la maladie mythique par excellence ; elle reste associée à l'idée de souffrance et de mort. C'est la maladie diabolique. Dans l'inconscient collectif, c'est le mal incurable qui s'installe en vous. Il est des gens qui, lorsque vous leur annoncez votre cancer, sont à la limite de faire le signe de croix pour conjurer « le malin » qui se trouve incarné face à eux, quoi qu'on en dise ! Le cancer est une maladie encore effrayante certes, mais elle doit être dédramatisée, relativisée dans son diagnostic, dans son traitement et dans son issue. Pour cela on ne doit pas travestir l'appellation d'origine : « cancer » en « longue, douloureuse, pénible et incurable maladie », comme on l'entend encore bien souvent dans les médias.

Si l'on veut que les politiques de prévention et de dépistage soient concrètement acceptées et pratiquées, il faut adopter le langage vérité. Le mensonge ne peut conduire qu'à l'isolement, la solitude, l'irresponsabilité, l'angoisse, la déprime ou la dépression. On ne doit pas mentir à la société, on ne doit pas mentir aux malades, on ne doit pas mentir à l'entourage.

La vérité fait mal mais le mensonge est bien pire : il fait du mal. Il faut aborder cette effrayante et traumatisante maladie qu'est le cancer, avec courage et lucidité. Tout le monde a à y gagner : une société qui se donne les moyens de déterminer les causes et de maîtriser les ravages de ce terrible fléau ; des malades qui se prennent en charge et se responsabilisent ; des malades qui assument courageusement leurs protocoles thérapeutiques ; des malades qui retrouvent ou conservent leur dignité…

Tout le monde est concerné. Les chroniqueurs, les journalistes doivent jouer leur rôle sans hypocrisie. Les médecins sont directement impliqués, mais s'ils doivent la vérité, doivent-ils tout dire au malade, au risque de conduire ce dernier au désespoir ? C'est toujours la grande question ! Le malade a le droit de savoir mais ce n'est pas non plus une obligation, un impératif. Tout malade peut dire ou faire comprendre directement ou indirectement à son médecin qu'il ne tient pas à tout savoir. Certains malades veulent se protéger en se tenant loin de la maladie ou en refusant la réalité tout crue. Vouloir tout savoir est une réflexion de bien portant, qui n'a pas encore été confronté à ce terrible choix.

Un malade averti avec intelligence et délicatesse ne va pas tomber obligatoirement dans l'assistanat ou la démission, ni dans la gestion par procuration de sa maladie. Il va être l'acteur de sa guérison en montant lui-même sur le milieu de la scène (du « ring » diront certains !)

On revient toujours à l'importance de la parole, le choix des mots ! Y a-t-il un bon moment pour annoncer un diagnostic ?

Une chose est sûre, le langage n'est pas neutre. Le choix des mots est primordial. Un mot mal choisi peut déclencher une souffrance physique plus sûrement qu'une gifle. Le personnel soignant a une très grande responsabilité à ce niveau. Bien sûr, il existe des cas de figure où il est souhaitable de ne rien dire au malade : en cas de fragilité psychologique (dépression, peur irraisonnée, profonde angoisse) ou le désir déclaré par le patient de ne rien vouloir connaître de son mal.

Encore faut-il bien choisir le moment pour annoncer le diagnostic. Le professeur Léon Schwarzenberg (1977) déclarait : « ***Le moment choisi pour dire la vérité est plus important que la façon de le faire. Des mots maladroits au bon moment valent mille fois mieux que des paroles réfléchies au mauvais moment*** ». Il ajoutait d'autre part : « ***Il existe un cas de figure où il est préférable de laisser le malade dans l'ignorance : quand il vit déjà depuis longtemps dans le mensonge. On ne peut infliger à quelqu'un la révélation que, tout son entourage le trompe, depuis des mois, voire des années*** ».

Il faut noter cependant que dans une démocratie où les droits de chacun sont en principe garantis, ceux qui se retrouvent plongés dans le système médical sont quelquefois traités comme des citoyens de seconde zone. Soit on ne dit rien au malade, soit on lui cache une partie de la vérité, soit on est affreusement et scandaleusement maladroit. C'est au médecin d'annoncer au patient son cancer. Une toute autre personne (un proche !) portera un bien pénible fardeau, qui pourra d'ailleurs déclencher chez le malade un réflexe d'hostilité voire d'agressivité plus ou moins permanent à son encontre.

Dans tous les cas, une chose est certaine et souhaitable si l'on ne veut pas se voiler la face et travestir la réalité, par souci de bien faire ou par faiblesse : le mot « cancer » doit être prononcé à un moment ou un autre. En revanche, il ne faut pas dramatiser le diagnostic ou noircir les chances de guérison. En toute occasion, l'espoir stimule et reste le facteur primordial dans la quête de la guérison. Spinoza disait : « ***L'esprit ne peut se passer de la peur, ni la peur de l'espoir*** ». L'idéal est de trouver des formules, des expressions qui prêtent du temps au patient, à lui qui croit qu'il n'y en a plus. Lui fixer une échéance précise de rendez-vous, nommer une prochaine fois, établir un calendrier à moyen terme, est capital pour lui redonner du temps et de l'espoir.

Et votre rencontre avec le deuxième chirurgien, elle vous a marqué ?
Dans un vaste et impressionnant bureau, le Pr D.J. nous a salués, ma femme et moi, avec solennité voire gravité. Au début de l'entretien, lors de la consultation de mon dossier, j'ai été perturbé par les mimiques, presque des grimaces, et le silence du Pr D.J. Je me suis dit : « ton compte est bon ! ». Puis, les explications circonstanciées et explicites de ce qu'il allait me faire m'ont remonté le moral. J'étais complètement rassuré lorsqu'il m'a dit, avec un sourire, lors de la prise de congé : « *On va vous sortir de là* ». C'est extraordinaire comme un simple sourire peut raviver le feu de l'espoir et stimuler la volonté de guérir. Il faut dire que j'étais impressionné par la stature imposante du Pr D.J., d'autant plus que je savais qu'il était un des plus éminents chirurgiens français en matière de chirurgie du foie et cela compte dans le capital « confiance ». J'ai parlé au Pr D.J. de ses grimaces, quelques années après, on a bien ri. Il ne pensait pas que quelques mimiques pouvaient parasiter un entretien.
« On va vous sortir de là », c'est fou ce qu'une petite phrase peut avoir son importance ! Si le professeur m'avait dit : « bon courage », j'aurais traduit : « vous n'êtes pas au bout de vos peines mon pauvre ami » ; « tenez bon » n'aurait pas été mieux, j'aurais traduit : « tu es le seul responsable de ce qui va arriver à partir d'aujourd'hui ». Toujours le pouvoir des mots !

Les informations techniques, c'est important pour un patient ?
Oui, très important. Le patient est pétri de préjugés, de malentendus, d'arrière pensées, de mécanisme de défense, de suppositions, d'interprétations… Les malades ont accès à une information de plus en plus vaste ; ils veulent recevoir une information complète et de qualité, ils exigent de plus en plus de justifications, d'explications. Cela les rassure. L'entretien paternaliste et infantilisant n'a plus lieu d'être aujourd'hui. Le patient n'est plus un sujet soumis mais une personne qu'il faut responsabiliser et informer.

Est-ce que vous avez eu des moments de découragement ?
Bien sûr, comme tout le monde ! Il y avait « des hauts et des bas » comme on dit. Je n'étais pas toujours d'emblée disposé à recevoir des injonctions, des leçons pour me montrer à la hauteur. On a surtout besoin d'être encouragé, stimulé, rassuré, écouté, compris, entouré, respecté.
On ne veut surtout pas se transformer en surhomme et supporter ce fardeau complémentaire. Il ne faut pas culpabiliser le patient qui semble baisser les bras. Dans la maladie, les mots peuvent devenir des coups de poignard ou des flèches empoisonnées. On a toujours un besoin immense de confier son désarroi. J'ai eu la chance de

trouver en toute occasion une écoute attentionnée et compatissante. C'est grâce à cette écoute que j'ai pu trouver les forces nécessaires au plus profond de moi-même pour me frayer un chemin vers la guérison. Les médecins, tous les soignants doivent être de véritables « coachs » pour inviter le patient à positiver (*c'est bon pour la guérison* !), à relativiser (*cela pourrait être pire* !), à patienter (*dans trois mois cela ira mieux* !), à accepter (*dans votre situation, il faut absolument…* !), à ne pas culpabiliser (*il faut accepter de vous faire aider* !) et surtout et par-dessus tout, à mobiliser ses propres ressources, sa propre résilience (*vous êtes partie prenante et agissante dans ce face à face avec la maladie* !) Les soignants doivent aider le patient à se projeter dans l'avenir et à se maintenir.

Aujourd'hui, où les diverses thérapies souvent génératrices de résultats remarquables exigent pour réussir, la collaboration active du patient. La nécessité de trouver d'emblée les mots justes, à la fois rassurants et mobilisateurs s'impose. Les partisans systématiques du « tout dire » s'exposent à provoquer des désastres psychologiques chez des êtres mal préparés à le supporter. Ceux du silence total se privent de l'atout essentiel qu'est l'énergie du malade, qui ne s'affirme pleinement qu'à travers la claire connaissance de l'enjeu.

On revient encore à l'ESPOIR, qu'il faut instiller en permanence !

Dès l'annonce de la maladie, j'ai su que je pouvais mourir de mon cancer, que c'était une possibilité, mais pas la seule et unique. Même si je me suis préparé, matériellement et spirituellement à cette funeste réalité, l'espérance de pouvoir retrouver rapidement mes activités, de concrétiser mes projets, de retrouver le plaisir de vivre, ne m'a jamais quitté.

Je crois que cette lucide sérénité s'est imposée à moi à la sortie de la consultation avec le gastro-entérologue qui venait de m'annoncer la mauvaise nouvelle. Je me souviens encore m'être dit : « *Tu as un cancer ; tu n'es pas le premier ni le dernier ; ne panique pas ; la guérison est toujours possible et dépend aussi de toi ; chaque minute de ta vie doit être désormais utilisée pour redonner la joie de vivre à ton corps en souffrance* ». Il est vrai que le pire n'arrive pas nécessairement, encore faut-il penser à rêver à la meilleure issue possible et s'y accrocher corps et âme.

Tout le monde n'est pas préparé à vivre une « liaison authentique » avec son cancer. Pour cela, chacun doit recevoir sa part de vérité afin d'être en mesure de prendre les décisions imposées par une réalité qui s'impose avec brutalité.

En aucun cas, on ne doit interdire à un malade la voie de l'Espoir. Seul, l'espoir peut mener à la guérison. Annoncer la cruelle vérité à un malade sur ses hypothétiques chances de survie est criminel et stupide.

L'espoir possède une extraordinaire capacité de métamorphose qui permet au malade de s'adapter aux situations les plus dramatiques. Seul l'espoir permet de mobiliser les ressources vitales d'un malade.

Pour chacun, avoir un cancer est toujours du domaine du possible. Mais chacun doit se faire à l'idée qu'en guérir, cela n'arrive pas qu'aux autres. Pour moi, je crois que c'est cette conviction absolue de pouvoir guérir qui m'a permis de retrouver l'équilibre et l'harmonie cellulaire…

De quel droit, au nom de quoi, un médecin peut-il se permettre de faire perdre tout espoir à un malade ? De quelle mission peut-il se prétendre investi pour « ***tuer avant la mort*** » ? (*Expression du poète,* Rainer Maria Rilke, 1977).

Il y a beaucoup à dire à ce sujet ! Un dernier mot ?

La relation que le patient va entretenir avec sa maladie se construit dès les premières paroles du médecin. Certains mots sont porteurs d'espoir et de vie, d'autres précipitent le malade dans l'angoisse, le tourment et le désespoir. Il faut absolument éviter l'empreinte négative.

Le malade entend bien sûr le langage de l'expertise et du savoir, mais il écoute avant tout la densité du langage d'homme à homme ; un langage qui ne s'improvise pas !

L'annonce n'est qu'un élément, certes primordial de la relation thérapeutique d'accompagnement, mais c'est la présence à tous les niveaux qui conditionne positivement la relation de soin.

Vive l'hôpital où l'on apprendra aux malades à vivre avec leur maladie pour mieux guérir. Vive l'hôpital où le mot d'ordre sera : « sourire » ; car le sourire apporte comme chacun le sait, bien plus de réconfort que n'importe quel anxiolytique. Vive l'hôpital où l'on prendra le temps de « prendre le temps » avec les malades.

L'Unité de Médecine Ambulatoire de Cancérologie-Hématologie (UMA-CH) du Professeur O. B. au CHU de Reims en constitue un des premiers espaces !

Et vous Docteur F.B. comment percevez-vous aujourd'hui, la délicate procédure d'annonce d'un cancer ?

Lorsque j'ai pris mes fonctions en 1979, la situation n'était pas du tout la même qu'aujourd'hui. Le cancer était diabolisé à 100 % ; annoncer un cancer, c'était annoncer un arrêt de mort. Alors, on préférait se taire, cacher la vérité. La situation du médecin était très pénible ; elle l'est toujours aujourd'hui, mais on peut annoncer une certaine vérité, une certaine réalité basée sur le fait qu'on guérit en moyenne 50 % des cancers (pour certains cancers, cela peut aller jusqu'à 90 % !). Il est plus facile à la lueur de statistiques relativement optimistes, de dialoguer avec le patient et l'aider à faire face à ce terrible fléau. Par ailleurs, si on a constaté d'énormes progrès au niveau des soins, de la prévention et du dépistage, l'image du cancer dans le public est toujours aussi mortifère et terrifiante.

Au début de ma carrière, le cancer était notamment une maladie plus ou moins honteuse, maléfique voire contagieuse. C'était une maladie qui devait rester dans l'ombre et le non-dit. Cette situation n'était pas facile à gérer, d'autant plus qu'elle n'était absolument pas abordée dans la formation médicale. L'annonce était gérée « sur le tas », au fil de l'expérience, au jour le jour, selon les circonstances. Il fallait improviser en « son âme et conscience ». Il s'agissait de faire preuve de bon sens et d'humanité selon son tempérament et son vécu personnel.

J'ai pu constater une évolution du statut du patient : « il y a eu le patient sujet (paternalisme – non-dit – absence de dialogue), puis le patient citoyen (droit à l'information), enfin le patient reconnu en temps que personne responsable, considérée, écoutée et accompagnée avec respect et dignité. C'est la philosophie actuelle. Le médecin doit traiter la maladie sans perdre de vue le malade !

Il faut dire la vérité, toute la vérité ?

Il faut dire la vérité, une vérité progressive et adaptée à la personnalité du patient ; cela a été très bien dit dans cet ouvrage. Il y a des personnes qui trouvent en eux la force qui les aidera à surmonter l'épreuve ; d'autres qui s'écroulent et démissionnent face à l'adversité. Le médecin ne doit pas dire de mensonge, mais il ne doit pas non plus aller jusqu'au bout des révélations ; il n'y a pas deux cas semblables. Et puis, il y a les patients, de plus en plus nombreux, qui se précipitent sur internet et ce n'est pas toujours très heureux dans la perception et le vécu de la maladie.

Laissez-vous une place à l'espoir dans votre discours ?

Je ne ferme jamais la porte de l'espoir. On ne peut jamais être certain d'un pronostic même le plus sombre. L'expérience me l'a démontré à maintes reprises, tenez, vous êtes un bon exemple ! Une chose est certaine, les mesures du Plan Cancer dans ce domaine seront d'un grand secours pour les jeunes médecins On évitera désormais bien des malentendus préjudiciables, bien des malaises réciproques, bien des situations aux conséquences dramatiques et insoupçonnées.

Le malade a toujours une demande ambiguë. Le médecin ne peut pas avoir une réponse franche et nette. Quand un malade vous interroge : « *Je n'ai pas un cancer quelquefois* ? » Il attend une réponse ; « *Mais non bien sûr* ! ». Si vous lui dites sans précautions préalables : « *C'est peut-être un cancer* », l'effet risque d'être pernicieux, nocif, dévastateur au niveau de son psychisme et de son système immunitaire. Il convient donc d'avoir une réponse très prudente, du genre : « *Tout n'est pas blanc, tout n'est pas noir, tout ce qui est blanc n'est pas de la farine…* »

Il n'y a rien de pire que l'ignorance, le doute, le flou. Il faut prendre des précautions pour dire la vérité, mais il faut la dire directement et assez vite et ne pas jouer à cache-cache.

Et si vous vous retrouviez dans la situation du patient ?

Je ne sais pas comment j'encaisserais le coup, mais je pense que j'aimerais qu'on me dise la vérité, enfin, je crois ! Je suis un homme parmi les hommes !

Merci, Docteur F. B.

Citations et pensées

« Avant que tu ne parles, on doit pouvoir lire sur ton visage ce que tu vas dire »

Marc Aurèle

« Je sais que, ayant résolu de dire la vérité, je dirai peu de choses »

Jules Renard

« La parole a été donnée à l'homme pour déguiser sa pensée »

Charles-Maurice de Talleyrand

« Le plus grand service qu'un homme puisse rendre à un autre est de l'aider à prendre une décision intelligente »

Franck Bettger

« Les hommes sont trop occupés d'eux-mêmes pour avoir le loisir de pénétrer et discerner les autres »

Jean de La Bruyère

« On peut convaincre les autres par ses propres raisons, mais on ne les persuade que par les leurs »

Joseph Joubert

« Les poignards qui ne sont pas dans les mains peuvent être dans les paroles »

William Shakespeare

« Il est bon de parler et meilleur de se taire »

Jean de La Fontaine

« Parler sans penser, c'est tirer sans viser »

Miguel de Cervantès

« Parle, afin que je te voie »

Georg Christoph Lichtenberg

« Il y a des circonstances où le mensonge est le plus saint des devoirs »

Eugène Labiche

« Avec l'amorce d'un mensonge, on pêche une carpe de vérité »

William Shakespeare

« Avant de parler demande-toi : est-ce gentil, est-ce nécessaire, est-ce vrai, cela apporte-t-il quelque chose au silence »

Proverbe indien

« Le bon sens est l'effort d'un esprit qui s'adapte et se réadapte sans cesse ; la mobilité de l'intelligence qui se règle sur la mobilité des choses »

Henri Bergson

« Les caresses des yeux sont les plus adorables »

Auguste Angellier

« La parole arrive à forcer l'espérance »

Marcel Aymé

« La réponse est le malheur de la question »

Maurice Blanchot

« La parole arrive à faner l'espérance »

Marcel Aimé

« Le silence est l'écrin de la vérité »

René Char

Chapitre 7

Témoignages de médecins et de personnels soignants

« Il faut mettre de son cœur dans ce qu'on écrit. Il me semble qu'on ne peut y mettre autre chose »
George Sand

Chapitre 7

Témoignages de médecins et de personnels soignants

7-1 Paroles d'un médecin généraliste – A. Béhar †

Avertissement :
Les auteurs ont fait le choix de publier le texte intégral et sans modification en hommage à leur ami et cher maître défunt. La première partie, en italique, retrace le parcours biographique et professionnel du Docteur Alain Behar.

Un parcours, une vocation, des épreuves
Faire comme papa, être docteur pour les gens

J'avais 4 ans en 1946 quand mon père Henri, au lendemain de la guerre, tout frais moulu de la faculté de médecine de Paris, décide de reprendre un cabinet de médecine générale fermé depuis un certain temps à Condé-en-Brie. Ce petit chef-lieu de canton de 650 habitants, aux confins du Sud de l'Aisne et de la Marne, en secteur rural, riche de 27 communes environnantes et de nombreux habitats dispersés, est situé à 100 km de Paris vers l'Est et à 50 km de Reims.

Sur ce canton, ils sont alors 2 médecins seuls de chaque côté de la Marne. Ce sont d'ardents défenseurs de la médecine générale centrée sur la permanence des soins, la polyvalence des actes, la disponibilité constante, la vraie médecine de famille au cœur des foyers, avec bien sûr la pratique de l'accouchement à domicile. Accoucher à domicile était à l'époque la règle, ô combien génératrice de confiance et de bonheurs partagés. Henri en pratiquera plus de 800 sans problèmes majeurs tout au long de sa carrière.

Je l'ai souvent accompagné en visite, au « cul des vaches et des veaux », moi dans la cour de la ferme ou de l'étable, lui au chevet du malade. J'ai grandi auprès de ce médecin d'autrefois, qui courait par monts et par vaux, toujours de garde, dimanches et jours fériés, maman au téléphone à la maison. La nuit parfois, papa recevait même ses patients en pyjama, le cabinet se situant au domicile familial et rythmant la vie de celui-ci.

Il était fréquent de prendre en charge 2 à 3 générations sous un même toit et pour tous les problèmes de santé l'avis du médecin de famille comptait avant tout. C'était le temps des maladies éruptives, de la coqueluche, du croup, de la polio, de la tuberculose, du rhumatisme articulaire aiguë, de la fièvre typhoïde, des brucelloses.

Le téléphone n'était pas installé dans toutes les maisons. Pour appeler le cabinet médical, il fallait composer le 26 à Condé-en-Brie. Alors, la Juva 4 noire avalait les sinueuses routes d'une campagne vallonnée, souvent glissantes l'hiver. Mon enfance s'est passée dans cette ambiance où le temps partagé était envahi par l'activité médicale de mon père. Le médecin de famille, thérapeute, conseiller, confident, remplissait aussi son rôle et sa fonction sociale en accompagnant régulièrement Monsieur le Maire, l'instituteur et Monsieur le curé pour remettre les prix à la fête des écoles.

Je crois que le choix de ma profession date de cette époque où je voulais faire comme papa, être docteur pour les gens ou pour les animaux.

Les études médicales, les remplacements, le mariage et les enfants

Le Bac en poche, en 1960, personne ne s'étonnera donc de me voir inscrit en PCB (physique, chimie, biologie) à l'École Nationale de Médecine de Reims, rue Simon, pour y entamer mes études.

Je me marie en 1966 et suis père de famille en 1967 en cours d'études. Je suis « pion » dans plusieurs établissements d'enseignement technique à Reims pour améliorer l'ordinaire de la vie estudiantine.

Je deviens interne sur concours à l'hôpital de Châlons-sur-Marne (Châlons-en-Champagne maintenant) de novembre 1968 à mai 1972. Mon 2e enfant arrive en 1970 en fin d'études.

J'effectue bien sûr l'incontournable service militaire de l'époque avec le passage obligé des futurs officiers de santé à Libourne, en Bordelais, pendant 1 an et 4 mois, de 1969 à 1970.

À la même période, je fais mes premiers remplacements de médecine générale à Condé-en-Brie, permettant ainsi à mon père de souffler un peu, de prendre quelques vacances, et de vérifier à ses côtés le bien-fondé de mon choix.

Séquence émotion : je soutiens ma thèse de doctorat en médecine à la Faculté de Médecine et de Pharmacie de Reims, en présence de toute la famille, le 26 juin 1972.

L'association professionnelle avec mon père

Mon père me propose tout naturellement de le rejoindre à Condé-en-Brie dans une association professionnelle à partir du 1er septembre 1972. Alors commence ma véritable découverte de la médecine générale aux côtés d'un maître de stage de 58 ans, déjà fatigué, qui aspire à une vie mieux organisée et plus calme, mais avec quelle expérience !

C'est à l'évidence à cette époque que mon choix de la médecine générale s'est confirmé avec la conviction et la détermination pour cette vie dans ces aspects fondamentaux d'attention à l'autre et d'écoute au centre de la relation soignant-soigné.

En 1975, le petit dernier naît à Condé-en-Brie comme pour compléter le bonheur de mon installation. J'ai 37 ans, trois enfants et je suis médecin généraliste.

Ma pratique est parcellaire, souvent théorique, mes ordonnances proportionnelles à la liste des symptômes. Ma formation initiale m'apparaît inadaptée, trop centrée sur la pratique hospitalière : pas facile de prescrire ! Il y a tant de situations particulières et différentes, tant de réflexes, de gestes, de connaissances adaptées pour donner tout son sens à l'exercice de la médecine générale et à sa spécificité.

Je me sens stressé dans ma pratique quotidienne, trop à l'étroit dans mon costume de jeune médecin sur le terrain, et décide donc de mener, parallèlement à mon installation, des actions de formation personnelle manquant dans ma formation initiale. Il en sera ainsi par exemple :

- *en gynécologie pour une prise en charge raisonnée de la contraception avec la pratique de l'examen gynécologique, des frottis de dépistage et la pose de stérilets ;*
- *en rhumatologie, la réalisation des principales ponctions et infiltrations articulaires et formation à la médecine manuelle et à la vertébrothérapie ;*
- *en cardiologie, la pratique de l'ECG courant dans le diagnostic et la surveillance (et en urgence) des principales cardiopathies ;*
- *en ORL, avec l'examen otoscopique standard (avais-je déjà vu un tympan normal ou évacué un bouchon de cérumen ?).*

Docteur Guy Scharf : une rigueur conceptuelle pour une formation médicale continue efficace et indépendante

Inéluctablement se posent ensuite les conditions de ma FMC (Formation Médicale Continue) et de l'entretien de mes connaissances. Comment rester toujours aussi compétent dans la pratique quotidienne, dans l'intérêt de mes patients, et dans un monde médical en constante évolution clinique, technologique et socio-économique ?

Balbutiant ma FMC, j'ai alors la chance de rencontrer le docteur Guy Scharf, médecin généraliste à Woippy, près de Metz. Il est déjà très engagé localement, dans les premières expériences de mise en place des associations de FMC (par et pour les généralistes) et rapidement sur le plan national. Il a été pour moi un révélateur, un passeur, un généreux parrain et ami. Il a profondément influencé ma pratique sur le plan éthique et intellectuel, et conditionné définitivement mon implication dans cette démarche de FMC pour plus d'efficacité et de compétence et que soit enfin reconnue comme spécifique la pratique de la médecine générale.

Je m'engage alors à ses côtés, et de beaucoup d'autres généralistes résolus, dans les actions du GOFIMEC (Groupement des Organismes de Formation et d'Information Médicale Continue), puis de l'UNAFORMEC (Union Nationale des Associations de Formation Médicale Continue), me formant à l'animation de groupe de FMC jusqu'à la création de la revue Prescrire en 1980. Guy restera à jamais pour moi un exemple de rigueur conceptuelle adaptée pour une FMC efficace et indépendante.

Les groupes Balint : orienter ma recherche personnelle sur la relation médecin-malade

Conjointement, je réalise l'importance du clivage entre la médecine enseignée au CHU et les nécessités de ma réalité quotidienne en ce qui concerne l'abord des problèmes psychoaffectifs de mes patients et ma formation à la relation soignant-soigné. C'est ainsi que je découvre les travaux du docteur Michaël Balint qui a beaucoup œuvré sur les problèmes psychologiques afférents à l'exercice de la médecine générale. Son livre princeps doit retenir encore toute notre attention et en particulier celle des étudiants en médecine.

Il est à l'initiative de la création des groupes Balint qui ont donné la parole aux médecins sur leur pratique professionnelle dans le cadre de réunions régulières inspirées de la méthode analytique. Le médecin décide de parler, s'il le souhaite, au cours de la réunion du groupe, autour d'un analyste honoré pour cela à la séance par chacun des participants. Ses propos, au sujet d'un cas lui posant problème dans sa pratique quotidienne, sont analysés le plus fidèlement possible sur le plan de l'aspect émotionnel de la relation médecin-malade. Les objectifs de cette formation étaient de permettre au praticien de percevoir les implications

affectives dans leur pratique et rechercher de quelles ressources personnelles ils disposaient pour prendre en charge leurs patients dans le cadre professionnel.
Un des résultats les plus notables du travail de Balint a été d'identifier, au cours de l'activité de ces groupes, des problèmes spécifiques aux généralistes que, ni le langage psychiatrique, ni le langage médical habituel n'avaient permis jusque-là de nommer. Mon implication, pendant plusieurs années au niveau de groupes Balint organisés à Reims a orienté ma recherche personnelle au niveau de la relation médecin-malade et aidé à la résolution de cas difficiles, en continuant à mieux définir ma propre problématique.

Médecin attaché au CHU : la prise en charge du patient ne peut être que globale

Alors survient un événement important dans ma vie professionnelle. Le Professeur Paul Zeitoun, nouveau chef du service de gastro-entérologie du CHU de Reims, propose de me nommer médecin généraliste attaché (attitude quasi révolutionnaire à l'époque !), d'apporter la médecine générale au cœur d'une spécialité à l'hôpital et d'encadrer avec lui, par un compagnonnage actif, les externes du service dans leur apprentissage au raisonnement clinique. Une conviction : la prise en charge du patient ne peut être que globale où qu'il se trouve. Je suis nommé attaché en décembre 1977, soit 5 ans après mon installation libérale avec une vacation d'une journée par semaine.

Un premier événement douloureux et la retraite de mon père

En 1980, premier événement douloureux marquant : le décès prématuré à 64 ans de ma mère par cancer du sigmoïde métastatique. Comment ne pas vivre cette perte comme un échec personnel et familial (mon père et moi, médecins généralistes, ma sœur Catherine hémato-oncopédiatre au CHU de Reims) ? Comment vivre la parole, les mots, la vérité, dans une situation où se mélangent la rigueur médicale et l'amour de l'autre ? Comment mettre en place, dans ces conditions, et à sa demande, les soins palliatifs et la fin de vie à la maison pour une mère si lucide et déterminée ? Comment garder intacte cette part d'espace professionnel pour agir et permettre à chacun d'écouter, d'entendre, de dire et enfin être là dans le silence du passage seul avec sa peine et ses regrets ?
En 1980-81, après 8 années d'association, mon père endeuillé, fatigué, jette l'éponge et prend sa retraite à 67 ans. Un de nos remplaçants réguliers (cela existait à l'époque !) très attaché à la région, décide de me rejoindre en succédant à mon père et nous créons ensemble la première maison médicale à Condé-en-Brie, en dehors de toute habitation personnelle, avec une secrétaire médicale et un plateau technique adapté. Le canton s'étoffe sur le plan médical, nous sommes 4 praticiens médecins généralistes et bientôt 5 dans une parfaite ambiance confraternelle. Tours de garde de semaine et de week-end, rencontres fréquentes, échanges de dossiers, FMC, etc.

Savoir, savoir-faire, savoir-être, et l'envie de transmettre

J'ai gagné en assurance, ma double activité libérale et au CHU auprès des étudiants et dans le service m'apporte un certain équilibre. J'ai le sentiment d'exercer un art spécifique, dans la prise en charge pleine et entière des problèmes posés par mes patients. Cela donne du sens au perfectionnement de mes trois savoirs : savoir – savoir-faire – savoir-être, et à l'envie de transmettre.
Merci père, merci mon acharnement à devenir, merci Balint, merci Guy, merci Paul pour ta confiance.

Un deuxième événement douloureux : l'homme vacille, le médecin doute

Février 1995, deuxième événement douloureux quand survient, après 2 ans d'évolution, le décès, à 51 ans, de mon épouse (leucémie myéloïde chronique acutisée en leucémie aiguë). Ce fut un long travail de soutien mutuel pendant la phase chronique, mélange d'espoirs et de craintes, richesse des mots, vérités intimes, puis l'exquise douleur d'une fin certaine, fin de vie au CHU où tout bascule et rien n'existe plus comme avant ! L'homme vacille, le médecin doute. À qui parler pour vivre encore ?

En 1998, le Professeur Paul Zeitoun prend sa retraite et le Professeur Gérard Thiéfin qui lui succède me propose de poursuivre mon activité de généraliste dans le service en confirmant mon activité d'enseignement et de parrainage des externes et des internes de médecine générale du service.

Ma maladie et mes retraites libérale puis hospitalière

En 1999, cela fait 27 ans que j'exerce à Condé-en-Brie et 4 ans que je suis aussi « touché » par la maladie, peu de temps après mon veuvage. Est-ce un signe du temps, mon horloge biologique qui affiche gros temps, ou le signe précis que se joue-là le pourquoi et le comment de la fin du parcours ? Le 1er juillet, je prends alors la décision d'arrêter, à 57 ans, mon activité libérale (MICA). Conjointement, Gérard Thiéfin me propose d'augmenter mon activité dans son service et d'exercer à mi-temps auprès des externes les mardis, jeudis et vendredis.

J'ai dû « parrainer » ainsi plusieurs centaines d'étudiants depuis 1977 et je crois, sans prétention aucune, susciter un certain nombre de vocations de généralistes.

En avril 2010, à l'âge légal de la retraite de l'attaché (après avoir épuisé toutes les ressources de mon statut), je quitte le service après 33 ans de bons et loyaux services.

Malheureusement la maladie m'accompagne toujours à ce moment de ma vie et vient rendre plus émouvant mon départ. À l'heure actuelle, je lutte encore. Des mots pour surmonter les maux ?

*« **Tout ce qui ne tue pas rend plus fort** » (Friedrich Nietzsche)*

La médecine générale : des principes, un état d'esprit, une discipline à part entière, un vrai choix centré sur le patient et la relation soignant-soigné

• Pour le médecin généraliste, le patient est au centre de la démarche clinique et la prise en charge **concerne en même temps le malade et son vécu**. Dans cette vision, l'importance de la relation justifie une formation spécifique. Celle-ci a manqué à ma formation initiale et manque encore largement à la formation initiale actuelle par défaut d'enseignants généralistes et de pédagogie adaptée.

• Pour le médecin généraliste, toute démarche de prévention ou de prise en charge thérapeutique est l'**aboutissement d'une négociation dans le cadre d'une relation de confiance** tacitement renouvelée où le médecin traitant tient son rôle à côté de son patient : « *Je suis à vos côtés mais pas à votre place* ».

• **L'approche du patient est globale** et intègre en permanence les éléments familiaux, psychologiques et relationnels, économiques et sociaux, environnementaux qui peuvent interférer sur les pathologies, les déclencher, les aggraver ou les entretenir.

• **La médecine générale au quotidien est donc l'instance du premier recours.** Son exercice rassemble des situations multiples et variées, et nécessite une grande polyvalence des soins et des prises en charge. Cela nous ramène à nouveau à la pertinence de la formation initiale et à un entretien et/ou un perfectionnement tout au long de la carrière, centrés sur l'acquisition de nouvelles connaissances et le maintien des compétences nécessaires à la résolution des problèmes les plus courants dans l'intérêt des patients et de la collectivité.

• **La prévalence des maladies graves en médecine générale est relativement faible** et cela oriente largement l'arbre décisionnel du généraliste. Mis à part les causes précises et évidentes, ou en situation d'urgence, l'approche diagnostique est souvent mise en route sur quelques symptômes de début ou facteurs de risque et la réflexion sera alors souvent probabiliste. Il est fréquent également que les plaintes soient multiples, intriquées, nécessitant une prise en charge hiérarchisée (polypathologies et vieillissement par exemple).

• La médecine générale c'est la médecine de famille, celle qui place **le généraliste au cœur de la vie des personnes et de leurs proches,** pour les bons et les mauvais moments, de la naissance à la mort. Actuellement, on ne naît plus souvent à la maison, et la mort est l'affaire des institutions dans la plupart des cas (si mon père a vu naître plus de 800 enfants à domicile, j'ai moi-même assisté 3 ou 4 parturientes en 27 ans !).

• **Cette prise en charge globale** par le généraliste qui intègre le premier recours, la continuité, le suivi, la coordination des soins, et son rôle de santé publique, nécessite une démarche spécifique différente d'une spécialité : condition essentielle pour garder son efficience et son statut de pivot dans le système de soins à l'interface de la personne et de la collectivité.

Le malade, le cancer, le médecin traitant : quelle vérité au malade ? Une vérité pour le médecin ?

Après cette nécessaire présentation, l'exercice quotidien de la médecine générale avec ce long parcours, m'autorise-t-il à témoigner devant vous pour vous dire ce que je pense du « corps à corps » soignant-soigné dans la difficile prise en charge du malade atteint de cancer ? Je pense que oui.

Je me souviens encore combien grand était mon trouble, lors de mes premières années d'exercice, quand je faisais ce que je pouvais avec une bien piètre formation initiale et combien j'avais du mal à me remettre en question en abandonnant un peu de mon « pouvoir de guérir ».

La représentation psychique du cancer

Je ne peux réfléchir à ce problème de vérité sans aborder la psychologie du cancéreux, et en miroir la mienne. Il faut tenir compte en particulier de la représentation psychique du cancer (le crabe qui mange et qui ronge) et reconnaître son importance et sa fonction. C'est de lui que naît la peur qui saisit les patients et leur entourage dans leur imaginaire. Le principal travail du médecin traitant n'est-il pas de s'attacher à diminuer, ou supprimer, cette peur du cancer afin de pouvoir offrir au malade une prise en charge complète ? C'est aussi donc effectuer ce travail sur soi-même pour vaincre ses propres peurs du cancer, sa propre atteinte potentielle, sa propre fin de vie.

Savoir, savoir-faire, savoir-être

Dans ce but, je me placerai volontiers du côté du médecin pour comprendre, à travers mon fonctionnement, comment ce travail d'approche de la vérité du cancer m'interroge sur ma part de responsabilité dans la réussite ou non de cette prise en charge, c'est-à-dire sur mes compétences : mon savoir, mon savoir-faire, mon savoir-être (on y revient toujours, c'est le cercle vertueux obsessionnel...).

Dans tout exercice professionnel impliquant la mise en jeu de l'autre, ces trois données s'enchevêtrent et se complètent. Sous peine de perdre ses moyens thérapeutiques et d'accompagnement indispensables, le médecin traitant ne peut se couper de l'une ou l'autre de ces dimensions. À cette condition, il soigne non plus un organe malade, mais la personne souffrant dans sa totalité et non découpée en morceaux. Aider à guérir ou à accepter la maladie, c'est l'aider à se reconstruire, à retrouver sa globalité pour mieux se comprendre et s'accepter.

Les questions mettant en jeu des compétences techniques, psychologiques et relationnelles

Or, quelle que soit l'évolution du cancer, nous sommes confrontés à tout moment à un ensemble de problèmes mettant en jeu des compétences techniques, psychologiques et relationnelles.

• Quel doit être le cadre pour que la vérité existe, se développe et vive ?

L'existence formelle et subjective du « cadre relationnel-professionnel ».

• Où suis-je par rapport à mon patient ? Suis-je trop loin ou trop près ?

Il doit avoir toute ma sympathie, mais mon affectivité n'est-elle pas aussi en cause ? La détection de tout malaise relationnel doit mettre en jeu ce type de questionnement. Respecter ce cadre, c'est donner au patient la place nécessaire dans la relation avec son médecin pour construire sa propre vérité et avancer dans ses choix (exercice de va-et-vient quasi physique pour trouver la bonne distance du corps et des émotions).

• En dehors du travail personnel sur cette vérité, comment moi, médecin traitant, dois-je conforter mon vécu et mes capacités de prise en charge ?

Retour à la case départ de mes compétences (*bis repetita placent*) : formation initiale, entretien et amélioration de ma pratique individuelle tout au long de ma carrière, afin de rester toujours aussi compétent dans mon exercice quotidien. Impossible de ne pas évoquer à ce propos, et sans sortir du sujet, les choix politiques de notre pays en matière de santé publique et de formation des médecins en particulier : la quadrature du cercle pour les citoyens que nous sommes.

• Suis-je en effet suffisamment compétent pour informer, ou répondre à toutes les questions de mon patient et de sa famille ? Par exemple, prise en charge de la douleur et maniement des opiacés.

• La circulation de l'information entre le médecin traitant, le cancérologue ou le centre spécialisé est-elle régulière, de qualité et de confiance ?

L'importance de l'interdisciplinarité

J'insisterai là sur l'importance de l'interdisciplinarité et la place du médecin traitant à l'interface du patient et de l'équipe soignante spécialisée (précision, rapidité, régularité des informations transmises, présence en réunion de concertation pluridisciplinaire ou RCP, conseils pour la surveillance à domicile, effets secondaires, etc.). Il est en effet très important pour le patient et son entourage d'entendre toujours le même langage et de considérer que son médecin traitant fait partie de l'équipe médicale qui le prend en charge : « *Il sait rapidement ce que pense le spécialiste, je peux le joindre plus facilement, il est le trait d'union avec l'équipe soignante, je peux compter sur lui, j'ai parfois du mal à parler ou à poser des questions au cancérologue* ».

L'information, la vérité aux malades et à leurs familles

Un contrat d'assistance

Longtemps, l'opium, le mensonge et la qualité technique d'une prise en charge spectaculaire « Je sais ce qui est bien pour vous » ont cadré la nécessité d'une relation où le médecin accepte d'écouter le malade et de répondre à ses questions. Cette attitude paternaliste ne doit plus exister. Notre patient doit comprendre que rien, à aucun moment de l'évolution de sa maladie, ne viendra rompre ce « contrat d'assistance » et que l'on sera toujours à ses côtés pour l'entendre et le soutenir.
Mais reçoit-il vraiment l'information souhaitée ? Que souhaite-t-il entendre et qu'ose-t-il confier ou demander à son médecin ?

Le niveau d'information guidé par la part d'incertitude

Le niveau d'information doit être guidé par la part d'incertitude qui existe souvent au début de la prise en charge et va moduler ce qui peut ou doit être dit.

Le malade et sa famille

Le patient ne pose pas toujours de questions au début : il a peur, paraissant paralysé, comme soumis, sans confiance, une vraie sidération émotionnelle. Il est fréquent alors qu'il propose de s'adresser à sa famille, ou à sa personne de confiance qui l'accompagne. Or cette famille souffre autant de ce cancer que le malade lui-même, et le médecin traitant doit prendre les deux en charge avec toutes les difficultés que cela représente.
Qui, sinon ce médecin de famille, connaît le mieux, et souvent depuis longtemps, les événements importants, les vécus, les conflits parfois, les marasmes intimes familiaux auxquels il est souvent mêlé ? Cette position « avancée, privilégiée » doit nous permettre quand cela est nécessaire de tout faire pour rapprocher davantage le malade de son entourage proche.
À l'inverse, il se peut aussi que la famille demande de ne pas dire la vérité au malade, croyant le protéger ou craindre pour son intégrité, rendant alors la communication patient-médecin-famille plus difficile. Il me paraît nécessaire de tout faire pour ne pas

céder à ce désir, et mettre tout en œuvre par le dialogue et les explications réitérées, afin d'éliminer cet obstacle.

Éclaircissements progressifs

La plupart du temps, la vérité sera délivrée par « éclaircissements progressifs ». Cela peut nécessiter plusieurs consultations rapprochées avec totale liberté du dialogue et profond respect du temps du malade. Pour le médecin traitant, cela signifie une disponibilité régulière (« à la demande »), sans possibilité de déléguer son attention et sa parole : faire face avec calme et convictions.

On peut à ce propos remarquer qu'il est beaucoup plus facile de dire la vérité à un malade ayant fait un infarctus du myocarde mettant sa vie en danger qu'à un cancéreux dont les jours sont peut-être beaucoup moins menacés :

« Noblesse du CŒUR, signe de vie, et peur du « crabe » CANCER, arrêt de mort ! »

L'empathie « agissante », une aide vers plus d'authenticité

Pour que la relation médecin-malade soit solide et j'ose dire « vivante », nous devons faire preuve « d'empathie agissante » envers notre malade. Comment s'identifier à lui pour mieux le comprendre et l'aider sans souffrir avec lui et s'abîmer (tous les deux) ?

Percevoir et aider

Non seulement cette attitude nous permet de percevoir, par un recul nécessaire, les sentiments du malade, ses angoisses, ses blessures morales, ses désirs, mais est aussi pour lui une aide, un support, pour mieux comprendre et adhérer à la démarche diagnostique et thérapeutique proposée.

Donner au patient le sentiment qu'il est compris

Elle sert surtout à donner au patient le sentiment que dans sa maladie (son cancer) il est compris, accepté, comme « porté » par son médecin qui ne lui renvoie pas une image douloureuse de lui-même. Plus les sentiments de peur, de panique et de détresse sont forts, plus le malade a envie, dans sa relation avec son médecin, de retrouver le calme, la sécurité et une image intacte de soi, guéri ou non : un médecin à l'écoute, calme et disponible, par sa présence compréhensive, rassure et donne à son patient toute sa place dans cet « espace relationnel professionnel ». Il peut alors parler et questionner plus facilement, ne pas perdre confiance et garder toute sa lucidité quand il découvre son cancer. Pour moi, son médecin, c'est percevoir précisément le « cadre de référence interne de malade sans interférence avec le mien ».

Des difficultés

Une telle attitude peut se heurter à un certain nombre de difficultés qu'il faut savoir reconnaître pour éviter qu'elles soient le premier obstacle dans la relation médecin-malade.

- **L'angoisse du médecin**

Le seul fait de prononcer le mot cancer peut être parfois plus pénible pour le médecin que le patient : « Je perçois les sentiments de mon patient inquiet de sa santé, mais j'ai du

mal à les dissocier de mes propres sentiments sur le cancer, et je vais prendre en charge ce patient comme si nous éprouvions les mêmes sentiments ».
Il ressent alors une *angoisse* qui le gêne dans son exercice, perturbe l'espace relationnel et renforce encore l'anxiété du patient. Cette attitude est surtout vraie lorsque nous nous trouvons face à des enfants (+ les parents), adolescents ou adultes jeunes atteints de cancers.

- **Les attitudes de défense du médecin**

Craignant d'être complètement absorbé par son empathie agissante, le médecin prend une attitude de *défense* dont son patient peut faire les frais : en utilisant par exemple des explications concises techniques, en raccourcissant le temps passé avec le malade, ou en refusant, ou en délégant le dialogue et l'information.
« Si j'ai conscience de cette attitude, n'est-ce pas le moment, prenant conscience de la difficulté relationnelle, d'échanger avec les confrères ou d'en référer à mon groupe Balint » ? Ce serait mieux pour moi, et surtout pour mon patient. Sinon la relation est en danger et le patient avec.

La révélation

La question de savoir s'il faut ou non révéler au cancéreux le diagnostic et le pronostic de sa maladie a longtemps dominé la discussion sur la psychologie du cancéreux. Ce problème peut être aujourd'hui considéré comme résolu. On sait en effet que la majorité des malades souhaitent connaître leur mal.

Les réactions de défense des patients

Certes, la révélation du diagnostic provoque un choc, un sentiment brutal de perte et parfois une profonde dépression. Certains se défendent contre cette révélation en adoptant très tôt une attitude refusant la réalité et/ou un sentiment de colère :
« *Je ne veux pas savoir – Parlez-en avec mes proches, moi je ne comprends rien – On en reparlera – Ce n'est pas possible* »
« *C'est trop tard – La médecine est incapable – Tous des nuls…* »

Renforcer le dialogue

Face à ces attitudes, je pense qu'il faut renforcer le dialogue rapidement, d'une manière réitérée et donner toute la place aux mots du malade et du médecin sur les points positifs (il y en a toujours) et sur le projet.

Des expériences

J'ai vécu au début de mon installation cette angoisse estimant que tel malade n'était pas capable de supporter la vérité et que peut-être il pouvait se suicider en l'apprenant. En y regardant de plus près, plus de 30 ans après, je crois qu'à l'époque, je projetais mes propres sentiments sur le malade et qu'il s'agissait de ma propre inquiétude devant les éventuelles conséquences de cette révélation. Le manque de confiance en mon patient, révélant en fait un manque de confiance en moi.
J'ai également le souvenir ému d'un patient atteint d'un sarcome de la rate métastatique que j'ai jugé incapable d'assumer son diagnostic, qui reconnaissant tardivement que son

médecin traitant avait voulu le « ménager » en avait éprouvé et formulé à mon égard des sentiments de colère, de révolte et d'amertume. Ce souvenir a tracé en moi la cicatrice pénible d'une crise de confiance et ce peu de temps avant sa mort.

La prescription de la vérité comme un médicament

La révélation du diagnostic permet-elle, une fois le choc initial dépassé, à la relation médecin-malade d'être plus serein et plus profond ? Cela dépend beaucoup de la façon dont les choses se seront déroulées dès le début. Je crois à la « prescription de la vérité » comme un véritable médicament par le médecin traitant, pour le malade, à ses indications, ses contre-indications et ses effets secondaires. Chaque cas est un cas particulier (notion « d'éclaircissement progressif »).

La vérité, la relation, des mots pour le dire, des réactions

Un espace relationnel professionnel

L'existence de « l'espace relationnel professionnel » qui protège (médecin-malade) doit permettre d'écouter et d'entendre attentivement son patient et de lui donner, en ce lieu où il est reconnu dans sa globalité, le libre choix de parler et de se comporter : il a sa place, libre à lui de l'occuper.

Des questions pour savoir ce que sait et veut savoir le patient

A-t-il directement ou non prononcé le mot CANCER ? Ou l'ai-je aidé ?

- *Que savez-vous exactement de votre maladie ?*
- *Qu'avez-vous compris des examens récemment pratiqués ?*
- *Voulez-vous en savoir plus ? Êtes-vous inquiet et pourquoi ?*
- *Voulez-vous que l'on réponde des signes qui ont attiré votre attention ?*
- *Voulez-vous savoir ce que je pense, moi, votre médecin traitant ?*
- *Que redoutez-vous ?*
- *Qu'attendez-vous de moi ?*

Des exemples de dialogue

Souvent le malade prononce le premier le mot CANCER :

« *Et bien oui, je sais docteur, je ne suis pas idiot. J'ai un cancer… mais c'est le début, vous allez m'expliquer et m'aider… Je vous fais confiance, comment procède-t-on ?* »

Bien que caricatural, il s'agit d'un dialogue fréquent entendu lors de la consultation, ou lors des examens cliniques qui ont pu précéder l'approche diagnostique. N'oublions pas le temps du « toucher » où les langues se délient et les **mots** remplacent les **maux**.

Je peux aussi dire :

– « *Les examens que vous venez de subir montrent la présence d'une tumeur (ou masse, ou boule) ou des signes sanguins qui évoquent le développement de cellules anormales.* »
– « *Voulez-vous dire cancéreuses docteur ?* »
– « *Et bien oui, mais cela ne veut absolument pas dire que l'on ne peut pas vous soigner et vous guérir. Nous allons confirmer tout cela le plus rapidement possible et je vais vous confier au Docteur X, cancérologue et à son équipe, ou au centre anticancéreux auprès*

du Docteur Y. Je les connais bien, nos relations sont excellentes. Si vous le souhaitez, je prends au plus vite un premier rendez-vous. »

- *« On va vous proposer un traitement. Je serai rapidement informé de son déroulement et amené) le surveiller avec vous à la maison. »*
- *« Bien entendu, je suis à votre disposition, et à celle de votre famille pour répondre, si je le peux, à toutes les questions que vous vous posez (par exemple sur effets secondaires). »*

Mais aussi le patient :

- *« Ça va être douloureux, Docteur ? »*
- *« Vais-je souffrir ? »*
- *« Je ne veux pas avoir mal... Promettez-moi de m'empêcher de souffrir ».*

Les réactions : dénégation, projection, dépression

Et toujours, et encore, il faut laisser toute la place pour les silences, les larmes, les cris, la colère, et les questions qui manquent, et parfois l'agressivité, pour répondre et entendre la douleur et la peur.

En effet, la majorité des cancéreux sont convaincus d'être « envahis » par un mal souvent douloureux qui s'attaque et menace leur intégrité physique mais aussi psychologique : d'où cette angoisse dès l'annonce du diagnostic qui inonde toute sa personne, tout son vécu.

On peut comprendre alors les paralysies de la parole et les diverses formes que peut prendre cette angoisse sur le plan comportemental :

« C'est pas possible – Pourquoi moi ? – Il y a erreur – Je suis coupable, le cancer est une punition – Je ne veux pas que l'on me «charcute » – Ma famille va souffrir – On va plus se voir – Je suis foutu – Je vais crever... ».

On peut résumer ce type de réactions par dénégation, projection, dépression.

• **La dénégation,** très fréquente, est le refus de voir la vérité en face. Le patient se protège contre le sentiment de discrimination, d'isolement et la sensation de tout perdre quand il apprend qu'il a un cancer.

Mais au cours de l'évolution de la maladie, il revient souvent sur ce rejet total : il refuse certains aspects de sa maladie et non plus le cancer en totalité et ce en fonction de certains interlocuteurs. C'est alors aussi la manière qu'il a de se protéger et de protéger sa famille, mais aussi l'ensemble de l'équipe médicale et son médecin en donnant l'image d'une certaine confiance retrouvée, sans questionnement embarrassant, pénible ou inquiétant. C'est le signe qu'il ne faut surtout pas relâcher le contact avec le patient, qu'il faut redoubler d'attention en insistant toujours sur les points positifs cliniques et comportementaux, et en encourageant son patient à poursuivre ses efforts et son combat dans le cadre de cette relation confiante basée sur la vérité.

• **La projection sur soi** avec ce sentiment de culpabilité et de punition déclenchés par le cancer, incite le malade à projeter sur lui-même et son entourage le « mal » qu'il refuse. Par là-même, il repousse l'ensemble de l'équipe médicale. Une véritable révolte peut naître avec insatisfaction permanente, contestation, instabilité :

« Rien ne va – Tout m'énerve – Je ne supporte pas le traitement – Et puis les rendez-vous ne sont pas tenus – J'attends – Je n'aime pas ou je ne me sens pas bien avec un tel ou une telle »...

C'est le moment d'opposer encore plus d'écoute, d'attention et de calme devant cette détresse intérieure, sans faire de reproches, ou donner de leçons, encaisser les critiques, et comprendre que cette agressivité dirigée contre lui-même, par le porteur du cancer, autodestructrice, doit pouvoir être projetée sur autrui pour être vécue et apaisée.

• **La dépression** apparaît souvent au moment où le patient « reconnaît » qu'il a un cancer. Cela peut être considéré comme une étape nécessaire qui peut se manifester précocement ou au contraire en fin de traitement. Elle est souvent grave lors des rechutes, des échecs, ou quand arrivent des métastases. Le malade dépressif se sent condamné et se résigne. Son quotidien peut devenir intolérable.

Si, à ce stade, il peut communiquer librement et ouvertement avec son médecin dans une relation franche et solide, alors la dépression peut s'améliorer (rôle des antidépresseurs souvent actifs aussi sur la douleur).

« *Je ne peux, chez le malade, empêcher la dépression, mais je dois entendre sa souffrance, l'aider et le soigner sans mensonges ni faux espoirs : rester simplement humain et vrai.* »

Pour illustrer la dépression, lisons Rainer Maria Rilke (dans collection Pléiade 1977) décédé d'une leucémie aiguë en décembre 1926 à l'âge de 51 ans : « *Le plus grave, le plus long, c'est abdiquer : devenir le malade. Le chien malade est encore chien, toujours. Nous, à partir d'un certain degré de souffrances insensées, sommes-nous encore nous ? Il faut devenir malade, apprendre ce métier absurde sous l'œil des médecins. C'est long !* »

Mais lisons aussi Michel Sapir (1972) dans son livre *La formation psychologique du médecin* : « ***Ce n'est pas le psychisme qui fabrique le cancer mais c'est du psychisme que le cancer peut recevoir un coup de fouet qui accélère son évolution ou au contraire une rémission qui le ralentit*** ».

La pratique à partir de mes compétences professionnelles

La pratique de cette vérité, à partir de mes compétences professionnelles (attention sans elles « casse-gueule » : formation → travail sur soi → expérience), témoigne de l'intérêt que je porte à mon patient et doit lui procurer un réconfort (physique et psychique) en s'inscrivant dans une communication permanente, entouré d'amabilité et de gentillesse, en assurant une présence constante, et avec beaucoup d'endurance. Lorsqu'il en est ainsi, la volonté de vivre du patient s'en trouve renforcée. Il arrive même que l'on entende dire :

« *Ma maladie a été une période de vie particulièrement intense sur le plan personnel et relationnel* » (règlement de nombreux problèmes personnels, retrouvailles, discussions juridiques et administratives, force des mots…).

Cette pratique m'a appris la modestie et largement aidé à diminuer ma culpabilité devant l'échec : identifier mes propres angoisses et essayer de les surmonter. « L'empathie agissante » et son climat de sincérité peut être génératrice d'angoisse, mais aussi et surtout utile devant l'échec thérapeutique quand « on ne peut plus rien faire » sinon donner un sens à une présence au chevet du malade et de sa famille, et quand tout acharnement est devenu inutile.

La vérité en fin de vie

La dissimulation de la vérité au malade sur la gravité de son état de santé quand l'espoir s'est éteint, souvent réclamée par l'entourage, contraint le médecin traitant de s'abriter derrière la décision de l'hospitalisation (soins palliatifs par exemple).

Attention à ne pas vivre cette forme d'impuissance comme difficulté à rester auprès de son malade. Le médecin qui estime que sa présence au chevet de ce malade est vide de sens et inutile ne peut donner à son malade l'ultime force et persévérance dont il a besoin à ce moment précis :
« *Je suis là pour vous aider à ne pas souffrir- On va améliorer encore plus votre confort (consultation antidouleur – Hospitalisation à Domicile (HAD) – traitement symptomatique) – Il y aura toujours un projet pour vous – Dites-moi ce qui vous gêne le plus – Quels sont vos désirs ? – Que puis-je faire encore ? – Vous pouvez compter sur ma présence – Des soins sont toujours nécessaires et possibles en fonction de vos besoins (infirmiers, kiné, HAD)* ».
À ce stade, il arrive que la relation ne soit pas sincère. Elle est alors perturbée par une dénégation persistante du patient, alors cela ne se passe pas bien pour le malade, ni pour le médecin. Le malade s'éloigne, ou déprime, ou se tourne vers les guérisseurs ou autres charlatans.
Dans le cas contraire, la phase terminale peut être, pour le malade cancéreux et son médecin, une période de vie particulièrement intense, sans pour autant parler sans arrêt de la vie ou de la mort, mais surtout du secret espoir qu'il ne sera pas abandonné : « *J'ai plus peur de la solitude que de la mort* ».
Alors seulement « l'acceptation » est possible faisant place à une ultime force intérieure pour le passage en présence d'un être cher ou de l'ami. J'ai vécu cela de nombreuses fois quand on mourait à la maison dans un contrat familial assumé, et j'entends encore, comme si c'était hier, la parole de certaines familles : « *Vous n'y pensez pas docteur, Pépé, ou Mémé, on le finira à la maison, et puis vous êtes là !* »

Conclusion

Savoir-être

- Comment supporter la mort potentielle si angoissante d'autrui ?
- Comment regarder dans les yeux le patient qui demande : « N'est-ce pas, docteur, je ne vais pas mourir ? »
- Comment être auprès de cette famille si inquiète ou déjà touchée par le chagrin ?

Apprentissage au fil du temps aidé par nos malades

Tout cela ne s'apprend pas mais se découvre, se vit, se positionne, se renforce au fil du temps et de son expérience. Ce sont aussi nos malades et leurs familles qui nous aident à apprendre, petit à petit, comment nous pouvons améliorer notre savoir et devons être. Il n'y a pas de règles, ni de recettes, mais un long, patient, et parfois douloureux travail sur soi.

Risque de confondre sympathie et empathie agissante

La grande difficulté réside dans la confusion possible entre « sympathie » (je souffre avec lui) et « l'empathie agissante » qui m'offre le recul nécessaire sur le plan affectif. Je ne dois pas perdre la notion indispensable de cet « espace relationnel professionnel » sans lequel on ne peut pas imaginer ou même concevoir ce qui se vit chez le patient, et me permet de me protéger pour rester efficace dans la relation soignant-soigné. Je ne peux pas l'aider si je partage sa souffrance ; par contre, je l'entends et la comprends. Et toujours de me demander : « Suis-je trop près ou trop loin de lui ? » et « Que me rappelle sa souffrance de la mienne propre ? »

Des points de repère pour communiquer

Certains points de repère dans la communication sont très utiles :

- Soutenir le regard de l'autre et ne pas mentir en laissant la place à des incertitudes ou des silences.
- Se positionner comme individu et pas seulement comme technicien.
- Bâtir une relation adulte avec le malade et éviter le blocage de la communication.
- Gérer une « permanence de l'Espoir » qu'il faudra sans cesse adapter à la réalité et qui reste une quête fondamentale des malades atteints de cancer : *« Il y aura toujours un projet pour vous ».*

Une école d'humilité et d'humanité

Ce lent cheminement du médecin traitant dans l'accompagnement de son patient, menacé dans sa vie, est une école d'humilité et d'humanité.

J'ai appris au contact de certains patients, par delà mon statut, à reconnaître certains mécanismes de défense et à sentir que je pouvais, dans une relation difficile, exigeante, parfois source d'angoisses, accompagner ces malades en essayant de répondre à leurs besoins, à leurs désirs, sans toutefois m'abîmer dans une fusion ingérable et dangereuse.

Mais pourquoi s'engager ainsi et consacrer sa vie professionnelle à autrui ? Appelle-t-on cela donner du sens à sa vie ? N'est-ce pas inconsciemment ma façon très basique de lutter contre la mort ?

« La traversée et le dépassement des traumatismes, la sidération initiale au moment de l'annonce, les souffrances corporelles, intellectuelles et affectives peuvent aboutir à un élargissement du moi » (S. Freud (1915))

Quelques mots pour les futurs généralistes

Les livres, les polycopiés, les cours magistraux, les Travaux Dirigés (TD), les confé rences, les concours,... sont une partie du savoir.

La sémiologie est votre alphabet.

Un activisme forcené, la volonté, la curiosité, l'observation, l'envie, une formation à la relation pertinente et adaptée, la quête d'un modèle d'identification correspondant à votre intime conviction compléteront ce savoir et feront de vous de véritables praticiens avec l'attention silencieuse du médecin chevronné.

Votre formation initiale et votre perfectionnement tout au long de votre carrière sont votre combat éthique et politique : *« Défendre la spécificité de la médecine générale, enseignée par et pour les généralistes, avec comme obsession la compétence et le service médical rendu, en toute indépendance, dans l'intérêt des patients et de la collectivité ».*

Vous admirez certains médecins savants ou brillants techniciens, et vous admirez tout autant d'autres plus discrets pour ce qu'ils sont et vous auront aidés à réfléchir.

J'ai connu beaucoup d'étudiants dont la vocation à la médecine générale s'est affirmée à partir d'un vécu, au cours d'un stage, au détour d'un service, au contact d'un compagnon ou d'un maître de stage, citoyen et médecin généraliste lui-même.

7-2 Paroles d'un radiologue sénologue – D. Touche

Introduction

L'annonce d'un cancer est toujours un moment difficile pour tous les protagonistes, et fait partie du travail du médecin : il faut s'en acquitter au mieux. Cette situation n'échappe pas aux principes de toute activité médicale, notamment d'information claire et loyale, qui prennent ici une résonance particulière. La notion de soins assidus et consciencieux implique ici la réponse à toute question et l'absence de limite de temps…

Ceci entend aussi la progressivité de l'annonce, d'ailleurs conséquente des étapes de la technique et de celles du recueil des détails du dossier considéré.

L'annonce d'un cancer est un instant de violence psychologique majeure par lequel le patient change de réalité, entrant dans le monde du danger mortel, lequel met aussi en cause toutes ses relations interhumaines et son aptitude même à subvenir à ses besoins et à ceux de sa descendance .Vous lui annoncez que sa vie et toutes ses connexions avec le monde sont en danger. Dans le cas du cancer du sein, c'est aussi l'annonce de la mise en danger de la différenciation sexuelle visible, de son pouvoir de séduction, de son pouvoir érotique, et de sa capacité à nourrir.

C'est dans cet instant subtil et écrasant, ce big-bang, que doit se forger la confiance dans l'équipe, clé de l'observance au traitement et de la qualité de la démarche médicale. Mais, à l'inverse, c'est dans le déroulement de cet acte, éventuellement répété plusieurs fois par semaine, que va aussi se jouer son acceptabilité par le médecin.

« Suis-je en état de le faire ? » est une question parfois nécessaire. L'annonce doit être tolérable par le donneur et le receveur, dans l'instant, dans la durée et dans sa répétition.

« Et faites-vous cela souvent ? »

Tranche de vie

Elle cherche son résultat sur mon visage

Je la vois bien, celle à qui je vais « taper sur la tête ». Je lui ai fait sa biopsie il y a une semaine et elle attend, avec son mari, comme deux personnages en noir et blanc dans une photo de groupe en couleur : ils font littéralement grise mine. Je lui ai dit qu'il y avait une anomalie, que cela pouvait tout être, qu'un noyau tissulaire nouveau était forcément suspect après 50 ans et que la chirurgie était fréquente dans ce cas… Je les recevrai dans 8 à 10 minutes sans doute. Ils sont en avance comme souvent dans ces cas, et je suis un peu en retard. Je croise plusieurs fois leur regard triste et inquiet, malheureux et prostré. Vague sourire empathique contre mimique scrutatrice : elle cherche son résultat sur mon visage.

Ils sont au milieu de ce foisonnement de patientes ce matin : celles du chirurgien, celles de l'oncologue, celles des radiologues : celles qui n'ont rien (pensent-elles !), celles qui ont eu quelque chose, celles qui suivent leur parcours de traitement, programmé. Elles savent où elles en sont, et font face, plus ou moins bien, mais elles avancent.

Ils sont liquéfiés d'incertitude

Mais les deux, là, en noir et blanc, dans la sidération de l'attente, ne savent plus rien : ni ce qu'il en est, ni ce qui va se passer, ni si leurs grands et petits projets vont continuer à exister, ni si eux mêmes vont continuer à exister, leur couple, leurs métiers, leur monde… Ils sont liquéfiés d'incertitude. Ceux-ci sont plutôt prostrés et gentils alors que d'autres pourraient être agressifs.

J'entre en scène : comment cela va-t-il se passer ?

C'est là que j'entre en scène, au canon de 75 ! Je vais vérifier le dossier, leur dire que c'est bien un cancer, leur parler de prise en charge, leur donner les grandes lignes. Comment cela va-t-il se passer ? Incrédulité, lutte, colère, révolte, déni, mutisme, abattement : tout est possible et on ne sait jamais d'avance.
Bon, j'y vais, maintenant. Haut les cœurs …

Nos patientes sont des gens bien !

Nos patientes sont humaines : globalement, elles comprennent plutôt bien nos difficultés et nos incertitudes, voire nos maladresses, sauf si nous mettons en place un rapport inégal ou blessant ou inutilement hiérarchique. Nous pouvons donc entreprendre des échanges efficaces et satisfaisants, en règle. Bien sur, tout être effrayé réagit par l'agressivité et/ou la prostration voire les deux, alternativement.
Nos patientes sont intelligentes : mises en situation, elles ont une grande aptitude à poser les bonnes questions, parfois avec une violente clairvoyance. Il ne s'agit pas ici d'une quelconque évaluation de quotient intellectuel mais de capacité d'adaptation et de réaction opportune, comme si médecin et malade s'accordaient, au sens musical du terme et comme si l'acuité de l'esprit se focalisait sur l'essentiel du moment.
Nos patientes sont instruites : le niveau de connaissance est globalement plus élevé qu'autrefois, notamment par l'intervention des différents médias et surtout par Internet et ses moteurs de recherche puissants. Mais ce « livre » est parfois « ouvert à la mauvaise page » et les forums sont parfois très délétères pour l'approche objective.
Nos patientes sont confiantes : par nature, si nous savons être clairs, loyaux, et savons expliquer et proposer un chemin logique et jalonné. Mais la confiance exclut le mensonge et c'est la nécessité du « gros mot », cancer, qui fait le point dur de la démarche, évidemment.
Nos patientes sont solides : plus qu'on ne le croit et plus qu'elles ne le croient elles-mêmes. Cette solidité doit leur être affirmée et l'intensité de leur réaction au choc initial ne préjuge pas de leur attitude sur le long terme. Là aussi, il faut s'adapter sur l'instant et laisser du temps.

Commentaires issus du quotidien

Dignité du malade, dignité du médecin

« *Ne pas informer le malade signifie le considérer comme un objet au lieu d'un homme, et par conséquent, attenter à sa dignité* » Constantino Iandolo (2007)

Parallèlement, le médecin doit pouvoir se regarder en face, et accepter comme digne sa propre attitude en face de ses propres valeurs morales. En vue du travail à faire en aval, le médecin doit pouvoir compter sur sa cohérence personnelle, et le malade sur la franchise sur son évolution : toute autre attitude est très difficile à gérer. Plus que jamais, la relation médecin-malade doit être considérée comme « la rencontre d'une conscience et d'une confiance » a dit C. Landolo (2007). Le théorème du porteur de mauvaise nouvelle (auquel on est censé couper la tête) ne s'applique guère ici : chacun sait bien que cette annonce n'est que le début d'une histoire qui aura besoin de chacun : l'annonce, sauf maladresse notoire, n'est pas une cause de désaffection envers le médecin.

La progressivité : annonce d'anomalie et annonce de cancer

La démarche diagnostique en cancer du sein est progressive : la découverte d'une anomalie sur une mammographie ou une échographie ou bien, plus rarement celle d'une anomalie palpable est à l'origine de la démarche. Dans tous les cas, le diagnostic réel appartient à l'examen anatomopathologique : il faut donc faire le prélèvement par les moyens adéquats, tout de suite ou sous quelques jours. La révélation d'une anomalie devant être biopsiée est une annonce en elle-même.

La dissociation de ces deux nouvelles est souhaitable. Elle met à l'abri des erreurs par faux positif et permet la progressivité. Sauf quand la patiente ou l'accompagnant sort le Joker et force le jeu : « *Mais enfin, Docteur, avec votre expérience, à quoi vous attendez-vous ?* ».

Il faut alors dire à quoi l'on s'attend et ne pas mentir.

L'attente du résultat : angoissante phase de préparation

L'attente du résultat est une période très difficile pour la patiente. Les recommandations sont de ne pas dépasser une semaine : à nous de donner les habitudes aux intervenants, à utiliser les messageries cryptées, les fax s'ils sont sécurisés. Bien sûr, le travail est à moitié fait, selon le mode décrit d'annonce d'anomalie, mais il reste un avant et un après le mot cancer. Cette attente est mise à profit pour que la patiente puisse se préparer à une éventuelle mauvaise nouvelle ; ceci peut permettre d'ouvrir la réflexion sur le choix de l'équipe, les moments à respecter, les détails d'environnement.

Cette phase est très difficile pour les patientes car le diagnostic est potentiellement fait : il est juste en chemin, quelque part, exprimé ou non. Il est nécessaire d'avoir prévenu les patientes du déroulement de la suite, en disant par exemple :

« *Nous vous donnons rendez-vous à une semaine : ce jour là, on commencera par vérifier le dossier, relire les radios, contrôler à l'échographie et ensuite seulement on regardera le résultat du microscopiste ; dans cet ordre : cela vous demandera quelques minutes pénibles de patience supplémentaire, mais ces dossiers doivent être « vissés aux quatre coins ». On ne donne en aucun cas de résultat par téléphone, même si nous sommes bien conscients des jours pénibles que vous passez. Dans une semaine, vous saurez où vous en êtes : s'il faut dire des gros mots, on les dira. Nous gardons vos documents d'ici là mais nous vous rendrons tout à la fin, de sorte que vous serez libres de faire vos choix s'il y a lieu.* »

De cette manière, les patientes savent où elles en sont, ce qui va leur arriver, quelle suite on pourrait donner et ce qu'il est inutile de faire. Elles gardent leur liberté mais sont amenées à revenir pour les résultats et la démarche sera contrôlée. On les engage, dans

la discussion, à garder le contact du médecin traitant et du gynécologue puisque l'on a décidé de prélever.
Cette période d'attente est difficile pour les personnels et le jour de l'annonce est un jour d'agressivité possible : peu vis-à-vis du médecin, mais plus vis-à-vis des collaborateurs.

S'organiser et être en paix

S'organiser est un moyen d'être en paix autant que d'entrer dans l'état d'esprit nécessaire.
1) **Prévenir les collaborateurs** : la situation d'annonce nécessite que l'on s'exclue du flux courant, que l'on s'isole du téléphone et que le reste de l'activité soit dérouté et organisé spécifiquement par les collaborateurs.
2) **Dégager du temps** : une annonce à ce niveau demande du temps, ce qui suppose que l'on n'en a pas perdu sur les cas de routine précédents et que l'on saura s'excuser auprès des suivantes : cela s'apprend : « reconnaître-s'excuser-réparer » :
« Je dois m'excuser : j'ai dû consacrer beaucoup de temps à une patiente avant vous et je vous ai mise en retard : on va essayer de réparer cela mais on prendra le temps nécessaire. »
Ce petit viatique apaise les deux parties et aide beaucoup. Rares sont les consultants qui ne le comprennent pas alors que tous s'aigrissent si la gêne qu'on leur cause n'est pas considérée. Savoir amortir en aval est donc un moyen de mieux annoncer.
3) **Avoir le dossier et tous ses éléments**, dont, évidemment la preuve par le compte-rendu anatomopathologique : le secrétariat doit avoir tout réuni et le dossier est en ordre chronologique, à disposition de l'annonceur. Le temps de révision de dossier est important, avant et pendant le contact avec la patiente.
4) **IPP : installation, positions respectives et postures**. Il paraît de bonne règle que chacun soit physiquement dans son rôle : il est correct qu'un médecin soit à sa place à son bureau en tant que médecin qui annonce, avec son dossier à disposition, non pas pour mettre une distance, qu'il faut abolir, mais pour assumer ce qu'il est, et ne pas changer de rôle. L'étape est sérieuse et l'attitude du médecin doit exprimer ce sérieux de prise en charge.
5) **Concentration** : l'importance de se laver les mains avant la prise en charge d'un patient a été récemment soulignée, non seulement au titre de l'hygiène, mais en tant qu'étape de concentration, de réflexion, de disponibilité cérébrale. En effet, selon les deux psychologues américains Spike Lee et Norbert Schwarz (Science 2010), le fait de se laver les mains permettrait de prendre de la distance avec les événements, de s'en détacher et de se dégager de leur influence. Ce moyen, ou un autre, confirme l'intérêt de cette mise en situation vers l'état d'esprit de sincérité, d'empathie, d'exposé en « ligne claire ».
Cette étape de préparation cherche à améliorer l'annonce et à protéger le médecin lui-même

Le contenu

On gagnera à lire les ouvrages traitant de la communication et notamment en matière de relation médecin malade dont ce paragraphe est librement inspiré (par exemple ceux de Constantino Iandolo (2007), David Servan-Schreiber (2010) et Isabelle Moley-Massol (2004), et les articles de Béatrice Barreau (2006 et 2007) mentionnés dans la bibliographie).

1) Les modes de communication

C. Iandolo (2007) décrit la communication verbale et non verbale longuement, et particulièrement les caractéristiques mécaniques d'élocution, d'attention, l'utilisation des silences, la gestion des émotions, des attitudes, la tenue, le risque de domination, l'intervention du contact corporel, la posture, le contact visuel. Tous ces éléments participent de la liberté d'échanger, au premier plan d'une annonce correcte et doivent faire l'objet d'une attention particulière.

2) Il ne faut pas mentir : prononcer le gros mot

Le mensonge détruit la relation médecin-malade : l'important est plus l'avenir que le présent et ce contrat de confiance (ne pas mentir) est une ressource du bien traiter : il faut donc faire l'effort d'être clair et il faut que le mot cancer soit prononcé par l'annonceur ou la patiente, sauf dans les très rares cas de vraie fragilité psychologique. Les patientes ne sont pas bernées par les euphémismes, les circonvolutions et les périphrases qui sont des causes de défiance. Informées et attentives, elles auront tôt fait de faire les recoupements et autres croisements d'information qui la mèneront à la certitude. De plus, les cas où le non-dit généralisé est efficace sont rares et le flou généré ne facilite pas la prise en charge.

Ceci ne veut pas dire qu'il faille se complaire dans la répétition du mot « cancer » : l'information faite, les choses calées, un peu de distance, voire un rien de dérision rendront la vie plus vivable : « On va l'enlever bientôt, ce crabe ? ».

3) Les détails de la microscopie peuvent justifier des commentaires variablement développés selon le receveur et son mode réactionnel : le mode technique est plus propice à aller dans le détail que le mode émotionnel. Toutefois, la différence nosologique entre un cancer endocanalaire et un infiltrant est accessible à des mots simples et utile à exprimer. Une annonce claire, c'est aussi le fondement pour se battre contre la maladie, c'est la fin d'une période d'incertitude, presque un soulagement, dans cette chronologie des événements.

4) Les grandes lignes du traitement attendu sont énoncées, sous réserve des résultats à venir : la patient doit savoir ce qui peut arriver, sachant qu'il y aura un avis collégial (la réunion concertation pluridisciplinaire ou RCP), et que le moment de l'annonce est suffisamment émotionnel pour que l'on ne s'étende pas sur les détails techniques qui seront d'ailleurs peut être oubliés, noyés dans l'annonce elle-même. Mais il faut montrer son accord pour répondre à toute question, sans s'engager sur les domaines qu'on ne maîtrise pas. « Vous sortez de mon domaine ». L'éventualité d'une mammectomie ou d'une chimiothérapie première peuvent être évoquées si la patiente le demande car il faut répondre à toute question : ceci relève toutefois clairement du Plan Personnalisé de Soins (PPS) et donc d'une annonce retardée puisque dépendant de la RCP. C'est sans doute préférable compte tenu de la lourdeur du traitement et de la difficulté du vécu.

5) Les mots

Il y a toujours des mots à ne pas prononcer : tout ce qui a rapport avec le deuil, la guerre, la chasse, l'artillerie, la balistique, la malchance… ainsi que tous les commentaires appréciatifs : « malheureusement », « bien triste »…

Mais parallèlement, il y a toujours au moins un mot qui va accrocher le cerveau hypersensible du receveur de l'information, qui, dans l'émotion, a pour réflexe de cristalliser. Ce peut être un mot, mais aussi une expression, ou une attitude du donneur d'information. L'événement peut être regrettable – et il faut alors s'en excuser – mais pour une part inévitable : même si l'on choisit les mots vrais plus que spectaculaires ou violents, cette communication est violente par essence et le médecin ne doit pas culpabiliser de cette situation.

6) Les « à-côté »

Commençons par un « détail », un cancer, c'est aussi, pêle-mêle : l'assureur qui refuse sa garantie, la libido – réciproque – qui chute, la famille qui se détourne, ne sachant comment parler – ce n'est pas si facile –, le conjoint qui manque de courage et s'enfuit, l'héritier soudain plus attentif, l'associé inquiet, la famille aimée trop lointaine, les tenues à rayures des condamnés (pyjamas et robes de chambre)...

Tous ces événements sont caricaturaux et ne se produisent que rarement, mais ce sont autant de craintes simultanées que les patientes ressentiront plus ou moins confusément.

7) Déminage

L'annonce est violente par nature, et peut dégénérer en situation conflictuelle. Aussi, la connaissance des bases des techniques de communication émotionnelle est utile. Quelques principes extraits du chapitre correspondant du livre de David Servan-Schreiber (*Guérir le stress, l'anxiété et la dépression*, 2010) :

- remplacer tout jugement par une observation objective ;
- exprimer ce que l'on ressent sans juger l'autre ;
- parler au bon interlocuteur (garder la patiente comme premier receveur) ;
- choisir le bon moment et le bon endroit ;
- avoir une approche amicale (appeler les patientes par leur nom et rappeler les antériorités positives) ;
- avoir un comportement objectif ;
- écouter les émotions ;
- accepter et exprimer l'espoir déçu (de bénignité) ;
- écouter avec le cœur et faire parler : poser les « questions de l'ELFE » :
    - **q**ue s'est-il passé ?
    - quelle **é**motion avons nous ressenti ?
    - quel a été **l**e plus difficile pour vous ?
    - qu'est-ce qui vous aide à **f**aire face ?
    - **e**mpathie : partageons le fardeau !

Il ne s'agit pas de recettes mais bien d'avoir les moyens d'entrer dans un état d'esprit d'échange, d'aide et de compréhension.

Terminer l'entretien : l'environnement

Donner les **grandes lignes des traitements** possibles a permis à la patiente d'appréhender globalement son avenir et il est primordial qu'elle « ne se sente pas perdue dans un monde hospitalier glacé et hostile » ou pire encore qu'elle se sente soumise à des événements aléatoires. Parallèlement, depuis le premier Plan Cancer, les décisions

importantes sont collégiales et ceci doit être exprimé comme un facteur de qualité et non d'incertitude.
On va donc **flécher le parcours** de la patiente : par exemple, il est préférable de lui donner son prochain rendez-vous, de lui trouver les contacts nécessaires, plutôt que de lui annoncer qu'elle sera appelée sous quelques jours (facteur d'incertitude), même s'il s'agit dans un premier temps de revoir le médecin traitant ou le gynécologue.
Le **choix de ses médecins** est un droit fondamental des patientes : il faut donc à la fois lui montrer que des équipes cohérentes existent et à la fois lui laisser ses choix, en harmonie avec ses praticiens habituels : citer les équipes possibles et renvoyer au choix partagé avec le médecin traitant est une voie, tout en restant à disposition. L'absence de signe de contrainte est un déterminant de la confiance.
Résumer l'entretien, en rendre compte, replacer dans la situation générale est un moment de synthèse important : la dictée devant la patiente et son conjoint est souvent utile, chacun sachant alors ce qui a été écrit.
La **mise au courant systématique des correspondants** (médecin traitant et gynécologue) est un élément de politesse déontologique mais aussi de sécurité. Le dossier est évidemment à disposition de la patiente.
Enfin, l'**ouverture à d'autres questions** doit être réaffirmée, sachant et rappelant qu'il y aura d'autres moments d'échange.

« Docteur, surtout, il ne faut pas lui dire ! »
Cette situation mérite d'être développée dans ce jeu de rôle complexe : Qui protège qui ? Comment croit-on que les médecins vont gérer en aval ? Que croit-on faire croire ? Voici une étape où l'on risque le conflit.
Les bases :
- La position de la famille n'est pas facile : elle doit accompagner et soutenir, mais n'a pas de compétence spécifique, et n'est informée que sur demande ou accord de la patiente. Elle est en état de crainte et de désarroi, mais ne sait pas comment se comporter.
- Il faut se recentrer sur l'intérêt de la patiente et de la relation médecin malade.
- La famille peut être effectivement porteuse d'arguments utiles à la gestion du cas : il faut l'écouter sincèrement mais elle ne décide pas à notre place de la conduite.
- La famille n'a pas de légitimité à imposer un comportement du médecin.
- Il y a une tendance à l'attitude de fuite dans le déni, de la part de la famille.

Les propositions :
1) Écouter sans s'engager et retenir les informations utiles.
2) Prendre un témoin dans la Famille et hiérarchiser la communication : le plus souvent le conjoint, tout désigné, pourra assister aux échanges, choisir avec la patiente quelle communication avec la Famille, et diffuser ce qu'ils auront décidé.
3) En règle, le déni et le mensonge collectifs ne fonctionnent pas. La patiente a vite fait de démêler l'écheveau et la confiance sera amoindrie.
4) Amortir, adapter, simplifier la Vérité : le reste est peu tenable, dans les faits.

Conclusion : Fiche ECCE (« voici » en latin)

E pour État d'Esprit :
- Ligne claire, sincérité, empathie
- 1 minute de révision (au moins)
- 1 minute de concentration (au moins)

C pour Conditions matérielles :
- Collaborateurs prévenus
- Temps disponible
- Dossier
- IPP : installation, positions respectives, posture
- Pas de téléphone

C pour Contenu :
- Le gros mot
- Détails de la pathologie microscopique et commentaires
- Grandes lignes du traitement attendu sous réserve des résultats à venir, et de la RCP
- Résumé et situation générale

E pour Environnement :
- Flécher le parcours : ce qui va se passer
- Donner le choix des équipes ; propositions ouvertes
- Dicter le compte-rendu de consultation en présence de la patiente
- Adresser une copie systématique aux correspondants et l'annoncer
- Proposer de rendre le dossier complet
- Avez-vous d'autres questions ?

Épilogue

Annoncer un cancer du sein est une tâche ardue et essentielle, exigeant les valeurs humaines qui sont au cœur de notre métier.

Cette action, régulièrement répétée par un médecin (celui qui prend en charge pour guérir), peut confiner à l'absurde, au sens philosophique du terme : sa fidélité à son idéal l'amène à une forme de violence psychologique qui l'atteint lui-même, alors que toute autre attitude mène à pire encore. Un praticien spécialisé fera cela plusieurs fois par semaine.

Allégorie mise à part, nous sommes proches du Sisyphe vu par Albert Camus en 1942 *(Le Mythe de Sisyphe)*, qui, ayant voulu rester sur Terre contre l'avis des Dieux avait été condamné à remonter en haut d'une montagne un rocher qui en redescendait toujours. Il assume ses choix jusqu'à la répétition d'une tâche éreintante qui scelle son destin. Les commentaires d'Albert Camus s'appliquent ici, toute proportion gardée : « *Sisyphe enseigne la fidélité supérieure qui nie les Dieux et soulève les rochers / La lutte elle-même vers les sommets suffit à remplir un cœur d'homme / Lui aussi juge que tout est bien* ».

Bien sûr, l'analogie a ses limites : nos rochers à nous sont humains et tous différents et notre comportement influe sur eux : notre charge d'annonce, d'accompagnement et de soins – si difficile soit-elle – leur est utile et parfois salutaire.

La chance d'aider précède l'espoir de guérir.
« *Il faut imaginer Sisyphe heureux* » dit Albert Camus (1942).

7-3 Paroles d'un oncologue médical – H. Curé

Introduction

L'annonce est un temps essentiel dans la prise en charge des patients atteints de cancer ; elle constitue peut être l'acte fondateur qui initie la relation soignante étroite entre le malade et son cancérologue référent.
Si celui-ci est l'oncologue médical, il est, par essence même au cœur du dispositif d'annonce qui comprend l'obligation d'information des patients et toute l'organisation pour faciliter l'accès des patients aux soins de support et à la recherche clinique.
C'est ainsi que l'information des patients et de leurs proches est dans un cadre formel dans lequel tout oncologue médical doit se contraindre. Mais au-delà de ce formalisme, nous aborderons les réflexions personnelles sur l'annonce issues de notre pratique médicale de longue date en Centre de Lutte Contre le Cancer.

L'annonce du cancer : cadre règlementaire et conséquences

L'obligation d'information d'une pathologie grave, dont le cancer, est régie par l'article 35 du Code de Déontologie médicale. Il est écrit que l'information doit être loyale, claire et appropriée.
• **Loyale :** l'information doit apparaître suffisante au patient pour permettre à l'oncologue médical d'engager pour lui tout acte diagnostique et thérapeutique.
• **Claire :** l'information doit être aussi compréhensible que possible et, pour cela, qui d'autre mieux placé que le patient lui-même est en mesure d'énoncer qu'il a parfaitement compris ou non les explications qui lui ont été fournies ?
• **Appropriée :** l'information doit tenir compte de la maladie, de sa gravité et de son pronostic mais aussi du niveau de compréhension du malade, lequel tient compte lui-même de son niveau socio-culturel. L'information doit être aussi appropriée aux traitements qui seront proposés en mettant un accent tout particulier sur les effets secondaires principaux attendus, les éventuelles séquelles à court, moyen ou long terme.
Ce cadre règlementaire de l'annonce d'une pathologie grave n'est jusqu'à présent jamais allé au-delà du consentement tacite. Il reste la règle, et les juridictions n'envisagent pas d'imposer la preuve par l'écrit afin d'éviter les dérives telles que l'information simulacre, l'information exhaustive ou l'information solennelle. Et en cas de litige, il appartient seulement au médecin d'apporter la preuve qu'il a donné au patient l'information souhaitable.
Relativement à l'annonce du cancer, ce cadre règlementaire a été précisé par le rapport de la Commission d'Orientation sur le cancer du Plan Santé 2003. Il a été défini que l'annonce du cancer nécessiterait « une consultation longue et spécifique, dédiée à

l'annonce du diagnostic (initiale ou différée), du plan thérapeutique ou d'une éventuelle récidive. Cette consultation constitue un moment privilégié où s'expliquent la pathologie et la stratégie thérapeutique qui ont été retenus par l'équipe de concertation pluridisciplinaire ».

Sur cette base, le 1er Plan Cancer (2003-2007) a émis une recommandation principale pour l'annonce qui est la mesure 40. Et pour préciser cette mesure, un dispositif expérimental d'annonce a été mis en place en mars 2004 par la Ligue Nationale Contre le Cancer et l'Institut National du Cancer (INCa). Ce dispositif a porté sur 37 projets concernant 58 établissements. Il en est sorti les recommandations suivantes, à savoir :

- un temps médical spécifiquement dédié pour l'annonce et pour PPS, celui-ci après discussion formalisée en RCP ;
- un temps d'accompagnement soignant, *a priori* infirmier, pour l'écoute, la reformulation et l'orientation vers d'autres professionnels ;
- une organisation pour faciliter l'accès à une équipe impliquée dans les soins de support ;
- un temps d'articulation avec la médecine de ville.

C'est ainsi que le cadre règlementaire de l'annonce du cancer s'inscrit dans le « nouveau parcours du malade » qui comprend des temps spécifiques pour l'information du patient et de ses proches, temps qui doivent être organisés dans toute structure de soins autorisée aux traitements du cancer.

L'annonce du cancer selon les situations cliniques

L'annonce chez un nouveau patient

Toute première annonce est un moment essentiel au cours duquel l'oncologue médical explique avec la compétence propre qui est la sienne, le diagnostic du cancer, son stade et éventuellement son pronostic.

Souvent dans le même temps, l'oncologue médical expliquera le PPS avec remise d'un document qui servira de support pour le malade.

Enfin, l'oncologue référent mettra à la disposition de son patient toute la structuration de son équipe et/ou de son établissement au sujet des soins de support et pour faciliter l'accès aux nouveaux médicaments et aux nouvelles stratégies thérapeutiques.

Il s'agit donc d'un temps fort, de durée non négligeable qui est rarement de moins de 30 minutes. Et la somme d'informations fournies est telle qu'il est nécessaire d'avoir recours à une consultation de reformulation infirmière de préférence décalée dans le temps de quelques jours.

En tout cas, la 1re annonce est le début d'une longue histoire qui liera le patient et son cancérologue qui deviendra de fait le référent au cours de tout le parcours de soins du malade.

L'annonce d'une rechute

En cas d'évolution de la maladie cancéreuse et à chaque changement de traitement décidé d'une façon concertée et pluridisciplinaire (ou en RCP), il est nécessaire de recourir à une nouvelle consultation d'annonce. Sa difficulté pourra s'avérer encore plus importante que la 1re annonce du fait de la charge émotionnelle encore plus importante aussi bien pour le patient et ses proches que pour l'oncologue médical.

L'annonce d'inclusion dans un essai thérapeutique

L'annonce pour inclure un patient dans un essai thérapeutique est soumise à un cadre législatif qui est celui de la loi du 20 décembre 1988 (loi de la recherche biomédicale du Professeur Huriet/Sérusclat). Elle aboutit à l'obtention d'un consentement signé après avoir fourni toutes les explications verbales et écrites. Cette annonce pour un oncologue médical est souvent facilitée par le soutien d'une Attachée de Recherche Clinique (ARC) et d'une infirmière de recherche clinique (IRC). Pour autant, l'information à fournir au patient et à ses proches peut s'avérer d'un niveau technique important qui ne doit pas être dénué d'humanité. Fort heureusement, aujourd'hui, grâce à internet, les patients sont de plus en plus confiants dans la recherche clinique voire demandeurs d'accéder à de nouvelles molécules ou de nouvelles stratégies thérapeutiques.

L'annonce chez une personne âgée atteinte de cancer

L'annonce du diagnostic de cancer chez une personne âgée peut s'avérer en première analyse plus facile partant du principe d'un fatalisme plus important des patients avec l'âge. Pour autant, cette annonce peut être difficile pour la personne malade elle-même mais aussi et surtout pour ses proches qui confondent alors souvent diagnostic du cancer et imminence de la mort. C'est pourquoi, l'annonce dans cette situation ne peut que s'enrichir de l'apport de tous les acteurs d'une équipe complète d'oncogériatrie : gériatre, psycho-oncologue, assistante sociale…

L'annonce chez les jeunes adultes

Le cancer des jeunes est habituellement ressenti comme une profonde injustice. Cela amène à une violence voire à une révolte de la part du jeune malade. Fort heureusement, les cancers des jeunes, même s'ils sont habituellement plus graves, sont souvent beaucoup plus curables. La vraie difficulté relève de la connaissance et de l'explication des effets secondaires à moyen et long termes, notamment les effets sur la croissance, le coeur et la reproduction.

L'annonce est là aussi un moment fort puisqu'il envisage le jeune dans son avenir à long terme.

Réflexions personnelles sur l'annonce du cancer

Au-delà du cadre réglementaire de l'annonce du cancer et quelles que soient les situations cliniques auxquelles l'oncologue médical peut être soumis, je vous convie à partager ces quelques réflexions issues d'une pratique d'oncologue médical depuis près de 25 ans.

Annonce et temporalité : de tout temps, c'est du temps, c'est tout le temps

Dans ma pratique d'oncologue médical, l'annonce du cancer est de tout temps. Dès la 1re annonce chez le premier patient dont j'ai eu la charge, j'ai eu cette conscience aiguë du moment essentiel que constitue l'échange avec le patient pour lui expliquer sa maladie et les traitements.

Par ailleurs, l'annonce c'est du temps à donner. Ce temps spécifique a même tendance à s'allonger. C'est donc du temps à organiser. Mais ce temps doit rester une variable à ajuster en fonction de chacune des situations.

Enfin, l'annonce, c'est tout le temps : c'est le quotidien de l'oncologue médical qui doit « mettre au courant » régulièrement son patient et ses proches de la maladie, de son pronostic, de son évolution, de ses traitements, etc.

Annonce et relationnel : « la prise en soins »

Le colloque singulier médecin-patient est encore plus fort entre un oncologue médical et le malade et le moment de l'annonce amplifie encore plus cette rencontre entre un bien portant qui sait, l'oncologue médical, et un malade qui ne sait rien ou si peu.

C'est souvent un moment fort où l'oncologue médical exprime son engagement pour « la prise en soins » de son patient avec tout l'humanisme que cette situation requiert.

Annonce et soins : impact sur le malade

Dès lors que la parole n'est jamais dénuée d'effets, l'annonce a, il ne faut jamais en douter, un impact sur le malade ; ne parle-t-on pas de soigner les maux par les mots ? Pour autant, cet impact est difficilement évaluable en tout cas d'un point de vue objectif. Mais, le ressenti par le patient de l'annonce faite par son cancérologue référent restera souvent comme une trace indélébile.

Annonce et qualité de prise en charge

Comme il n'existe aucune annonce « idéale » du cancer, aucun indicateur classique de qualité ne pourra s'appliquer. La qualité sera donc celle tout à fait subjective ressentie par le patient. Et du reste, il serait illusoire de complexifier l'annonce par des paramètres chiffrés.

Annonce et responsabilité médicale : dicter en présence du malade

Le droit des patients et de leurs proches a être informés amène inéluctablement à des devoirs des oncologues et des établissements autorisés aux traitements du cancer à s'organiser pour optimiser l'annonce. Pour autant, la responsabilité de l'oncologue médical n'est nullement engagée sauf à ce qu'il ne puisse pas prouver qu'il ait donné au patient l'information souhaitée. Donc, charge à lui de tracer cette information fournie. Personnellement, depuis que je pratique la consultation en oncologie, je dicte mon courrier aux correspondants en présence du patient et des personnes qui l'accompagnent.

Annonce et formation : le mythe d'une formation au savoir-faire

Écrire que l'annonce du cancer ne s'apprend pas serait sûrement très abrupte et réducteur. Il n'existe« aucune bonne façon » d'annoncer. Il n'y a donc pas de technique à l'annonce qui puisse être enseignée encore moins de protocole d'annonces évaluables et reproductibles. Seule la communication peut aider avec des mises en situation sous la forme d'ateliers. Mais jamais le savoir-faire en matière d'annonce du cancer ne pourra faire l'objet d'une formation spécifique. C'est du moins ma réflexion à ce sujet.

Conclusion

L'annonce du cancer pour un oncologue médical est toujours un moment intense dans le colloque singulier avec son patient. Elle doit être loyale, claire et appropriée, c'est-à-dire tout simplement éthique et ne jamais tomber dans un cadre strictement réglementaire et déshumanisé. Pour autant, l'annonce doit aujourd'hui être partagée avec l'ensemble des acteurs de la prise en charge du malade. Cela nécessite donc de tracer cette information, ce d'autant plus que la pratique des soins du cancer amènera de plus en plus à des délégations de tâches du fait de l'importance du nombre de patients atteints de cancer et du peu d'oncologues médicaux pour satisfaire à la demande. Par ailleurs, la prise en charge essentiellement ambulatoire du malade cancéreux amène forcément à partager le savoir vers des personnels de proximité. Tout cela amène à penser que l'annonce du cancer, plutôt les annonces du cancer, doivent s'ancrer beaucoup plus dans « la vraie vie » de nos patients et se réaliser au fil de l'eau en fonction des besoins.

7-4 Paroles d'un chirurgien – R. Kianmanesh

La chirurgie : une étape fréquente et angoissante d'un projet multidisciplinaire

Les techniques opératoires, plus ou moins spécialisées, concernent aujourd'hui plus de deux patients sur trois atteints d'un cancer. Ces techniques qui intègrent l'acte chirurgical et les étapes d'anesthésie-réanimation font parties intégrantes de la prise en charge globale d'un malade ayant un cancer. L'étape chirurgicale, surtout si elle est à visée « curative », reste une étape à la fois angoissante mais apportant de l'espoir pour les malades et leurs proches.

Le chirurgien oncologue et son équipe font donc partie intégrante du projet multidisciplinaire thérapeutique. Ce projet est de plus en plus multimodal, c'est-à-dire comporte l'adjonction dans le temps de plusieurs principes thérapeutiques. Comme la chirurgie d'exérèse, la chimiothérapie et la radiothérapie font partie du principal angle d'approche de la question des soins et de l'activité hospitalière oncologique. Dans la représentation de cette dimension spécifique de la cancérologie qu'est la chirurgie oncologique, les situations et modalités de mise en scène sont restreintes. La situation est souvent double : soit le cancer est de découverte fortuite, alors le chirurgien et l'oncologue doivent faire l'annonce d'un cancer déjà opéré ; soit le cancer est devant un projet thérapeutique comportant une chirurgie plus spécialisé. Dans ce dernier cas, les modalités de la prise en charge par le chirurgien sont aussi doubles : pédagogiques et démonstratives.

Le chirurgien : un acteur qui reste principal « bistouri en main »

Le chirurgien comme acteur au premier plan a un rôle plus spectaculaire « bistouri en main ». On voit ainsi dans les médias des reportages et dossiers où le sang atteste de

la réalité d'une étape spirituelle, où la nouveauté des techniques d'intervention chirurgicale sont un des arguments de fiabilité et d'espérance de malades ayant une pathologie maligne, ce qui augmente l'espérance de beaucoup de malade face à la Chirurgie qu'ils doivent « subir ». Curieusement pour un chirurgien oncologue, c'est de plus en plus la chimiosensibilité de la maladie et la multidisciplinarité qui compte plus que l'étape « bistouri »...
Le chirurgien oncologue est donc plus rarement que les médecins au premier plan. Ceci reste souvent paradoxal car par sa technicité et spécialisation de son équipe il reste souvent le décideur et l'acteur principal du succès de la chirurgie. Il a devant lui l'arsenal classique et des instruments modernes pour éliminer la maladie qui ronge le corps et l'esprit des malades. Les malades et leurs familles sont donc à la fois inquiets et en grande attente face à leur consultation d'oncochirurgie. Ils ont, de plus en plus, été mis au courant de leur diagnostic voire ont eu une ou plusieurs étapes thérapeutiques telle que la chimio-radiothérapie avant cette consultation. Cependant, pour la plupart d'entre eux, le chemin qui mène à une chirurgie d'exérèse reste un nouveau départ. Ceci, explique que malgré les risques et leurs inquiétudes, peu de malades refuseront une intervention chirurgicale lourde et risquée.

Le chirurgien à l'écoute face à un malade en attente

On peut schématiquement considérer que face au chirurgien oncologue, le malade qui était souvent réduit à un nom, âge, numéro, avec sa tumeur, son stade d'évolution et/ou à un bilan d'imagerie, devient en quelques minutes un être humain en grande attente d'explications sans mensonge ni prétentieux et avec humanité. Le chirurgien oncologue a donc un double rôle face aux malades ; d'abord, un rôle d'écoute, puis un rôle d'explication.
Il va réinterroger le malade, passer du temps à apprécier son état physique mais aussi psychologique. Il doit faire comprendre qu'il est attentif à l'état du patient et non pas seulement à l'état (progression) de sa maladie. Même si le dossier a été discuté plusieurs dizaines de fois en réunions multidisciplinaires, il doit s'obliger à faire un effort de réécrire l'histoire de maladie. Cette étape dure en général près de la moitié du temps de la consultation. Il permet de créer un lien humain entre le malade et son chirurgien. Le chirurgien se doit de ne pas augmenter l'anxiété des malades et les membres de leurs familles souvent présents, il a un ton constant et déterminé et connaît parfaitement le dossier des malades. Il rassure le malade et sa famille et ouvre l'indispensable étape de la confiance que le chirurgien doit livrer aux malades tout en l'examinant.

Le chirurgien pédagogue

Une fois l'étape de l'examen clinique terminée, le chirurgien devient pédagogue. Son annonce du projet chirurgical doit être informative, concise et précise. La précision et la simplification de ses explications techniques, parfois au prix d'une répétition, permettent une meilleure prise de conscience de l'acte tout en n'augmentant pas l'anxiété des malades.

Ces explications vont peu à peu jusqu'à la période préopératoire et souvent après avoir créé la nécessaire étape de régression psychologique entre le malade et l'équipe chirurgicale. Pour faciliter l'information, le chirurgien peut tenir compte du niveau de la connaissance socio-médicale du malade et sa famille. Très souvent, les malades ont eu recours à internet. Cela ne facilite pas la tâche du chirurgien qui doit, tout en répondant à leurs questions, clarifier les options possible pour les malades.

En dehors de l'annonce du cancer, le chirurgien oncologue explique à son malade, sans rentrer dans les détails le pourquoi du choix des techniques interventionnelles, ainsi que les principales complications attendues et leur gravité, la durée d'intervention et de séjour en moyenne. La connaissance, l'analyse, voire les publications des résultats du centre, permettent de mieux connaître les complications et ainsi d'anticiper les traitements. Les interventions simples sont souvent montrées sous forme de brochures ou expliquées par dessins aux malades lors de la consultation. Cela permet aux malades de mieux se prendre en charge, surtout lors de la survenue d'une complication, et ainsi de diminuer le stress.

La lettre aux correspondants : un lien indispensable

La lettre aux correspondants, dictée souvent devant le malade et parfois sa famille, est une étape déterminante pour montrer le lien indispensable que l'on voudrait garder avec l'ensemble des correspondants, tout en résumant en quelques lignes le principe et les dates de la prise en charge. Avec maturité, le malade constate une humanité et une transparence des éléments donnés lors de cette consultation par le chirurgien aux correspondants. Il arrive même que le malade réclame une copie de la lettre d'annonce pour lui-même.

L'anesthésie : comme un voyage en avion

La consultation de l'anesthésie succèdent souvent à celle de la chirurgie et reste une étape indispensable tant que le plan humain que médical. Elle est souvent moins « oncologique » et plus technique, ce qui a des avantages théoriques.

Le premier but des médecins anesthésistes est d'accompagner, soigner et surveiller le malade avant, pendant et après le voyage que représente l'anesthésie. Cette étape a des similitudes organisationnelles avec un voyage en avion. L'équipe anesthésique est la compagnie aérienne, l'hôpital l'aéroport et le pilote l'anesthésiste. Chacun connaît les procédures. Les dossiers sont rediscutés en staff d'anesthésie de sorte à ce que chacun des membres de l'équipe d'anesthésie puissent endormir en toute sécurité le malade.

Par leur compétence et la rigueur de leurs procédures « standardisées » les équipes d'anesthésie contribuent à « banaliser » l'intervention chirurgicale et ses risques sur le plan anesthésique. Le malade pose souvent très peu de questions sur sa pathologie tumorale ou les suites à long terme de l'intervention durant cette consultation. De ce fait, la « banalisation » de l'acte et la dissociation entre la prise en charge oncologique médico-chirurgicale et le plateau technique anesthésie-réanimation permet de laisser de côté les considérations d'ordre oncologiques et fait considérer les malades ayant une pathologie maligne lourde comme tout autre malade au sein de la structure hospitalière.

L'expérience rassurante de l'équipe soignante

C'est là que la compétence, la réputation de l'équipe soignante et le lieu de la prise en charge prennent toute leur importance. Quel que soit le type de l'intervention chirurgicale, le chirurgien est aux yeux des malades celui qui va pratiquer l'acte décidé par l'ensemble de médecins présents lors des discussions multidisciplinaires. L'expérience de l'équipe soignante et le plateau technique rassurent les malades et leurs familles.

L'information postopératoire

Après l'intervention chirurgicale, le malade, les membres sélectionnés de la famille, le médecin traitant et l'oncologue médical sont informés du déroulement et des résultats de l'intervention chirurgicale. Très souvent, ce n'est qu'après une dizaine de jours (après avoir reçu les analyses anatomopathologiques) qu'une réunion multidisciplinaire déterminera les suites à donner au projet thérapeutique.
L'Espoir fait vivre…

7-5 Paroles d'un radiothérapeute – B. Cutuli

« L'accueil en radiothérapie : toujours avec respect, sourire, chaleur humaine »

Introduction

Principe

La radiothérapie (RT) consiste en l'utilisation des radiations ionisantes dans le traitement des cancers, avec une action la plus sélective possible sur les tumeurs et une épargne maximale des tissus sains adjacents.

Une place majeure

La RT occupe une place majeure dans le traitement curatif de plus de 60 % des cancers, soit chez environ 220 000 nouveaux patients par an ; la RT a aussi une place importante dans le traitement des récidives et des métastases avec une amélioration très importante des symptômes et de la qualité de vie.

Seule ou en association dans une stratégie thérapeutique complexe

La RT peut être utilisée seule (ex. : cancer du larynx, de la prostate) ou le plus souvent en association avec la chimiothérapie et/ou avant ou après la chirurgie (cancers du sein, du rectum, du col utérin, sarcomes, etc.) afin d'optimiser le contrôle locorégional de la maladie qui a un impact important sur la survie et la guérison. La RT s'intègre donc souvent dans une stratégie thérapeutique complexe.

Des progrès techniques importants

Depuis les années 1980, de très importants progrès techniques ont permis d'améliorer l'efficacité de la RT, avec une « focalisation » des rayonnements de plus en plus précise au niveau des tumeurs et une réduction des effets secondaires par une épargne de plus en plus importante des tissus sains et des « organes critiques » adjacents.
Cela a été possible grâce aux remplacement des anciens appareils de « Télécobalt » par des accélérateurs linéaires de plus en plus perfectionnés, à l'intégration des données de nouvelles techniques d'imagerie (scanner et IRM), ainsi qu'à l'optimisation des outils informatiques permettant de réaliser une « programmation » des traitements avec des techniques de plus en plus « conformationnelles ».

Les « rayons » : mythes et réalités

Mystère, crainte, et angoisse

Dans l'inconscient collectif et encore plus dans celui de beaucoup de patients, les traitements pour « rayons » restent entourés d'un halo de mystère, de crainte, voire d'angoisse.

Guerre et accidents occultant l'énorme bénéfice

Les expériences de la guerre, l'accident de Tchernobyl et plus généralement « la peur de l'atome et du nucléaire » constituent des images fortes dont il est parfois difficile de se détacher. Quelques accidents récents ont malheureusement accentué cet aspect en occultant l'énorme bénéfice global de la RT, qui guérit (seule ou en association avec d'autres armes thérapeutiques) environ 45 % des cancers.

La 1re consultation patient-radiothérapeute

Le dispositif d'annonce

Le dispositif d'annonce est une des mesures importantes énoncées dans le plan cancer 2003 (mesures 39 et 40) :

- N° 39 : qui doit « *rendre le système de prise en charge du cancer transparent et compréhensible pour les patients* ».
- N° 40 : et « *permettre aux patients de bénéficier de meilleurs conditions d'annonce de diagnostic de la maladie* ».

Un moment fondamental

C'est un moment fondamental, souvent vécu avec anxiété, où le « radiothérapeute-référent », qui va suivre son patient tout au long du parcours thérapeutique, le plus souvent pendant des années, doit apporter informations, explications, réassurance, confiance et soutien émotionnel.

Cette consultation est la première étape de « l'annonce » en RT. Elle doit se dérouler dans un endroit calme, en règle générale dans le bureau du médecin. Elle doit être longue, de 30 à 40 minutes en fonction de la complexité de la maladie et de la personnalité du patient.

Relecture du dossier

Personnellement, je relis toujours succinctement les principaux éléments du dossier clinique d'un patient avant de le « découvrir » en première consultation. Cela permet de recadrer la stratégie thérapeutique, notamment par rapport aux traitements déjà réalisés ou à prévoir, ainsi que se faire une idée du pronostic et d'évaluer les principaux antécédents médicaux qui pourraient avoir une influence importante pour le déroulement et/ou les modalités de la RT à proposer.
Le tableau I résume les principaux éléments à connaître par le radiothérapeute avant de débuter la consultation.

Tableau I – Connaissances indispensables pour intégrer la RT dans la stratégie cancérologique globale (association avec chirurgie et/ou chimiothérapie).

Connaissances indispensables préthérapeutiques :
- Du stade tumoral (bilan clinique + imagerie)
- Du potentiel évolutif de la lésion (type histologique, extension)
- Des interactions possibles avec les autres traitements déjà réalisés ou à prévoir (chimiothérapie, biothérapie, hormonothérapie, chirurgie…)
- De l'âge et des antécédents du patient d'où modulation adaptée à chaque malade de :
  - volumes à traiter ;
  - dose totale ;
  - fractionnement (dose/séance) ;
  - et étalement (durée globale).

Savoir écouter pour comprendre

Ce premier « dialogue singulier » avec le patient (qui vient seul ou accompagné par un membre de sa famille ou un ami) ne peut pas du tout être « standardisé ». Il faut tout d'abord « cerner » la personnalité du consultant, son environnement, son activité professionnelle, ses antécédents médicaux plus ou moins lourds et son éventuelle inquiétude par rapport au(x) traitement(s). Il faut savoir écouter pour comprendre comment la maladie et les traitements ont déjà été perçus jusqu'à ce moment, leurs possibles conséquences au niveau personnel, du couple, de sa famille et/ou de son environnement professionnel.

Variabilité des situations

La variabilité des situations est très importante, et l'approche ne sera pas la même auprès d'une patiente ayant une petite tumeur mammaire de très bon pronostic découverte par dépistage mammographique, par rapport à un patient ayant un cancer prostatique, pulmonaire ou rectal avancé.
Comme on l'a vu, la RT peut être utilisée seule, en association avec la chimiothérapie (ex. : maladie de Hodgkin, cancer du rectum, de l'œsophage), mais le plus souvent en situation postopératoire (et parfois en préopératoire). Dans un certain nombre de cas,

le patient sait donc qu'il va bénéficier d'une RT, alors que parfois il est dans l'incertitude de l'indication.

Rappel sur la maladie

Dans tous les cas, après vérification de la cohérence de tous les éléments médicaux du dossier (y compris radiologique) qui parfois font défaut lors de cette consultation initiale, il est très important de faire un « rappel » sur les données de la maladie, et cela malgré les explications généralement déjà fournies par d'autres confrères.

Il est aussi indispensable de faire comprendre précisément l'intérêt de la RT, son impact sur le contrôle local et la survie, car parfois les patients n'en comprennent pas bien l'utilité, surtout quand une chirurgie d'exérèse large a déjà été réalisée.

Expliquer clairement les étapes de prise en charge

Ensuite, et plusieurs enquêtes l'ont montré, il est nécessaire d'expliquer très clairement le déroulement du traitement, les possibles effets secondaires et les modalités de surveillance.

Il faut clairement détailler les étapes de préparation de la RT, à savoir les examens radiologiques complémentaires (scanner/IRM), la procédure de centrage ou simulation (classique ou virtuelle), les modalités de celle-ci et du traitement ultérieur. Il faut bien préciser les différentes durées de ces étapes, ainsi que la possibilité de changements d'appareils au cours du traitement, planifiées (traitement combiné) ou nécessaire en cas de panne ou de maintenance.

Le radiothérapeute et son équipe

Afin de le rassurer, il faut préciser au patient que tout ce travail de préparation, vérification et suivi du traitement est réalisé en collaboration avec une équipe de manipulateurs, dosimétristes et physiciens qui procèdent à des vérifications poussées très régulières afin d'optimiser chaque traitement et veiller au bon fonctionnement des appareils.

Les salles et les machines : « nommer le réel, c'est l'apprivoiser »

Il est également important de montrer au patient des images des salles de traitement et des machines, qui sont parfois perçues avec angoisse, et désignées comme : « énormes », « menaçantes »…

En fait, « nommer le réel, c'est l'apprivoiser »… et la réponse à ce besoin d'information est fondamentale, car dans le cas contraire, le patient essaie de trouver d'autres sources d'information, parfois inexactes, voire déformées et/ou mal interprétées, souvent génératrices d'inquiétudes injustifiées.

Un moment capital : expliquer les possibles effets secondaires et leur prise en charge

Un moment capital dans ce premier dialogue médecin-patient est celui de l'explication des possibles effets secondaires. Ceux-ci sont très variables en fonction de la tumeur traitée, du volume à irradier, des traitements préalables réalisés, des antécédents du patient, de certaines susceptibilités individuelles ainsi que, en partie, de l'approche globale de la maladie (fig. 1). Il est indispensable d'expliquer la fréquence de survenue, leur délai d'apparition, leur intensité ainsi que les possibilités de prévention et de curabilité.

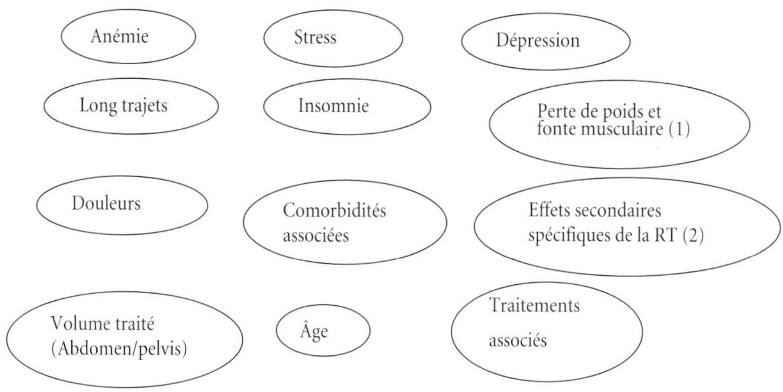

(1) : dépend en partie du stade de la maladie
(2) : dépend de la tumeur traitée, de la dose délivrée

Fig. 1 – Principaux éléments pouvant causer ou aggraver la fatigue au cours d'un traitement par radiothérapie externe.

La remise de documents de conseils

Pour chaque localisation tumorale, différents documents sont donc remis, incluant des conseils vestimentaires, d'hygiène et éventuellement des régimes alimentaires. Les grandes lignes sont clairement répétées, car elles sont très importantes pour une bonne tolérance de la RT ainsi que l'adhésion au traitement.

Les « visites de contrôle »

Il faut enfin expliquer au patient que tout au long du traitement, dont la durée peut varier entre trois et huit semaines, il y a des « visite de contrôle », qui sont en règle générale courtes, faites simplement pour vérifier la bonne tolérance physique et psychologique à la RT.
Il est possible lors de ces visites de délivrer différents produits pour limiter très rapidement (et rendre supportables) d'éventuels symptômes pouvant survenir au décours de la RT (ex. : diarrhées, dysphagie, irritation cutanée, etc.)

Contact possible si problème

Il faut expliquer également au patient qu'il peut quotidiennement s'adresser aux manipulateurs pour tout problème particulier et qu'un contact téléphonique permanent est possible avec son radiothérapeute référent ou un autre médecin du service, sans oublier de lui préciser qu'il peut également toujours s'adresser à son médecin traitant.

Visite complémentaire et reformulation par manipulatrice

Après la première consultation, le patient est accompagné pour une « visite complémentaire » au cours d'une nouvelle consultation d'annonce réalisée par une manipulatrice qui lui ré-explique les principales modalités de déroulement du traitement (centrage, séances quotidiennes, visites chez le médecin) et lui montre les différentes salles d'attentes pour les appareils.

Le contrôle des machines qui rassure le patient

Le patient doit également être informé des très fréquents contrôles qui sont réalisés sous les appareils (imagerie portale) et qui sont indispensables afin de s'assurer de la reproductibilité du positionnement des différents faisceaux d'irradiation par rapport à l'ensemble des « repères anatomiques » définis lors de la simulation (centrage).

Tous ces éléments font que rapidement le patient reprend confiance et se sent rassuré au cours du traitement. Le plus souvent, quelques explications simples et/ou quelques conseils complémentaires permettent de répondre à la plupart des questions et rassurer le patient.

Se sentir en confiance en terrain connu

Après avoir réalisé les étapes initiales de « préparation » du traitement, le patient commence à connaître le service (qui lui apparaît parfois un peu au départ comme un labyrinthe) et à se sentir plus en confiance. Grâce à la qualité de l'information initiale, les différents symptômes et effets secondaires sont vécus sans angoisse et peuvent être très rapidement traités grâce aux médicaments fournis par le radiothérapeute lors de la première consultation en association aux conseils renouvelés lors des consultations de surveillance hebdomadaire.

Les informations clés

Lors de la consultation initiale, le radiothérapeute référent doit enfin expliquer également un certain nombre de notions qui sont parfois source d'inquiétude pour les patients, à savoir :

- l'absence d'interférence directe de la RT avec la prise des médicaments habituels (mais en faisant attention aux problèmes de dysphagie et vomissements qui peuvent constituer parfois une difficulté pour certains patients) ;
- l'absence de risque lors des contacts avec les proches, notamment les enfants : « *Le patient traité par radiothérapie n'est pas « radioactif » !*
- la possibilité de poursuivre, à plein temps ou à temps partiel, son travail habituel si c'est le souhait du patient (cela a parfois un rôle psychologique très bénéfique) ;
- la possibilité de consulter un autre professionnel de santé pour améliorer la prise en charge : onco-psychologue, diététicienne, esthéticienne, sophrologue, tabacologue, assistante sociale…
- la notion de « surveillance post-thérapeutique », avec une première consultation post-radiothérapique 4 à 6 semaines après la fin du traitement et une surveillance carcinologique à plus long terme, le plus souvent en alternance avec d'autres spécialistes.

La fatigue : symptôme fréquent et redouté à prendre en charge

La fatigue est un symptôme fréquent et redouté par les malades. Son diagnostic et sa prise en charge sont donc importants.

La RT est souvent précédée d'une chimiothérapie (cancer du sein, de la sphère ORL), ce qui accentue la fatigue ressentie par les patients. La fatigue peut aussi être causée et/ou aggravée par de multiples autres facteurs (fig. 1) qui souvent se potentialisent entre eux.

La reprise d'une activité physique modérée mais régulière est très fortement conseillée, car elle apporte un bénéfice physique et psychologique important et, pour certaines tumeurs, semble également réduire le risque de récidive à long terme (sein, côlon).

Conclusion : une indispensable approche empathique globale

La radiothérapie est une discipline très technique qui s'intègre souvent dans un long parcours cancérologique avec la chirurgie et la chimiothérapie.
Cette technicité de la RT ne doit pas occulter une approche très humaine et rassurante, nécessitant de nombreuses explications, des conseils, ainsi qu'une écoute et un soutien permanents avant, pendant et après le traitement, dans le cadre d'une approche emphatique globale (fig. 2).

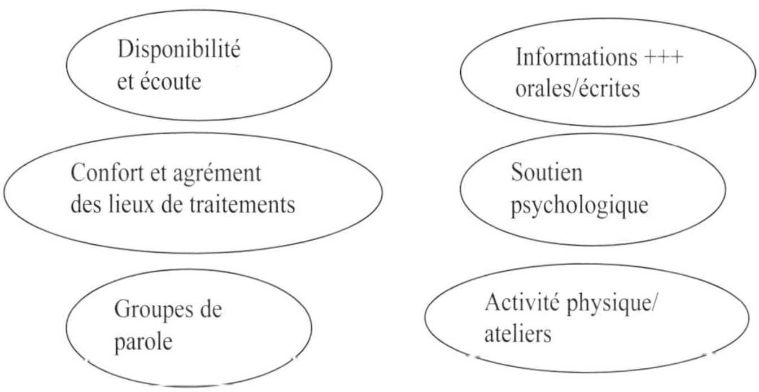

Et toujours : avec respect, sourire, chaleur humaine.

Fig. 2 – L'approche emphatique globale… ou l'accueil en radiothérapie.

7-6 Paroles d'un attaché de recherche clinique (ARC) – E. Marquis

Attaché de recherche clinique : un nouveau métier

Attaché de recherche clinique (ARC) est un nouveau métier paramédical. Son rôle est d'aider le médecin et de coordonner localement des essais cliniques de manière à ce qu'ils se déroulent conformément au protocole et aux règles de bonnes pratiques de recherche. L'ARC est également l'interface entre le promoteur, qui organise la recherche et le médecin.
Il fait connaissance des patients lors des consultations d'annonce et les accompagne tout au long de leur traitement, parfois même sur plusieurs années.

La consultation : un carrefour émotionnel et décisionnel

La consultation d'annonce est un carrefour émotionnel et décisionnel. Lorsque le patient arrive en consultation d'annonce, c'est au terme d'un parcours médical plus ou moins long (rendez-vous avec des médecins, examens radiologiques, endoscopiques, prélèvements, etc.). Il sait qu'il y a un problème et il a eu tout le temps de se charger en émotions, hypothèses et attentes diverses.

La consultation d'annonce marque donc non seulement la fin des examens diagnostics, mais elle se doit aussi de répondre aux interrogations du patient afin qu'il puisse prendre les bonnes décisions concernant sa prise en charge. La tâche du médecin est difficile car il doit trouver les mots et les attitudes justes dans le délai imparti de la consultation pour écouter, informer et rassurer le patient. Cela passe très certainement par une attitude PROSEIC.

Le patient n'est plus spectateur, il est au cœur des décisions

De nos jours, le patient n'est plus spectateur de sa maladie, il est au cœur des décisions, soutenu par le corps médical qui lui donne les bonnes informations.

Proposer un essai thérapeutique

Une façon pour augmenter l'investissement du patient dans sa décision thérapeutique peut être la proposition d'une participation à un essai thérapeutique. Cela implique la présentation d'un document appelé « consentement éclairé » (document allant de 2 à plus de 20 pages) expliquant très clairement tous les risques et bénéfices encourus par le patient qui participe à la recherche. Le discours du médecin doit être adapté au patient afin de pourvoir délivrer une information claire et compréhensible.

Consentement éclairé et ne pas vouloir entendre le mot « cancer »

Je me souviens d'un patient qui ne souhaitait pas entendre le mot « cancer », or nous lui avions proposé un essai thérapeutique et dans le consentement éclairé le mot cancer était écrit dès le titre du document. Le médecin s'est adapté au souhait du patient, qui a signé le document, en étant parfaitement informé mais sans que le mot « cancer » n'ait été prononcé une seule fois. D'après mon expérience, si le patient a eu des réponses claires à ses questions et une information éclairée sur ce qui va se passer, il prendra assurément une bonne décision.

Le patient informé mais intimidé

Aujourd'hui, le patient est informé sur son cancer. Même si on entend encore parfois en consultation « *C'est vous le docteur je vous laisse décider* », le patient, s'il le souhaite, participe activement aux décisions médicales le concernant. Certaines personnes restent intimidées par les médecins et n'osent pas leur poser de questions, ou exprimer leurs sentiments.

L'ARC « confident »

Suite aux consultations, on me demande régulièrement des compléments d'information sur la maladie, sur le déroulement des traitements à venir, ou on me confie des craintes, des espoirs.
Le médecin fait de son mieux pour que la communication soit complète, seulement il arrive parfois que le patient entende, mais ne souhaite pas comprendre. Je me souviens d'un patient à qui on avait annoncé très clairement un cancer me demander en sortant de la consultation : « *Mais alors les tâches dans le foie, c'est un cancer ?* ».

Écouter, rassurer, reformuler, conseiller

Mon rôle, comme celui de toute l'équipe soignante, est alors de l'écouter, le rassurer et de reformuler l'information transmise par le médecin jusqu'à ce que le patient soit prêt à l'entendre. Je conseille souvent aux patients de noter les questions qu'ils pourraient se poser chez eux entre deux consultations et d'interroger le médecin la fois suivante, car à mon sens une question, tout comme la souffrance, ne doit pas rester sans réponse.

Autant de réactions que de personnes présentes

Si la consultation d'annonce du cancer est avant tout un échange entre le médecin et son patient, ce n'est pas pour autant un tête-à-tête. En effet, le patient peut être accompagné par son conjoint, sa famille ou un ami et le médecin peut être accompagné d'une infirmière d'annonce, d'un interne ou d'un ARC. Le médecin annonce non seulement la maladie au patient mais également aux éventuelles personnes qui l'accompagnent. Et comme chaque être humain est unique dans ses schémas de pensée et émotionnellement, les médecins se retrouvent donc avec autant de réactions que de personnes présentes.
Cette situation n'est pas simple à gérer. En effet, il y a :
- ce que le médecin doit dire ;
- ce que le patient souhaite ou non savoir ;
- ce que les accompagnants souhaitent ou non savoir ;
- ce que le patient ne veut pas que l'entourage sache ;
- et ce que l'entourage ne veut pas que le patient sache.

Même si dans tous les cas c'est la volonté du patient qui est prioritaire, on peut comprendre que la consultation d'annonce soit un exercice difficile.

Ma femme pose « mes » questions

Je me souviens d'une consultation où le patient ne posait aucune question, en revanche sa femme était très prolixe. Après interrogation par le médecin pour savoir s'il souhaitait entendre les réponses aux questions de sa femme, il avait dit : « *Elle pose mes questions* ».

Protéger l'autre

Cette symbiose n'est pas toujours présente, souvent on cherche à cacher les informations pour protéger l'autre. Je me souviens de ce couple à qui l'on annonçait que le mari avait un cancer, à la fin de la consultation d'annonce c'est la femme qui s'était évanouie, le mari serein avait dit : « *Ne vous inquiétez pas, je m'en doutais, je n'aurais pas dû l'amener, elle est trop sensible.* »

Un moment crucial où va naître la confiance

La consultation d'annonce est donc un moment crucial pour le patient. Il va apprendre une nouvelle qui va certainement modifier son rythme de vie, sa façon de penser, les relations avec sa famille, ses proches et plus généralement son rapport à la vie. C'est aussi de cette consultation que va naître la confiance entre le patient et l'équipe soignante et cela aura un impact direct pour le patient sur sa façon de vivre ses traitements.

Les ressources de l'être humain

Cela fait plusieurs années que j'assiste à ces consultations et je suis toujours étonné par les ressources que l'être humain réussit à déployer dans cette situation si particulière. J'espère pouvoir, grâce à mon travail, leur donner autant qu'ils m'apportent.

7-7 Paroles d'une infirmière d'annonce et d'accompagnement – S. Milley

> « *Beaucoup de patients, mais aussi des soignants, réclament des psychologues. Les infirmières et les aides soignantes sont en première ligne. Les psychologues de tous les jours, ce sont elles qui écoutent, expliquent et assistent. Ce sont elles qui font les pansements au quotidien dans la douceur tout en sachant rassurer et encourager. Ce sont elles qui s'assoient au bord du lit, caressent une main, aident à la vie dans une chambre d'hôpital.* »
>
> Parole d'un patient extraite du *Livre blanc des États généraux des malades* (1998)

Empathie, disponibilité, reformulation

Toute personne qui s'intéresse, sur le plan médical et paramédical, à l'annonce d'un diagnostic grave et non pas seulement du cancer, s'arrêtera dans les écrits sur les mots d'empathie, de disponibilité, de reformulation.
Ces données prennent toutes leurs valeurs dans la consultation d'annonce que met en place l'infirmière suite au temps médical.

Après avoir discuté du profil, du nom, et de la place par rapport à la consultation médicale de ce nouveau poste, j'ai souhaité m'exprimer sur mon ressenti qui s'est forgé au cours de toutes ces rencontres humaines avec des patients de tout âge et tout horizon.

Quel profil pour ce poste spécifique ? Expérience, volontariat, savoir-être

Pour occuper ce poste spécifique, l'infirmière doit être volontaire, motivée et avoir une expérience importante avec pratique au contact de malades atteints de cancer ou d'autres maladies graves. À côté des indispensables connaissances théoriques, des qualités relationnelles sont requises. En effet, le savoir-faire n'est pas suffisant et doit être complété par le savoir-être, l'habilité relationnelle, le parler vrai.

Comment appeler ces « nouvelles » infirmières ?

Le nom d'infirmière « d'annonce » peut heurter les personnes ne connaissant pas le dispositif d'annonce. Ce n'est pas l'infirmière d'annonce qui annonce mais le médecin. L'infirmière est complémentaire dans son rôle d'accompagnement.
Plusieurs noms ont ainsi été proposés :

- infirmière d'accompagnement ;
- assistante de soins ;
- infirmière d'information et de coordination…

Dans le Plan Cancer 2009-2013, la mesure 18.1 propose qu'un nouveau poste « d'infirmier coordonnateur de soins » coordonne les parcours de soins ville-hôpital des malades pendant la phase active de traitement. Il est précisé que les postes d'infirmier « d'annonce » pourront être élargis pour intégrer ces nouvelles missions.

Savoir-faire mais surtout savoir-être et habileté relationnelle

Au préalable, il me semble important de rappeler que lors de notre formation et par la suite dans les services de soins, une grande part de notre activité est consacrée à la réalisation de soins techniques. À ce savoir-faire, va s'associer un savoir-être qui va permettre une prise en charge globale du patient.
Dans la consultation d'annonce, ce savoir-être est primordial et c'est une étape que doit franchir la soignante pour vivre au mieux ce temps qu'elle consacre aux patients. Car dans ce temps d'échange, les patients vont laisser les mots se livrer suite à l'annonce d'un diagnostic grave dans un face à face où l'infirmière ne peut se réfugier dans la maîtrise de gestes techniques et fuir une question dérangeante.

La présence de l'infirmière à la consultation médicale est-elle souhaitable ?

Il n'y a pas de règle. Pour se faire une idée, il est important que l'infirmière assiste au moins une fois à une consultation des médecins de son équipe afin de connaître les diverses manières d'annoncer.

Pour ma part, je préfère voir les patients après le temps médical afin d'être neutre, sans a priori. Le plus important est ce qu'a compris et entendu le malade et non ce qu'a dit le médecin. L'infirmière peut alors reprendre et reformuler les mots du patient à son rythme.

Intervenir après ou à distance du temps médical ?

Le rôle de l'infirmière sera différent selon le moment de son intervention.
Dans « l'immédiateté », l'infirmière va recevoir les émotions suscitées par l'annonce avec empathie, écoute et humanité.
La dimension sera différente quelques jours après le temps médical d'annonce. La mission de l'infirmière sera plus variée et constructive car le patient aura eu le temps de réagir, de prendre du recul. Outre notre rôle d'écoute, nous allons aussi reformuler, informer, présenter les soins de support et faire le lien avec les autres soignants.

Le temps infirmier ou temps de transition

La consultation infirmière représente pour moi un « élément de transition » entre le temps médical où des mots sont posés sur des maux et la réalité de l'annonce où la personne prend alors le statut de malade cancéreux qui comprend que plus jamais rien ne sera comme avant, où toute une vie faite jusque-là de certitudes avec famille, travail, vacances, projet, logement bascule vers l'incertitude.
Le médecin étant celui qui a le savoir sur la maladie, sur son évolution mais qui le diffuse souvent derrière un langage empreint de termes compliqués dans un temps parfois limité. Pendant le temps infirmier qui fait suite, la personne aura la possibilité de verbaliser où non sur ce qu'il vient de lui être dit, de redire ce qu'elle a entendu ; puis parfois même d'elle-même, de chercher des appuis pour l'aider à s'adapter. Dans cette phase, l'infirmière devient un guide pour la personne dans le parcours de patient qu'elle débute.
Certains voudront connaître en détail le déroulement des soins jusqu'à la composition des produits utilisés pour leur sembler être dans la maîtrise.
Pour d'autres, il faudra les conseiller sur leurs activités, l'aspect esthétique et les modifications induits par la maladie et les traitements. Les patients sont attentifs à toutes les connaissances qu'on leur apporte, qu'on les aide à trouver ces appuis car ils traversent un moment de leur vie où l'annonce de la maladie les a anéantis et parfois fait perdre la capacité de réagir et de faire face. Mais il y a aussi ceux qui resteront silencieux, voudront à peine s'asseoir et repartiront très vite.

S'adapter pour mieux guider

Il faut donc s'adapter à chaque personne, à ce qu'elle est, à ce qu'elle peut entendre car tout patient développe devant de telles situations des mécanismes de défense. Mon rôle est de les guider en respectant leur propre cheminement face à la maladie. En cela, chaque consultation est différente et jamais un entretien ne se déroule comme un autre. Au cours de cette consultation d'annonce infirmière, lors des premiers échanges, comme nous l'avons vu précédemment il faut s'adapter rapidement à l'attitude du patient et à ses demandes.

Cerner les éléments ressources de l'entourage afin de les valoriser

L'autre notion pour moi qui est importante, est de cerner les éléments ressources qui gravitent autour du patient afin de les valoriser. Par exemple, ces éléments peuvent être certains membres de l'entourage qui vont savoir-être tour à tour dans l'encouragement, dans la protection ; la capacité d'adaptation du patient ; sa disponibilité à se rendre à plusieurs consultations si besoin.

Orienter vers des soins de support et passer le relais à l'équipe de soins

Parallèlement à cette mise en avant des ressources personnelles du patient, l'infirmière d'annonce se doit aussi d'orienter ce dernier vers d'autres membres de l'équipe tels que la psychologue, la diététicienne, l'assistante sociale pour une prise en charge pluridisciplinaire.
Puis il faut passer le relais à l'équipe paramédicale qui sera présente pendant toute la durée des soins et qui saura aussi l'accompagner dans son cheminement face à la maladie. Alors que celle qui a eu le premier contact avec le patient sera déjà appelée pour d'autres.
Je considère donc que la consultation infirmière d'annonce est aussi **un maillon** entre celle du médecin et la prise en charge par l'équipe de soins.

L'infirmière pour le patient

Pour les patients l'infirmière d'annonce peut recouvrir différentes orientations. Elle représente :

- celle qui sait ;
- celle qui a déjà vu d'autres patients « avoir la même maladie » ;
- celle qui a un contact direct avec le médecin ;
- celle qui connaît les soins ;
- celle qui peut avoir le dossier médical dans les mains ;
- celle à qui c'est plus facile de demander pourquoi moi ;
- celle qui tend la main ;
- celle qui encourage à pleurer ;
- celle qui est une oreille où des pans entiers de vie sont relatés à la recherche d'une culpabilité ;
- celle qui sera restée neutre dans les conflits familiaux que fait exploser l'annonce du diagnostic ;

- celle à qui on peut dire que l'on a peur de mourir ;
- celle avec qui on peut être dans la négociation ;
- celle qui va laisser s'installer un silence ;
- celle à qui on demande combien de temps…

Un rapport privilégié

À travers ces observations qui sont toutes issues d'une situation précise, on s'aperçoit qu'il s'établit un rapport privilégié entre le patient, son entourage, qui souvent se libéra pour être présent au moment des consultations et non par la suite pour les soins.

La notion d'accompagnement devient indissociable de l'annonce

Le rôle de l'infirmière ne peut alors s'arrêter là. La notion d'accompagnement devient indissociable de l'annonce. Au début de mes activités, une patiente m'a très vite fait remarquer qu'à chaque fois qu'elle me voyait, c'était parce que le médecin devait lui annoncer la progression de la maladie. Aussi, je m'efforce maintenant d'entretenir la relation mise en place dès le début de la maladie avec le patient à différents moments de son parcours (bilan, chirurgie, hospitalisation, pause thérapeutique…).
Peut-être est-ce là une de nos limites en tant qu'infirmière d'annonce.

Des mots et des regards

Et puis, au hasard des couloirs, des portes ouvertes de chambre, des salles d'attente, une personne vous interpelle : « bonjour Sandrine » et la conversation reprend là où elle s'était arrêtée quelque temps plutôt.

- « *Vous avez vu mes cheveux, ils ne sont pas tombés.* »
- « *Je suis allé en vacances avec mon conjoint.* »
- « *Mes enfants m'ont organisé une fête d'anniversaire.* »
- « *Je vais reprendre le travail.* »
- « *Je fais un bilan dans quinze jours, vous serez là ?* »

Il y a aussi ceux qui ne diront jamais rien, mais dont leurs regards transperçants restent gravés dans votre mémoire. Quelques instants dans la vie de chacun qui vous fait rebondir dans un nouveau souffle, pour être là pour de nouveaux patients.

Épilogue : la relation est un soin

Dans le livre *Annoncer un cancer* de M.F. Bacqué (2010), M.E. Pérennec, infirmière assistante de soins à Lyon, a écrit : « *Il me semble essentiel d'affirmer haut et fort que la relation est un soin. Entrer en relation avec un patient, c'est l'accompagner sur le chemin qui est le sien.* »

7-8 Paroles d'une psychologue – S. Demière

Un lieu où je ne suis pas, mais pourtant si familier

« L'annonce du cancer »..., que dire d'un lieu où je ne suis pas mais dont on me parle si souvent, ... paroles de patients, de médecins, souffrances respectives. C'est de cela dont il s'agit pour moi, psychologue en hématologie clinique, en gynécologie, et en unité de cancérologie ambulatoire. L'annonce n'est donc ni mon lieu ni ma place mais elle me semble pourtant si familière au travers des témoignages des malades, des mots des soignants, des soupirs, des visages fermés, des pleurs...

La singularité de chaque patient et de chaque « soignant annonceur »

La singularité de chaque patient et de chaque « soignant annonceur » met inlassablement en place un nouveau scénario à chaque annonce, mais un scénario chaque fois si douloureux qu'on voudrait l'améliorer, l'adoucir, l'alléger. C'est pourquoi l'annonce est depuis longtemps maintenant au cœur des réflexions et à l'origine de multiples protocoles.

Situations décortiquées, mécanismes de défense des malades, des médecins répertoriés nous donnent bien des pistes de compréhension sur ce qu'il se passe, des pistes... et malheureusement ou plutôt heureusement, aucun protocole ne permet d'appréhender, de contrôler, de maîtriser la rencontre de deux humains, le malade et le médecin, la rencontre de leurs deux histoires, avec tout ce qu'elle comporte de conscient et d'inconscient. Nous voilà donc tous engagés sur le plan éthique à y réfléchir encore.

Le patient confronté à sa propre mort

Côté patient, l'annonce est le plus souvent décrite à distance comme un « coup de massue », un « choc ». Indiscutablement, l'annonce du cancer résonne comme une sentence et confronte le plus souvent pour la première fois cet homme jusqu'alors bien portant à sa propre mort. « C'est le monde qui s'écroule » me disent certains patients. La violence du séisme vient alors bloquer toute possibilité de réflexion, de compréhension, d'élaboration, c'est bien d'un traumatisme dont il s'agit. Cette étape n'est probablement pas atténuable, il faut en passer par là.

C'est ce moment même où la présence du psychologue est totalement inappropriée, si ce n'est pour illusoirement servir de « garde-fou ». Pour le patient, rien n'est possible à mettre en mots, à travailler, les affects « abrupts » sont contenus par ces fameux mécanismes de défense aussi massifs que le choc est violent.

C'est ce moment même qu'on aimerait éviter au malade mais l'angoisse de mort est généralement si envahissante qu'il n'est plus en mesure d'entendre la suite. Moment de sidération pour le patient qui n'entend plus rien, sinon qu'il est mortel, moment d'impuissance pour le soignant.

Le médecin et son expérience

Il n'est pas question de traiter ici des annonces si tragiques de récidive ou d'échec thérapeutique et de celles si encourageantes de succès, de rémission mais, pour le médecin expérimenté, n'est-il pas question de tout cela dès l'annonce du cancer ? Le médecin qui connaît les répercussions de son annonce et en saisit toute la violence, connaît aussi la suite, les autres annonces qui viendront, les traitements, les parcours, il sait de quoi il est question. Il sait qu'il s'engage avec son patient dans un processus, bien qu'il n'en connaisse pas l'issue. Un patient lui fait penser à un autre, de par sa pathologie, sa jeunesse, son métier, l'expression de sa détresse… Et au milieu des histoires qu'il a vécues, il trouve quelques repères pour faire son annonce à ce patient là. L'expérience est donc d'une grande aide si le praticien en évite les « pièges » et par là même les automatismes et les réponses formatées.
L'expérience, c'est elle aussi qui va permettre au praticien de repérer ce qui lui est particulièrement difficile, à lui. Ceci n'est qu'un premier temps, le second temps consistant à comprendre ces difficultés. « Adapter les attitudes et les paroles » présuppose une certaine connaissance de soi-même. C'est cette connaissance qui permet d'être « à la bonne distance » lors de l'annonce, cette distance dont chaque soignant a entendu parler sans vraiment avoir le sentiment de l'avoir trouvée.

« Être à la bonne distance »

« Être à la bonne distance », surtout être « à la bonne place », une place difficile à tenir où il est question d'asséner des réalités douloureuses tout en restant à l'écoute et sans ressentir de culpabilité d'être bien portant et d'investir une vie hors hôpital, hors annonce, hors souffrance de l'autre. Face à cette complexité, nous pouvons être inquiets pour ceux qui se sont interdits d'en parler ou d'y réfléchir. La majorité des médecins n'ont ni le temps ni l'envie d'aller s'épancher dans le bureau d'un « psy » en dépit de la dureté de leur quotidien. En revanche, les possibilités de réflexion autour de l'annonce (et du reste) ne manquent pas dans les services d'oncologie, d'autant que, sur ce terrain commun, médecins et psychologues sont plus susceptibles de réussir à se comprendre.

Le doute et les remises en question sont de bon augure

Dans ce domaine qui parle d'empathie et d'humanité, le doute et les remises en question sont de bon augure. Aussi toute réflexion, tout échange pluridisciplinaire autour de la mise en place d'un protocole, d'un cas clinique, d'une mise en situation est fructueuse dans la mesure où chaque protagoniste est conscient de n'y trouver aucune solution mais plutôt une forme de confort.
Mieux travailler pour le bénéfice du patient, c'est donc aussi s'épargner en se départissant du savoir au profit du doute et de l'écoute de soi et de l'autre.

7-9 Paroles d'une psychiatre – T.N. Nguyen

> *« Ce que le corps peut faire et ce qu'il ne peut pas faire, par les seules lois de sa nature, et sans recevoir de l'âme aucune détermination […] est un art qui surpasse infiniment l'industrie humaine. Le corps, par les seules lois de sa nature, est capable d'une foule d'opérations qui sont pour l'âme jointe à ce corps, un objet d'étonnement. »*
>
> *L'Éthique*, B. Spinoza.

Le cancer induit un double bouleversement : une effraction somatique et psychique

Au plan physiopathologique, le cancer résulte de la perte de l'apoptose qui se définit comme la mort programmée de la cellule. Le corps est alors envahi de l'intérieur par ses propres cellules (devenues aberrantes ou mutantes sur le plan génétique) qu'il ne contrôle plus et qui forment la tumeur : l'étranger en soi, ce Moi et non-Moi.
Le mot cancer (mot latin signifiant crabe et venant du grec *carcinos*, écrevisse) est l'un des mots les plus chargés affectivement. Il évoque la dégradation physique, la souffrance et la mort.
Au plan clinique, une étude de Derogatis *et al.* (1983), menée parmi 215 patients atteints de cancer, retrouvait 47 % de troubles psychiatriques dont 13 % de dépression.

L'épreuve du cancer comme traumatisme, psychopathologie des troubles psychiques, processus et mécanismes à l'œuvre

On ne peut soigner le corps sans soigner la psyché

L'atteinte du sujet dans son corps et dans sa psyché met en exergue la condition incontournable de **l'abord à la fois psychologique et somatique** pour la prise en charge du cancer, dans la mesure où la finalité de celle-ci est l'amélioration de l'état de santé, sinon la guérison, car il n'y a pas d'atteinte de l'intégrité physique sans remaniements et bouleversements psychiques. Cela suppose de renoncer, pour le patient et pour le soignant, à la sécurité de la dichotomie corps/psychisme, ou plus précisément, corps biologique/corps psychique.

Relations entre bouleversements psychiques et remaniements biologiques

Il est aujourd'hui communément établi que l'on ne peut soigner le corps sans soigner la psyché (cf. expérience clinique et modèles neurobiologiques).
Cette position prend exactement tout son sens en cancérologie. De même que l'on se préoccupe des douleurs liées au cancer, on se doit de prendre en compte les troubles

psychopathologiques liés au cancer. L'objet médical d'amélioration de l'état de santé vise de façon indissociable le corps cancéreux souffrant et la psyché souffrante.

Se restreindre à soigner le corps, c'est alors amoindrir l'amélioration de l'état de santé du malade atteint de cancer.

Cette approche thérapeutique s'appuie à la fois sur l'expérience clinique et sur l'étude de nombreux modèles neurobiologiques qui mettent en évidence une corrélation entre les bouleversements psychiques (notamment liés au stress) et le cancer *via* les systèmes immunitaires, neuro-endocriniens, système nerveux central et autonome.

En effet, les effets psychiques liés aux situations de stress, en activant notamment l'axe glucocorticoïde immunosuppresseur, entraînent un dysfonctionnement du système immunitaire impliqué dans la physiopathologie de la carcinogenèse et le développement tumoral (Thurin, 2003).

Hasegawa et Saiki ont postulé, en 2002, une corrélation entre le facteur stress et la croissance tumorale chez la souris. De même, Wu *et al.* (2001) ont montré, sur le modèle de la souris, un lien entre croissance métastatique et isolement social.

Soigner un patient souffrant de cancer, ce n'est pas viser essentiellement, voire restrictivement, la guérison somatique du cancer, mais c'est aussi se préoccuper de l'abord psychopathologique avec les remaniements psychologiques inévitables liés à la fois à la maladie et à l'annonce de la maladie.

Les troubles psychiatriques liées au traumatisme

Sur le plan clinique, les troubles psychiatriques relèvent de manifestations principalement liées au **traumatisme** engendré par la maladie, aux **troubles anxieux**, à la **dépression**, voire à des **états psychotiques**. La présentation des troubles est en lien étroit avec l'histoire individuelle du patient et s'inscrit dans une biologie, un temps, une économie psychique et un contexte socioculturel à chaque fois singuliers.

Le cancer : un équilibre psychosomatique brisé et une identité bouleversée

L'apparition du cancer vient briser l'équilibre psychosomatique antérieur du sujet et bouleverser son identité entière, créant ainsi un traumatisme.

La théorie de S. Freud : corps et psychisme

La théorie de Freud selon laquelle le psychisme s'étaie sur les grandes fonctions physiologiques (se nourrir, excréter…) pose le corps comme une condition d'accès à son Moi et à sa vie psychique.

Par la suite, lors du développement psychique, advient l'image du corps au sujet, c'est-à-dire la représentation que le sujet se fait de son corps physique, et qui est ainsi, particulière à l'histoire de chaque individu. Cette étape du développement apparaissant vers l'âge de 6 mois et correspondant, selon la théorie de Lacan (1949), au « stade du miroir », fait accéder au sentiment d'unité de l'être, passant d'un corps morcelé à un corps unifié. C'est la première identification du sujet, préfigurant les identifications ultérieures à l'autre. Pour Freud (1914), cette création du Moi de l'enfant par identification primitive à son propre corps soutient le Moi idéal de l'enfant dans sa toute puissance narcissique.

Dans un deuxième temps, l'investissement libidinal se portera sur l'extérieur, sur l'autre auquel il pourra s'identifier. C'est l'apparition de l'Idéal du Moi (déterminé par les désirs des parents et l'intégration du Surmoi) vers lequel tend tout au long de sa vie le sujet. Le corps psychique se développe grâce au corps physique auquel sont progressivement associées des représentations étayant le corps imaginaire de l'enfant, corps qu'il s'approprie, utilise et pense.

Le cancer induit des remaniements psychiques variables

L'apparition du cancer amène douloureusement le sujet à prendre de conscience autrement de son corps. Cette survenue du cancer vient faire traumatisme en bouleversant les repères identitaires préexistants, engendrant ainsi des effets sur la psyché. Les remaniements psychiques consécutifs à l'annonce du cancer varient de par leur présentation et leur intensité en fonction de l'histoire subjective où vient s'inscrire la maladie, des facultés d'adaptation du malade et de ses facteurs de vulnérabilité.

On constate toutefois que pour nombre de patients, l'annonce du cancer engendre un traumatisme avec des bouleversements psychiques associés à un fonctionnement psychique non permanent et à des défenses provisoires telles que « la pensée opératoire » (mode de fonctionnement psychique appauvri) décrite par Marty (2001) et de M'Uzan (1976) ou l'alexithymie (carence linguistique concernant les affects).

Le cancer réactive et actualise le traumatisme primitif

Ce traumatisme ne fait sens que dans l'inscription des précédents traumatismes (dont le traumatisme primitif qui est la perte de la toute-puissance narcissique infantile et qui correspond à l'accès à la subjectivité) que le cancer actualise selon Freud, à la façon d'un palimpseste. Le traumatisme est identifié par Laplanche et Pontalis dans « le Vocabulaire de la psychanalyse » (2002) comme « un événement de la vie du sujet qui se définit par son intensité, l'incapacité où se trouve le sujet d'y répondre adéquatement, le bouleversement et les effets pathogènes durables qu'il provoque dans l'organisation psychique ».

Ainsi, le caractère traumatisant ne relève pas de l'événement en lui-même (ici le cancer), mais de la position du sujet qui n'est pas alors en capacité de l'élaborer. On parle en conséquence, non pas d'un syndrome de stress post-traumatique restreint aux données descriptives de la réalité actuelle, mais précisément de traumatisme, processus singulier venant s'inscrire dans l'histoire particulière du patient, qui le vit en résonance à ses traumatismes antérieurs alors réactivés, et selon ses modalités de fonctionnement psychique.

L'annonce du cancer : un traumatisme engendrant une rupture temporelle

Pour Ferenczi (1932), l'annonce du cancer tient lieu d'événement faisant trauma et engendrant une rupture temporelle dans la vie du patient : il y a l'avant et l'après trauma, avec soudain la terreur, l'effroi, l'irreprésentable, car le psychisme n'est pas en mesure alors de symboliser cet événement, « ce choc inattendu, non préparé et écrasant ».

Psychopathologie des troubles liés au traumatisme selon Freud

Sur le plan psychopathologique, Freud avance l'idée que les troubles liés au traumatisme résultent d'un « fort accroissement d'excitation dans la vie psychique » que le sujet

n'est pas en capacité d'élaborer par les « moyens normaux et habituels », c'est-à-dire qu'il y a effraction du pare-excitation et débordement des capacités de contenance.
Dans *Trois essais sur la théorie de la sexualité*, Freud (1905) mentionne que l'événement traumatique n'est pas obligatoirement une scène réellement vécue mais qu'il peut relever du fantasme et de l'imaginaire. Un événement ne fera trauma chez un sujet que parce qu'il s'inscrit dans la subjectivité de celui-ci.
Par la suite, dans *Inhibition, Symptômes, et Angoisse*, Freud (1932) précise que lors du traumatisme de l'annonce du cancer, le sujet est confronté à un état de détresse organique et psychique relevant d'une sorte de régression à l'état de dépendance qui réactualise celle du nourrisson dépendant entièrement de l'autre (sa mère) pour sa survie.
Ce qui se passe dans son corps se dérobe au sujet qui est en incapacité d'élaborer psychiquement cet afflux d'excitation, du fait de la non-advenue du « signal d'angoisse » qui, en temps habituel, aurait permis la mise en place de mécanismes de défense adaptés.

Stratégie de survie face au traumatisme selon Ferenczi (1932)

Le trauma, extérieur, engendre chez le sujet un traumatisme qui lui, procède de mécanismes à l'œuvre dans l'économie de la vie psychique elle-même bouleversée. Face à ce choc du traumatisme agissant « comme un anesthésique par l'arrêt de toute espèce d'activité psychique, joint à l'instauration d'un état de passivité dépourvu de résistance », Ferenczi (1932) suggère dans son *Journal Clinique*, que le psychisme déploie des « stratégies de survie » telles que la sidération, le déni et le clivage (mécanisme de défense archaïque retrouvé dans le processus psychotique).
Le sujet clive une partie de lui-même inacceptable car inconciliable avec l'idée qu'il se fait de lui-même, de son Moi. C'est l'impossible rencontre entre le corps (somatique et psychique) imaginaire, et le corps (somatique et psychique) réel de « l'étranger en soi ».

Association entre le cancer et la mort

Le patient ne peut se représenter ce trauma du cancer, cette partie de lui-même non symbolisable, tout comme il ne peut se représenter la mort à laquelle est associé le signifiant « cancer ». Cette association entre le cancer et la mort prochaine est si vive que fréquemment, les patients ne prononcent que très peu le mot « cancer » comme pour en conjurer l'évolution.

Un effondrement de tous les repères et une destitution identitaire

L'effraction du réel du cancer dans la vie psychique, biologique et socioculturelle du sujet engendre un traumatisme et un déséquilibre psychosomatique à l'origine des bouleversements et remaniements psychiques. Cette atteinte du cancer de l'intégrité à la fois physique et psychique provoquera un effondrement de tous les repères corporels et psychiques, c'est-à-dire une véritable destitution identitaire chez un sujet totalement démuni et morcelé, donc dépendant de l'autre.

Des mécanismes de défense psychique en fonction de l'histoire du sujet

Face à cette atteinte du soi s'établiront des mécanismes de défense psychiques d'ordre psychotique (clivage, déni) qui se déploieront en fonction de l'histoire du sujet. En effet, le traumatisme vient altérer l'identité psychosomatique du sujet de façon déterminée

par l'histoire biologique et psycho-socio-culturelle du patient : ce Soi modifié par le cancer, cet autre, cet étranger, ne s'inscrit pas dans une stricte altérité hors du sujet.
« *Ce qui nous arrive nous ressemble* » (F. Dostoïevski).

Du repli narcissique à la régression relationnelle et psychosomatique

Le Moi qui ne peut s'organiser et utiliser ses défenses habituelles, va déployer des défenses plus archaïques. **Cette stratégie adaptative** ne relèvera de la psychopathologie que selon la durée et le degré de sévérité des troubles et remaniements psychiques.
Le réaménagement de l'investissement libidinal à son propre corps et à l'autre est un des autres aspects de ce remaniement psychique. Dans l'Introduction au narcissisme, Freud (1914) avance l'idée que la maladie, d'un point de vue de l'économie psychique, recentre sur le corps souffrant une grande partie de l'énergie libidinale, et par conséquent, restreint l'investissement de la libido du sujet à l'égard du monde extérieur, notamment de l'autre : c'est le repli narcissique c'est-à-dire le désinvestissement du monde extérieur.
Cette perturbation de la relation à l'autre, et en particulier à son entourage, laisse le sujet seul avec sa souffrance dans un vis-à-vis narcissique. Associée à la focalisation du sujet sur son corps, elle relève alors d'un processus de régression relationnelle et psychosomatique.

L'angoisse de mort suscite une mise à distance à l'égard de l'environnement

Les **altérations intersubjectives** peuvent aussi s'étayer sur la théorie de **l'angoisse,** et ici l'angoisse de mort, qui échappe à la conscience. Cette angoisse se manifeste soit à travers ses modalités d'anxiété, soit à travers des inhibitions d'ordre cognitif (qui sont des mécanismes de défense habituels contre l'angoisse).
Ces inhibitions restreignent la relation à l'autre et isolent le patient en le mettant à distance, ce qui permet à celui-ci d'échapper à la conscience de soi : l'angoisse de mort, inconsciente, suscite des mécanismes conscients de mise à distance à l'égard de l'environnement afin de se défendre de la conscience de soi qui est génératrice d'angoisse.

De l'angoisse du malade à l'angoisse de l'entourage

Cette indifférence consciente (à soi et à ses proches), reflet de l'angoisse inconsciente du malade, génère à son tour l'angoisse parmi l'entourage (dont possiblement l'équipe soignante). Cela engendrera inéluctablement des mécanismes de défense chez celui-ci en réaction à cette angoisse.
De cet abord psychopathologique des interactions et dans la perspective psychodynamique familiale, se dégage la nécessité d'une prise en charge des proches du patient concomitante à la sienne, prise en charge dont on ne peut faire l'économie.

Un état de dépendance physique et psychique renforcé par le discours médical

La régression psychosomatique du malade associée au mécanisme archaïque du clivage (morcellement du sujet) comme mode de défense psychique, renforce l'état de dépendance du malade.
Cette entière dépendance physique et psychique à l'autre qui réactualise le lien régressif de dépendance à la mère, peut se trouver potentialisée par l'hospitalisation et le discours médical qui tend parfois, voire régulièrement, à positionner le malade non plus en tant que sujet, mais en tant qu'objet du savoir et des soins médicaux.

La vigilance du soignant à l'égard de cette position, au-delà de l'aspect non négligeable de l'éthique humaine, s'avère indispensable dans le cadre de la démarche thérapeutique.
Le morcellement du sujet et la perte d'une identité unifiée sont majorés par l'isolement à l'autre, sur lequel la conscience de soi vient habituellement s'étayer.

L'angoisse comme réaction inconsciente à une pulsion selon S. Freud

Selon Freud (1926), chez les malades atteints de cancer, l'angoisse, qui est une réaction inconsciente à une pulsion (définie comme une énergie relevant du rapport douloureux de l'organisme au psychisme), se manifeste au travers d'états cliniques liés le plus souvent à l'angoisse de mort ou à l'angoisse de castration (atteinte à l'intégrité du corps).

L'angoisse de mort actualisée par le cancer

L'angoisse de mort, en réaction à la pulsion de mort, s'actualise éminemment dans le cancer où se joue de façon exacerbée la lutte incessante entre deux mouvements pulsionnels contradictoires présents simultanément et de façon normale chez tout sujet :

– les pulsions de mort (dont la pulsion de répétition) qui tendent à retrouver l'état originel de l'inanimé, de néantisation du monde ;
– et les pulsions de vie (pulsion sexuelle c'est-à-dire libido, ou pulsion d'autoconservation).

La vie elle-même, selon Freud (1920) dans *Au-delà du principe de plaisir*, procède de cette lutte permanente entre Éros et Thanatos, entre liaison et déliaison. La pulsion de vie et la pulsion de mort travaillent de manière constante le vivant et relèvent de la propriété du vivant.
La tendance à la néantisation, le désir d'involution, qui sont inhérents à tout individu selon cette conception dualiste des pulsions, se déploient et se réactivent dans les remaniements psychiques liés au cancer.
Lorsque le sujet s'épuise face aux bouleversements psychosomatiques, aux efforts intenses et douloureux, et face aux effets secondaires épuisants des traitements, cette pulsion de mort génère en réaction une angoisse, c'est-à-dire une peur inconsciente chez le malade.

Des sentiments de culpabilité, d'agressivité et de rejet

À ce désir de la mort s'associe régulièrement un sentiment de culpabilité, renforcé par la demande implicite et explicite des proches au malade de « tenir bon ». Cette culpabilité est elle-même à l'origine de manifestations intersubjectives d'agressivité et de rejet.

L'angoisse de castration liée au traitement et à la maladie

L'angoisse de castration, elle, s'étaie d'une part sur la réalité de la castration physique liée au traitement (transformation corporelle liée à l'ablation chirurgicale mutilante de la tumeur voire d'un organe, traitement chimiothérapique à l'origine de la perte des cheveux, amaigrissement) et à la maladie (atteinte de l'intégrité du corps par la tumeur) et, d'autre part, sur la représentation que le sujet a du cancer, avec un corps qui se dégrade et des facultés psychiques qui s'amenuisent.

Castration dans la perte d'identité psychique, corporelle, sociale et professionnelle

La perte réelle et symbolique de l'image idéale du Moi relève de la perte narcissique (corroborée au mécanisme de morcellement du sujet évoqué antérieurement). Cette perte de l'identité psychique et corporelle du malade s'accompagne également parfois de la perte de l'identité sociale et professionnelle en raison de l'état d'épuisement et en raison du traitement.

La maladie envahit le sujet dans sa globalité, dans sa vie entière dans et hors les murs de l'hôpital. Le malade est confronté à une situation où il est dépossédé de l'image idéalisée de lui-même. Elle contribue au sentiment d'impuissance et de perte.

Castration dans la perte de l'illusion narcissique d'immortalité

L'ultime castration réside dans la perte de l'illusion narcissique d'immortalité secondaire à l'annonce du cancer. Le temps qui sépare le sujet de sa mort est désormais compté et non plus in-défini.

La mort, plus que le cancer, est de l'ordre d'un irreprésentable, de l'absolu inconnu. Un corps qui se dégrade va vers la mort. Or, vivre exige de vivre à travers un corps.

Adaptation psychique dans un travail de deuil du corps sain, de l'image idéale de soi et de l'immortalité

Au traumatisme, et à l'état de sidération, de déni et de clivage, fait suite l'élaboration psychique du traumatisme, de cet irreprésentable, dans la dynamique d'un travail semblable à celui du deuil et l'hypothèse d'une stratégie d'adaptation psychique.

Le malade met en représentation ses bouleversements psychiques et fait le deuil, précisément, du corps sain, de l'image idéale de soi et de l'illusion de l'immortalité.

Renoncer pour investir, pour accepter un corps modifié voire sa mort

L'épreuve de la réalité nécessite le retrait de la libido de ses liens à l'objet perdu, à son identité passée, à sa vie d'avant, afin de se maintenir en vie. Il renonce pour réinvestir : après un état de sidération et de clivage, c'est le redéploiement de la libido sur le monde extérieur qui, sous la poussée de la pulsion de mort, s'était dans un premier temps recentré sur le Moi, l'avait réinvesti dans le repli narcissique.

L'investissement du monde extérieur, cet espoir acquis de nouveau, peut n'être pas celui d'un corps sain retrouvé, mais il peut porter sur un nouvel objet : celui d'un corps modifié. Il s'agit de l'acceptation de sa nouvelle identité, voire de sa mort prochaine, au delà du conflit intérieur à l'origine de l'angoisse.

Un travail psychique à soutenir

Ce travail psychique que doit soutenir le thérapeute, psychologue ou psychiatre, dans le travail psychothérapeutique, est déterminé en partie par les capacités psychiques d'ajustement et l'étayage socio-familial du patient.

Quand interpeler le psychiatre ? Pourquoi ?

S'il est aujourd'hui établi que le traitement du cancer relève d'une prise en charge pluridisciplinaire, la place du psychiatre dans cette prise en charge est moins évidente.

Dans ce chapitre, sera traité le rôle du psychiatre dans le traitement des troubles psychologiques et/ou psychiatriques liés au cancer.

Prise en compte du patient mais aussi des proches et des soignants

De la même sorte que la prise en compte de ces troubles est indiscutable quand il s'agit du patient, elle doit être questionnée par rapport à l'entourage du patient dans son sens large, c'est-à-dire les proches et la famille, ainsi que les soignants.

Selon l'intensité et la durée des symptômes, ainsi que la demande du patient

D'une façon générale, l'intensité des symptômes et leur durée, ainsi que la demande du patient à rencontrer le psychiatre, sont une indication de consultation psychiatrique.

Une prise en charge précoce détermine favorablement le pronostic évolutif

Par ailleurs, il s'avère qu'une prise en charge précoce des troubles psychiques détermine favorablement le pronostic évolutif de ceux-ci, et donc de l'état de santé du patient. En effet, dans le processus d'adaptation et de remaniements psychiques face au cancer, peuvent s'installer des troubles dits « troubles de l'adaptation » relevant potentiellement de la psychopathologie lorsque ces troubles perdurent ou sont de présentation sévère. De la même façon, des troubles psychiques de longue durée, via le dysfonctionnement du système immunitaire, du système nerveux autonome et de la régulation neuroendocrinienne, font basculer les stratégies d'adaptation biologiques en fonctionnement pathologique.

Démarche thérapeutique adaptée psychologique et/ou pharmacologique

Ce qui signifie que le remaniement psychique, à la façon d'un deuil, peut être normal ou pathologique, précisant ainsi de façon spécifique la démarche thérapeutique de la prise en charge des troubles psychiques. Soit cette démarche s'appuie sur un accompagnement psychologique voire d'une psychothérapie, soit elle requiert une prise en charge spécifique pouvant allier traitement pharmacologique et soutien psychologique.
Si, selon les termes de H. Pujol, président de la Ligue contre le cancer dans une brochure destinée aux usagers, « accompagner et soutenir, se rendre disponible et être à l'écoute du patient et de ses proches, garantir plus d'humanité et de qualité de soins » relève de chaque praticien impliqué dans les soins du patient, certaines situations cliniques sont du ressort spécifique du psychiatre.

Quand un trouble psychologique relève t-il du pathologique ?

On peut considérer qu'un trouble psychologique est pathologique quand il génère gêne et souffrance, et interfère dans le fonctionnement psychologique habituel du malade.

Les dimensions psychopathologiques procèdent d'un continuum

Cela suppose que le caractère normal ou pathologique d'un trouble relève d'une différence de degré et non de nature, c'est-à-dire que les dimensions psychopathologiques procèdent d'un *continuum* et non de la rupture normal/pathologique.

Les processus évolutifs des troubles et remaniements psychiques sont singuliers à chaque patient et sous-tendus non seulement par la comorbidité, les pathologies préexistantes, mais aussi par le soutien socio-familial, la personnalité du patient, ses modalités comportementales d'une façon générale, et son histoire personnelle, notamment les anciens traumatismes avec à chaque fois, la confrontation directe au risque de la mort. Tout vécu du cancer est préfiguré par ses représentations subjectives et les mythes familiaux.

Le cancer à l'origine des bouleversements et des mécanismes d'adaptation (angoisse, clivage, déni, dépression, troubles intersubjectifs…) réactive des expériences antérieures de menace de perte, de séparation et d'abandon.

La réponse psychique liée à de multiples facteurs

En effet, la réponse psychique du malade face au traumatisme est liée à de multiples facteurs : diverses souffrances psychiques associées aux traces mnésiques (narcissisme primaire, élaboration du Moi, interactions précoces, choix d'objet d'amour par étayage ou selon le type narcissique), nature du lien selon la théorie du développement (qualité du style d'attachement sécure ou insécure), qualité de fonctionnement mental et cognitif (capacité d'élaboration ou *a contrario* alexithymie), histoire individuelle psychologique et biologique.

Sémiologie de l'angoisse et des états anxieux

L'angoisse (de mort, de castration) suscitée par la maladie ou par les traitements se fixe le plus souvent sur des états anxieux (définis par un état de tension, d'attente, d'appréhension) avec des manifestations comportementales (inhibition, repli, agressivité, évitement), cognitives (anticipation des événements, ralentissement, inhibition), émotionnelles (sentiment de perte de contrôle, ruminations, autodépréciation) et somatiques (troubles digestifs, respiratoires, cardio-vasculaires, troubles du sommeil).

Comment reconnaître une anxiété pathologique ?

L'anxiété devient pathologique quand l'appréhension, l'insécurité et la tension psychique s'avèrent permanentes, pénibles, ou chroniques (supérieures à 6 mois) avec des réactions émotionnelles, cognitives et somatiques disproportionnées et inhabituelles, ainsi qu'un nombre élevé (supérieur à quatre) de symptômes liés à l'anxiété ou la présence de symptômes atypiques dissociatifs.

Il est alors licite de faire intervenir le psychiatre d'autant plus que les symptômes n'auront pas cédé avec un traitement anxiolytique bien mené, et que la souffrance psychique se présente avec une telle intensité qu'elle retentit sur la vie du patient qui se trouve dans un état d'inhibition majeur.

Le malade qui porte aussi l'anxiété de l'entourage

Par ailleurs, l'entourage, face à sa propre angoisse de mort, développe des mécanismes de défense (participant aux troubles intersubjectifs) et sollicite le patient à avoir bon moral, à être combatif ; ce qui contribue au risque d'épuisement et de dépression. Il est donc nécessaire de veiller à ce que le malade ne porte pas l'anxiété de l'entourage.

Simples troubles thymiques ou dépression sévère ?

Si les troubles thymiques (humeur dépressive, autodépréciation, perte d'intérêt) temporaires et réactionnels s'inscrivent dans un registre non pathologique, la dépression sévère ou l'EDM (épisode dépressif majeur) pose les questions du diagnostic (forme inhabituelle ou masquée), du cadre nosographique (ne pas méconnaître les tableaux de mélancolie ou de dissociation) et celle de la démarche thérapeutique.

L'EDM est défini par l'intensité sévère, la présence permanente et concomitante durant au moins quinze jours d'au moins cinq symptômes parmi les suivants, associés à la tristesse et à la perte d'intérêt :

- altération du sommeil (insomnie ou hypersomnie) ;
- ralentissement psychomoteur ;
- asthénie ;
- ralentissement cognitif (attention, mémoire, concentration) ;
- altération de l'appétit (anorexie, hyperphagie avec perte ou prise de poids en conséquence) ;
- idées de mort.

Il est à noter que la fatigue et l'amaigrissement peuvent se confondre avec le tableau clinique associé au cancer.

Quand impliquer le psychiatre en cas de dépression ?

La dépression reste sous-évaluée, malgré sa fréquence notable en oncologie et les implications importantes tant au niveau du bien-être, et donc de la qualité de vie, qu'au niveau psychosomatique et thérapeutique. De La Ménardière *et al.* (2010) ont proposé une approche pluridisciplinaire confrontant psychiatre, psychologue et oncologue afin de mieux repérer et dépister la dépression dont la symptomatologie en cancérologie reste spécifique.

De la même façon que pour l'anxiété, un EDM n'évoluant pas favorablement sous traitement antidépresseur, ainsi qu'un risque suicidaire élevé, un cadre nosographique avec états psychotiques (dissociatifs ou mélancoliques) et un tableau clinique sévère (avec douleur morale, inhibition psychosomatique, idées délirantes de persécution ou de culpabilité intense) relèvent du psychiatre et d'une hospitalisation (lors de tableaux psychotiques et de risque suicidaire).

Comment reconnaître la dépression avec symptômes dissociatifs ?

Dans la mesure où les symptômes dissociatifs (tels que l'idée délirante de culpabilité et d'indignité avec autodépréciation, négation d'organes ou syndrome de Cotard...) figurent dans le tableau clinique ou lorsqu'il est observé une résistance au traitement antidépresseur habituel, on peut s'interroger sur la nosographie des troubles afin d'en ajuster le traitement.

La dépression avec symptômes dissociatifs intenses et durables diffère de la dépression sévère réactionnelle au cancer ou de la dépression d'épuisement (lutte psychique et physique face au traitement, aux bouleversements psychiques, aux angoisses de mort et de castration) dans le sens où elle peut signer une décompensation d'une maladie uni/bipolaire, ou s'inclure dans une psychose chronique.

Ces cadres nosographiques sont à reconnaître afin d'en adapter le traitement (antidépresseurs habituels, thymorégulateurs ou neuroleptiques associés).

De l'importance d'une prise en charge précoce

Des études ont montré que l'EDM s'accompagnait souvent d'une comorbidité somatique plus importante et de durées d'hospitalisation plus longues. D'autre part, les syndromes dépressifs surviennent à des moments bien particuliers de la maladie cancéreuse : lors de traitements chirurgicaux mutilants, de résistance aux traitements, d'effets secondaires ou de complications (douleurs, troubles digestifs, complications toxiques, neuropathies...) et lors de récidives ou de la fin de vie.
Dubal et Jouvent (2006) insistent sur l'importance de la mise en place précoce et de la bonne conduite d'un traitement antidépresseur qui sont déterminantes pour l'évolution de la maladie dépressive dans leur livre *De la fatigue neuronale à la récidive dépressive.*
Par ailleurs, l'état dépressif inhibe le patient et empêche sa participation, sa compréhension et son adhésion en ce qui concerne son parcours de soins (consultations, échanges d'informations avec le praticien, discussion des traitements).

Nommer la maladie

Pour Jacobie (2004), « nommer la maladie afin de la faire exister » pour le patient et le déculpabiliser quand il est confronté à l'anxiété et aux états dépressifs, est un aspect important de la prise en charge.
Le caractère anxiogène de la maladie, où la représentation du cancer renvoie à la mort, sans qu'il n'y ait aucune représentation possible de la mort pour chacun de nous, rend vaine toute anticipation et empêche toute tentative de maîtrise psychique.
La mort est envisagée comme un événement personnel désormais certain et défini dans un avenir effectif (car non abstrait), imminent (et non plus indéfini) et qui concerne son soi propre.
Le cancer, fondamentalement, réactualise les angoisses de séparation infantiles et l'angoisse de mort.

Recours au psychiatre si symptômes chroniques ou souffrance psychique intense

Que la symptomatologie s'inscrive dans la psychopathologie d'un épisode traumatique aigu ou dans un processus clinique de stress secondaire à l'annonce du cancer, le recours au psychiatre est déterminé par l'installation au long cours des symptômes ou par une souffrance psychique intense malgré une démarche thérapeutique instituée par le médecin référent.
Toutes les dimensions de la vie du malade (sociale, affective, somatique) sont en permanence envahies par l'événement traumatique.

« La chronique d'une mort annoncée »

C'est « la chronique d'une mort annoncée » qui enclave le malade dans un état de sidération totale pouvant évoluer vers un tableau extrême incluant une rupture avec la réalité, une désorganisation de la pensée et du discours, ainsi qu'une altération profonde des relations, de l'image du corps et de l'identité.

Des troubles accentués par l'hospitalisation

Ces troubles sont d'autant plus accentués que l'hospitalisation nécessaire s'accompagne de perte des repères spatio-temporels et d'une atteinte narcissique associée à une vulnérabilité physique, psychique, esthétique et sociale.

Le risque pronostique d'évolution autonome de la dépression

Le risque pronostique de ces différents tableaux cliniques réside dans la possibilité qu'ils évoluent d'une façon autonome et constituent une affection à part entière. En ce sens, la prééminence d'une prise en charge psychiatrique sur les plans pharmacologique et psychothérapeutique s'avère indiscutable.

Une action concertée de plusieurs modalités de soins

La démarche thérapeutique ne doit pas s'attacher à ne viser que la restriction des symptômes mais avoir également pour ambition un bien être psychique et psychosocial sans s'inscrire dans un modèle psychiatrique coercitif et normatif. Cette proposition thérapeutique suppose une action concertée de plusieurs modalités de soins.

La prise en compte de toutes les dimensions pour optimiser le traitement

La prise en compte de toutes les dimensions (histoire personnelle, capacités adaptatives, fonctionnement neurobiologique, croyances, environnement socio-familial et culturel) permet d'orienter et de proposer une démarche thérapeutique bien précise.
L'Association mondiale de psychiatrie (WPA) a recommandé en 2003 (IGDA publiées dans le *Br J Psychiatry*) « la compréhension complète de ce qui se passe dans l'esprit et le corps de la personne qui vient se soigner », et donc la prise en considération et l'intégration du contexte de l'histoire et de la culture de chaque patient.
La singularité de chaque malade implique nécessairement un projet thérapeutique singulier, actualisé et guidé également parce que le patient est prêt à comprendre et à accepter à ce moment donné de son parcours de soins. Il s'agit, par ailleurs, d'étayer le choix du modèle thérapeutique sur les représentations conscientes du patient et sur la prise en compte des conflits inconscients de l'axe psychanalytique. Dans cette possibilité d'élaboration de la maladie et de sa résonance avec l'histoire et les conflits internes inconscients du sujet, s'inscrivent les modalités évolutives de la dépression et de la mobilisation des ressources du patient.

Des remaniements psychiques proches d'un travail de deuil

Les tâches d'adaptation psychiques secondaires à la maladie du cancer, nécessitent de gérer les changements et les pertes, de modifier son mode de vie, de comprendre et d'adhérer au traitement et d'envisager le futur.
Ces remaniements psychiques procèdent d'un travail proche de celui du deuil. Il s'agit précisément du deuil du corps sain, de l'image idéale et de l'illusion de l'immortalité. Ce « travail de la maladie » (évoqué par Pedinielli en 1990) est la mise en représentation.
Il s'agit de renoncer pour réinvestir.

Des mécanismes adaptés pour réduire l'effet du trauma

La prise en charge psychologique et psychiatrique vise à amener le sujet malade à aborder le traumatisme comme un « pharmakon » de la maladie cancéreuse elle-même à l'origine de ce traumatisme, et à intégrer cette expérience douloureuse dans le fil de son histoire.
Ainsi, de même que Marty (2001) envisage « le traumatisme comme un moteur de la vie psychique à condition que l'excès qu'il contient puisse être élaboré par le sujet », Ferenczi (1932) considère les défenses psychiques telles que le clivage et la fragmenta-

tion, comme des mécanismes adaptés pour réduire l'effet du trauma. La maladie questionne le rapport du malade à la perte, à la mort et au deuil.

Des stratégies adaptives psychopathologiques

En revanche, si les troubles psychiques s'installent de façon durable et s'inscrivent dans la compulsion de répétition (« cette torturante contradiction à mourir sans cesse » Kiergekaard), cette stratégie adaptive relève de la psychopathologie : « jamais vivant, jamais mort, mais mourant sans fin » dit Saint Augustin dans *La cité de Dieu.*

Une étude de Yehuda (2003) a montré que l'hyperactivité du système sympathique liée au cancer peut installer un tableau clinique de stress post-traumatique (vulnérabilité biologique, inhibition rétroactive de l'axe corticotrope, réponses inadaptées...).

Poser le diagnostic et évaluer la sévérité dans le contexte singulier

L'abord clinique selon une modalité catégorielle et nosographique permet de poser le diagnostic, d'évaluer la sévérité des troubles et de mettre en place une prise en charge.

Cependant, cet abord reste insuffisant si les troubles ne sont pas inscrits dans l'histoire individuelle du patient, dans une famille, une biologie et un temps particuliers. Cette position thérapeutique sous-tend que les remaniements psychiques inhérents à la maladie se manifestent de façon spécifique et singulière pour chaque patient atteint de cancer.

La prise en charge psychothérapeutique

La prise en charge psychothérapeutique permet l'élaboration psychique du vécu de la maladie avec un lieu et un temps de la verbalisation. Elle repose sur le postulat que réinvestir le monde extérieur et soi-même nécessite de désinvestir l'objet perdu (le Moi avant le cancer) en raison de la maladie, et par la même, nécessite du temps : c'et un processus long où « l'individu s'adonne exclusivement à son deuil » a écrit Freud (1915) dans *Deuil et mélancolie.*

Le même Freud (1915) pense que le repli narcissique et l'état de solitude sont nécessaires avant de réinvestir le monde car ils permettent d'intérioriser les bouleversements, de repérer et de prendre conscience du rapport nouveau à son corps et à son identité : « Le Moi redevenu libre et sans inhibition ».

La psychothérapie associée à un traitement pharmacologique

Il s'agit de consentir à ce que l'on est pour redevenir libre, après un travail psychothérapeutique associé à un possible traitement pharmacologique dans la visée de « ***s'approprier une vérité qui compromet sa vision d'avenir*** » a écrit Hirsch (2004).

Jeammet (2002), dans la Revue française de psychanalyse, envisage d'ailleurs les psychotropes non pas comme une « camisole chimique » mais comme un « outil de liberté » dans le sens où le malade est libéré des contraintes liées aux troubles psychiques.

Une alliance thérapeutique

Ainsi, pour Widlöcher (2002), la prise en charge psychologique et/ou psychiatrique doit procéder d'une véritable alliance thérapeutique (et non d'une compliance), sur un modèle coopératif et non prescriptif. L'amélioration de l'état de santé du patient et sa guérison possible ne peuvent faire l'économie de cette alliance avec le patient, mais aussi avec ses proches.

L'absence d'énonciation est source de souffrance : muet et violent

En effet, de même que l'annonce du cancer engendre un traumatisme psychisme, l'absence d'énonciation génère, ou du moins entretient une souffrance. L'absence de mot sur ce qui est agi dans le psychisme procède alors également d'une certaine forme de violence. On peut relever que dans la langue hébraïque les mots « muet » (*iylem*) et « violent » (*alim*) partagent la même racine.

Soutenir l'alliance thérapeutique aussi avec les proches

L'angoisse de mort avec ses inhibitions cognitives et intersubjectives ainsi que les replis ou régressions narcissiques liés au « travail de la maladie » se manifestent par une indifférence à l'environnement et des conduites d'isolement, altérant ainsi les relations du malade avec son entourage.

Les affects dépressifs, l'angoisse de mort et le sentiment d'impuissance activent en réaction chez les proches la pulsion de mort à l'origine de leur propre angoisse de mort (ou désir de mort) par identification projective et culpabilité. Face à ce désir de mort, vont se développer le déni, la banalisation de la maladie avec rationalisation et activisme qui peuvent aboutir également chez l'entourage, à des états dépressifs et d'épuisement.

Sous l'angle de ces mécanismes intersubjectifs, la prise en charge thérapeutique ne peut fondamentalement pas exclure l'accompagnement et l'étayage de la famille ; par conséquent, elle doit soutenir l'alliance avec celle-ci. On sait par ailleurs que la douleur et l'isolement sont des facteurs majorant l'angoisse. La culpabilité chez le patient et chez ses proches peut se renverser en réaction émotionnelle de l'ordre de la colère et de l'agressivité, aggravant ainsi les troubles intersubjectifs.

À travers les conduites d'abnégation réactionnelles aux pulsions agressives sous l'effet de l'angoisse chez les proches, on peut reconnaître un début inconscient de travail de deuil qui majore leur sentiment de culpabilité.

Pour Bouregba et Lebret (2008), ces modifications non pathologiques des interactions familiales doivent être prises en considération dans l'ajustement thérapeutique, ce d'autant plus que le patient et ses proches sont confinés dans un huis clos. Il est important de ne pas méconnaître les bouleversements psychologiques d'un sujet confronté à sa mort et leur impact sur la dynamique familiale.

L'étayage familial

L'étayage familial, qui permet aux proches d'exprimer leurs conflits intérieurs (qui, eux, réactualisent parfois du fait de la confrontation à la menace de mort, des conflits anciens tus et non résolus), peut être envisagé à plusieurs niveaux : celui essentiel du médecin traitant ou celui du psychologue du réseau d'oncologie, celui de groupes de soutien psychologique.

Favoriser et conseiller la prise en charge psychothérapeutique

Favoriser et conseiller la prise en charge psychothérapeutique constitue un facteur déterminant non seulement dans le traitement des troubles psychologiques du cancer

mais potentiellement aussi dans la survie. Il peut et doit être le fait des différents praticiens impliqués dans les soins du patient.
Une étude menée par Maunsell *et al.* (1995) a montré une corrélation significative entre survie prolongée et existence d'un « confident » chez des femmes avec un diagnostic récent de cancer du sein. Dans une autre étude réalisée au Maroc par Errihani *et al.* (2010), une incidence des troubles anxieux et dépressifs de 41 % a été retrouvée. Ces troubles étaient significativement favorisés par l'absence de soutien familiale.
De même, Lévy *et al.* (1990) ont mis en évidence qu'un soutien de haute qualité (par un proche ou le médecin) activait les cellules NK (protectrices dans la croissance tumorale) chez les femmes atteintes de cancer du sein.

Des manifestations contre-transférentielles soigné-famille-soignants

Les manifestations d'hostilité et d'agressivité entre le malade et son entourage sont parfois retournées et déplacées inconsciemment à l'encontre de l'équipe soignante, ce qui permet une issue au conflit ambivalentiel intrafamilial. Face aux troubles intersubjectifs, si ceux-ci sont méconnus de l'équipe soignante (désemparée devant les angoisses de mort et de castration du patient qui réactivent chez elle sa propre angoisse de mort et de séparation), le soignant peut développer en réaction une froideur, une neutralité émotionnelle voire de l'agressivité.
Pour Bouregba et Lebret (2008), ces manifestations contre-transférentielles peuvent être analysées et travaillées auprès de l'équipe psychothérapeutique ou dans un groupe de parole (type Balint) afin de contribuer à une meilleure prise en charge du patient et de réduire la propre souffrance du soignant.

Analyser la relation soignant-soigné permet d'éclairer les symptômes du patient

Dans le livre de Bacqué (2010) *Annoncer un cancer*, les psychiatres Ronson et Stefos ont fait mention que le soutien à l'analyse de la relation soignant-soigné s'avèrerait être un facteur positif dans les stratégies d'ajustement psychiques liées au traumatisme du cancer.
Il s'agit précisément d'engager pour l'équipe soignante médicale et non médicale un bouleversement de leur relation traditionnelle au savoir et d'accepter que certains « problèmes relationnels » rencontrés dans leur pratique professionnelle au quotidien, relèvent non pas de leur savoir universitaire mais de celui du patient.
L'analyse de la relation même du patient et du soignant permet d'éclairer les symptômes du patient.
On entend ainsi que dans la relation au malade, l'écoute attentive, bienveillante et empathique, ainsi qu'une attitude respectueuse ne suffisent pas, mais que l'exigence de la prise en charge thérapeutique du cancer nécessite de comprendre ce qui est agi dans cette relation et d'en dégager un sens.

Conclusion

Les remaniements psychiques de la maladie sont à appréhender comme un travail (proche de celui du deuil), autrement dit, comme la production d'une transformation de soi fondée sur la capacité à gérer et à intégrer les pertes. Par l'épreuve de la réalité, les bouleversements psychiques liés au cancer amènent le Moi à renoncer à son Moi perdu d'avant le cancer, et ainsi, à « rester en vie ».

Les remaniements psychiques majeurs liés à l'annonce du cancer qui, s'ils relèvent de stratégies adaptatives du fonctionnement psychique devant un traumatisme, peuvent procéder d'un fonctionnement pathologique donnant lieu à des troubles psychopathologiques sévères dans certaines situations.

L'annonce du cancer fait trauma dans la vie psychique et somatique du patient. Les bouleversements psychiques du sujet s'avèrent être sous-tendus par son histoire individuelle (événements de vie, interactions précoces, qualité de l'attachement...), sa personnalité, la comorbidité et le soutien socio-familial qui agissent comme des facteurs renforçant ou atténuant les effets du traumatisme. Thurin a évoqué, dans un colloque sur le stress en 1999, l'hypothèse d'une sensibilisation neurale (amplification progressive des réponses de l'hôte) au niveau comportemental et neuro-chimique comme modèle neuro-biologique de certaines pathologies (dépression récurrente, syndrome de stress post-traumatique...).

L'événement traumatique de l'annonce du cancer peut donc, de façon variable et spécifique, et selon le patient, relever de la psychopathologie. **Si le soutien psychologique** (par les différents soignants et l'entourage du patient) et psychothérapeutique (par une psychologue), **à proposer de façon systématique**, se révèle être un facteur particulièrement déterminant dans le pronostic évolutif des bouleversements psychiques, le recours au psychiatre est quant à lui, proposé de façon spécifique, en fonction essentiellement de la durée et du degré de sévérité des troubles psychopathologiques ainsi que de la nosographie et du risque suicidaire.

En s'attachant à l'analyse des facteurs déterminant l'amélioration de l'état de santé, voire de la guérison, du patient atteint de cancer, on s'aperçoit qu'une prise en charge pluridisciplinaire n'incluant pas la dimension psychologique et/ou psychiatrique est insuffisante. En ce sens, il est primordial de proposer systématiquement et le plus précocement possible à chaque patient un accompagnement et un soutien psychologique.

En raison des troubles intersubjectifs induits par les bouleversements psychiques liés au cancer tant au niveau familial qu'au niveau de l'équipe soignante, cet accompagnement psychologique est à envisager également pour la famille et/ou pour les soignants afin de réduire les effets de ces troubles psychologiques et des processus intersubjectifs qu'ils impliquent, et ainsi, d'améliorer l'état de santé du malade atteint d'un cancer.

En prenant en compte le rôle de ces facteurs d'intersubjectivité sur le renforcement ou la diminution de l'impact des troubles psychopathologiques, on peut moduler l'impact traumatogène (au niveau psychique et biologique) de l'annonce par la qualité des interactions et de la communication lors de cette annonce. Ces interactions s'appréhendent sur plusieurs niveaux qui sont les communications verbales et non verbales (attitude, posture et position, distance, gestuelle...).

La prise en considération de l'ensemble de ces facteurs par un accompagnement psychologique et/ou psychiatrique, étayée par l'analyse de modèles et d'indicateurs biologiques, constitue un outil thérapeutique essentiel dans la prise en charge du cancer.

7-10 Paroles d'une interne en médecine générale – H. Lenglet

Avertissement :
L'auteur de ce chapitre a repris des extraits de son mémoire du Diplôme d'Études Spécialisées (DES) en Médecine Générale présenté à la Faculté de Reims le 17 février 2011 et intitulé « De l'annonce à l'accompagnement en soins palliatifs : évolution de la relation médecin-malade ».

Introduction

Le cancer, ce crabe qui nous dévore de l'intérieur

Telle est l'image la plus répandue de cette maladie qui continue à faire peur car bien souvent encore synonyme de mort, et ce malgré les indéniables progrès scientifiques et les campagnes d'information destinées au grand public.

Le temps d'annonce : un moment crucial qui scelle la relation médecin-malade

Le temps d'annonce est un moment crucial et primordial qui scelle la relation médecin-malade dans un chemin commun, jalonné de succès, d'échec, de souffrance et d'espérance.
Cette relation soignant-soigné va irrémédiablement évoluer au fil de la maladie. L'altération physique et parfois psychique du malade va en effet modifier la relation de soin au gré des angoisses, des incompréhensions, des traitements et des systèmes de défense réciproques qui vont se mettre en place.

Difficultés à se positionner et à ne pas être dépassée par mon affect

J'ai été très marquée par ce sujet tout au long de mon cursus d'étudiante en médecine. J'ai en effet rencontré des difficultés à me positionner correctement dans la relation médecin-malade, ayant parfois été dépassée par mon affect.
C'est pourquoi, j'ai cherché à comprendre ce qui me manquait pour appréhender de la meilleure manière qu'il soit cette relation médecin-malade en cancérologie.

Deux situations cliniques : annoncer et accompagner

Deux situations cliniques authentiques illustrent les difficultés de l'annonce puis de l'accompagnement. La deuxième partie de ce texte tentera de transposer ces situations à la médecine générale. En effet, le médecin généraliste a indéniablement une place dans l'annonce, et ce qui l'entoure et dans l'accompagnement et la fin de vie.

Première situation : le temps post-annonce pour Mme B. chez son généraliste le Dr A.

- **Première consultation :**

Alors que je suis en stage, chez le Dr A. médecin généraliste, ce dernier m'apprend que nous serons amenés à recevoir en consultation Mme B. 62 ans cet après-midi.
Il s'agit d'une patiente qu'il suit depuis de nombreuses années pour un diabète de type 2, bien équilibré. C'est une institutrice à la retraite, elle est veuve et a une fille de 30 ans, que le Dr A. me dit suivre également.

Elle a appelé le matin même pour une consultation en urgence. « *Ce n'est pas dans ses habitudes, Mme B. est plutôt pondérée* ». Il ajoute se douter du motif de cette consultation mais que je me ferai mon idée moi-même l'après-midi.
C'est avec curiosité (inappropriée je dois l'avouer) et appréhension que je rejoins le cabinet cet après-midi-là, mon déjeuner terminé. Les consultations s'égrainent lentement jusqu'au tour de Mme B. qui est la dernière patiente de l'après-midi.
Je vais la chercher dans la salle d'attente et me présente. C'est une charmante dame, très coquette, que je découvre. Elle semble assez surprise que ce soit moi qui l'accueille. Mon praticien s'apprête à lui serrer la main lorsque celle-ci lui demande s'il peut la recevoir seule.
Mon praticien lui explique alors de nouveau qui je suis et ajoute que lui ne consultant que les après-midi, je me dois de voir un maximum de consultations.
Le Dr A. me dira plus tard accéder généralement à ce type de requête mais que pressentant qu'il allait s'agir là d'une consultation intéressante, il avait préféré « m'imposer »… !
Après une grande réticente, Mme B. accepte finalement que j'assiste à la consultation. Lorsque le Dr A. lui demande ce qui l'amène, la patiente semble s'effondrer littéralement sur sa chaise. Elle paraît sidérée, regarde le sol et se tortille les mains avec anxiété.
Je ne sais pas du tout alors comment me comporter face à cette dame. Que peut-il bien lui arriver ? Je me doute qu'il doit s'agir de quelque chose de grave si j'en crois son air inquiet et fuyant à la fois. Le Dr A avec expérience et maturité lui dit avec douceur se douter de ce qui l'amène aujourd'hui.
« *Vous avec vu le Dr C. hier, n'est-ce pas ?* »
« *Tiens, un nom qui me dit quelque chose… Je connais une Melle C., cancérologue au CHU D. !* » Mme B. hoche la tête, évitant toujours notre regard…
« *Et que vous a-t-elle appris ?* » continue le Dr A.
« *Bah, que ce n'était pas bon…* » répond-elle.
« *Mais plus précisément ? A-t-elle eu les résultats de la ponction-biopsie de votre pancréas ?* » Poursuit-il.
« *Oui…* » Et là, pour la première fois depuis la consultation, elle consent à nous regarder pour assener le terrible mot de « cancer ». Elle s'effondre ensuite en larmes.
J'avoue avoir été un peu abasourdie même si je savais que le Dr C. était cancérologue. J'accuse le coup. Me voyant un peu perdue dans la consultation, le Dr A. dit à la patiente qu'il va reprendre pour moi le fil des événements.
Mme B. a commencé à se plaindre de dorsalgies il y a 3 mois traitées initialement par un antalgique simple. Une radiographie du rachis dorso-lombaire ne montrait aucune anomalie. Puis des épigastralgies sont apparues, associées à un amaigrissement de 8 kg en 2 mois. Un scanner effectué a révélé un syndrome de masse du corps pancréatique avec envahissement du tronc cœliaque et de l'artère hépatique. C'est devant ce résultat inquiétant que mon praticien m'a expliqué avoir adressé notre patiente au Dr C. qui a organisé une écho-endoscopie pour ponction-biopsie de cette masse pancréatique.
Mme B. intervient à ce moment alors qu'elle était silencieuse. Elle ajoute avoir donc vu le Dr C. la veille pour les résultats de la ponction : « *Là, ça a été le coup de massue. J'ai voulu vous voir tout de suite, j'ai confiance en vous, je vous connais, vous… !* »

Le Dr A. lui demande alors de lui raconter le déroulement de la consultation.
« Eh bien, je suis arrivée dans la salle, à peine un bonjour, et puis sans prendre de gants, on m'annonce que j'ai le cancer, et qu'il faut faire de la chimio, car on ne peut pas opérer ! J'ai bien cru que le ciel me tombait sur la tête ! Je n'ai pas tout compris, ça a été trop rapide et puis…, avec ce docteur… je ne la connaissais pas… je n'ai pas trop osé poser de questions. Ensuite, j'ai vu une infirmière qui je crois m'a reposé des questions, mais j'étais tellement choquée que je n'ai pas compris à quoi cela servait ».
Mme B. ajoute enfin avoir consulté seule, sans sa fille car elle ne voulait pas que cette dernière soit au courant. « *Elle est déjà fragile, alors je ne veux pas en rajouter !* »
Je me rends donc compte que Mme B. a décidé de tout assumer seule, mais va-t-elle y arriver ? Comment l'y aider ?
« *On vous a remis des papiers ?* » demande le Dr A.
« *Oui, ce formulaire* ». Un fascicule appelé « programme personnalisé de soins (PPS) », dont je n'avais jamais entendu parler !
Mme B. ajoute alors « *Encore une fois, je n'ai pas bien compris ? Pourquoi on ne peut pas m'enlever le cancer ? Et c'est quoi exactement la chimiothérapie ? Je vais perdre mes cheveux ? Je vais être malade ? Je ne supporte pas de vomir, moi !* »
Je me souviens avoir été frappée par le comportement de cette dame, plutôt fermée au dialogue initialement, elle déversait tout à coup un flot ininterrompu de paroles !
Comment y faire face, que lui répondre ? Nous n'avions pas de compte rendu, c'était donc difficile de lui répondre avec précision. C'est ce que le Dr A. a répondu à la patiente. Néanmoins, il a ajouté (et j'ai trouvé cela très bien) qu'il serait là pour l'accompagner dans le processus d'acceptation de la maladie et dans la prise en charge thérapeutique et qu'il comprenait totalement son inquiétude.
Il lui a précisé enfin vouloir la revoir lorsqu'il aurait reçu le compte rendu de la consultation.
Il serait alors plus à même de répondre à ses questions.
La consultation terminée, j'ai apprécié que le Dr A. fasse un « *débriefing* ». Je lui ai dit ne pas avoir été très à l'aise avec ce type de consultation, que je ne savais pas **comment me comporter dans la relation médecin-malade** :
Que lui dire ? Faut-il tout lui dire ? Comment répondre au mieux à ses questions ? Comment l'accompagner dans l'acceptation de sa maladie ? Faut-il faire appel à d'autres soignants ?
Il m'a rassuré en me disant que cela venait avec l'expérience, qu'il fallait surtout savoir **prendre le temps, écouter, et accepter.**

- **2e consultation :**

Une semaine plus tard, un matin, le Dr A. me dit avoir reçu le compte rendu de la consultation d'annonce. Il est noté que l'annonce a été faite en présence de E. (infirmière d'annonce qui aurait reformulé les informations), et que Mme B. avait bien compris la nature cancéreuse de sa lésion pancréatique.
Cette masse étant inextirpable, le traitement proposé après discussion en RCP était une chimiothérapie par gemcitabine pendant 2 mois suivie d'un scanner et d'une consultation d'évaluation. Cette chimiothérapie est en général bien supportée, avait ajouté le Dr C. Les dates des cures étaient notées, avec la première prévue dans à peine 10 jours !

Je me suis demandé comment digérer un tel diagnostic et toutes les conséquences, en matière d'effets secondaires en si peu de temps !
Tout semblait bien encadré. Nous avions de nombreuses réponses à apporter à Mme B. et j'en étais soulagée ! Néanmoins, je n'aurais pas été si affirmative dans le fait que Mme B ait compris le diagnostic. J'ai été surprise de constater que le cancérologue n'avait pas précisé avoir évoqué le pronostic…
Le Dr A. m'a alors demandé de faire une recherche rapide sur la gemcitabine, molécule inconnue pour nous, afin de lui reparler des effets secondaires éventuels.
Nous nous doutions que lors de la consultation d'annonce, ces questions avaient du être abordées. Je sais que ces effets indésirables sont affaire de spécialistes, mais il nous a semblé primordial d'être au point sur cette thérapeutique pour accompagner au mieux Mme B.
Forts de ces informations, nous avons rappelé ce jour-là Mme B. pour une seconde consultation. À l'arrivée dans le cabinet, nous avons été surpris de voir arriver Mme B. accompagnée de sa fille.
« *Finalement, j'ai tout dit à ma fille… De toute façon, elle aurait bien vu…* » nous annonce Mme B. d'une petite voix.
Notre patiente prend donc place. Je suis frappée par l'asthénie qu'elle dégage : renfrognée sur sa chaise, on dirait qu'une chape de plomb lui est tombée sur les épaules, elle n'est plus maquillée ni vraiment apprêtée. J'ai le sentiment qu'elle se laisse aller.
Le Dr A. rappelle à Mme B. et à sa fille l'objet de la visite d'aujourd'hui :
« *Nous avons reçu le compte rendu de la consultation du Dr B. Nous sommes donc plus à même de répondre à vos questions, je vous écoute…* » Commence le Dr A.
Mme B. ne répond pas et détourne le regard. C'est sa fille qui nous dit alors que sa mère ne va pas bien depuis quelques jours : « *Elle est persuadée d'être condamnée et a peur de la chimiothérapie* » nous dit-elle.
« *C'est tout à fait normal, je comprends* » lui a répondu le Dr A.
Nous avons donc repris ensemble toutes les informations en les prenant une par une (le Dr A. avait bloqué une plage horaire conséquente sur son planning afin d'être disponible, j'ai trouvé cela très bien). Nous avons expliqué pourquoi la tumeur ne pouvait pas être opérée : elle englobe les gros vaisseaux et on risque de disséminer des cellules cancéreuses et de créer des métastases un peu partout.
J'ai expliqué à Mme B. les principaux effets de la gemcitabine afin qu'elle ne soit pas surprise. Son visage s'est ouvert lorsque je lui ai dit qu'elle ne devrait pas être trop gênée par les vomissements et que l'alopécie était rare.
En revanche, nous n'avons pas abordé le fait qu'il s'agit-là d'une prise en charge palliative. Je ne sais pas si nous aurions dû, Mme A aurait-elle su l'entendre et le comprendre ?
Nous apprenons au cours de l'entretien qu'elle ne croit plus en l'avenir, qu'elle a perdu tout espoir et qu'elle est « démoralisée ». Elle ajoute être très angoissée par tout ça et qu'elle ne dort pas bien la nuit. « *Je cogite, je cogite* » nous a-t-elle dit avec ses mots. Nous avons donc introduit un traitement anxiolytique pour tenter de pallier ses angoisses et son insomnie.
En fin de consultation, il a ajouté qu'elle ne devait pas hésiter à demander à voir la psychologue du service mais que lui s'efforcerait de l'accompagner dans sa maladie.

En aparté, il m'a dit de faire très attention dans ma pratique future à ces troubles réactionnels à une annonce car ils peuvent faire le lit d'un vrai syndrome dépressif.

- **Évolution :**

Je n'ai revu Mme B qu'une seule fois au cours de mon stage. Elle était fatiguée, mais plus souriante et ouverte. Ses cures de chimiothérapie se passaient plutôt bien, en dehors de quelques œdèmes des membres inférieurs. Au scanner, la tumeur était stable. Elle savait que le combat n'était pas terminé mais que la vie méritait d'être vécue pleinement, ce d'autant qu'elle venait d'apprendre que sa fille était enceinte...

- **Points marquants de cette situation clinique :**

– Patiente de 62 ans, veuve, 1 fille
– Consultation chez le généraliste après l'annonce d'un cancer
– Sidération puis anxiété et insomnie en post-annonce
– Écoute empathique, reformulation et relation médecin généraliste-malade

Deuxième situation : le temps de l'accompagnement pour une adolescente de 16 ans

Je suis en stage dans le service de cancérologie digestive du Pr F. depuis à peine 1 mois quand la cadre du service m'annonce une entrée, qui je ne le savais pas encore à l'époque, allait me marquer pour toujours. J'apprends que je vais avoir dans mes lits une jeune patiente de 16 ans pour altération de l'état général. J'avoue dans un premier temps avoir été choquée par l'âge de cette patiente. Je me suis donc jetée sur le dossier pour savoir un peu ce qui m'attendait...

Son histoire

Mlle E.G. était suivie depuis 7 mois par le Pr F. pour un cancer gastrique de type linite révélé par une ascite avec métastases ovariennes et carcinose péritonéale synchrones. Le diagnostic avait été difficile avec suspicion initiale, dans l'hôpital proche du domicile, de cancer de l'ovaire. La jeune patiente et ses parents avaient alors préféré une prise en charge au CHU situé à 110 km de son domicile. Une polychimiothérapie nommée EOX avait permis une nette amélioration avec un total de 9 cures réalisées toutes les 3 semaines.

Une question qui me taraude : que sait-elle au juste ?

E. (son prénom) finit par être installée dans sa chambre, accompagnée de sa maman. Elle arrive sur un brancard et semble épuisée à 10 jours de sa dixième cure de chimiothérapie.

Ce n'est pas sans appréhension ni difficulté que je me dirige vers la chambre de E., taraudée par une question : que sait-elle au juste ? Je pénètre enfin dans la chambre. Je suis frappée par la cachexie et la pâleur de ma jeune patiente. À mon arrivée, je vois E. réajuster sa perruque... Ce simple geste de pudeur d'une jeune fille m'a bouleversée et j'ai dû vraiment prendre sur moi pour débuter mon examen clinique.

Son entourage familial : je ne veux pas qu'ils me voient comme ça.

Je m'assois auprès d'elle après m'être présentée. Elle demande alors d'une manière assez agressive à sa maman de sortir de la chambre. Les relations mère-fille ne doivent pas être au beau fixe, me suis-je dit...

Marion avait déjà déballé ses petites affaires, les photos de ses copines, de son petit ami, son téléphone portable à portée de main. Des petits détails qui devaient lui permettre

de se recréer son petit univers et la rassurer. Elle m'a permis aussi de me rendre compte qu'elle se doutait qu'elle allait être hospitalisée pour un bout de temps…
En l'interrogeant sur son entourage familial, j'apprends qu'elle est l'aînée de la fratrie. Elle a un frère et une sœur de 6 et 14 ans. « *Mais ils ne viennent pas me voir quand je suis hospitalisée, je ne veux pas qu'ils me voient comme ça, et puis il y a l'école…* ».
Après cette dernière phrase qui mettait en lumière toute la souffrance, tout le poids de la maladie, j'ai décidé de changer de sujet en gardant toutefois en tête de ne pas oublier de faire appel à la psychologue du service.

Je me suis assise à côté d'elle pour un véritable échange et pour gagner sa confiance.

Une fois, mon examen terminé, je me suis assise à côté d'elle pour lui expliquer ce que nous allions faire. Je me suis dit qu'il ne fallait pas que j'emploie des termes médicaux, je voulais qu'un véritable échange puisse se faire, alors autant se comprendre.
Il nous fallait contrôler sa fatigue, ses douleurs et ses vomissements. J'ai expliqué à E. que nous allions modifier son traitement. E. a semblé assez réceptive à mes propositions. Son visage, jusqu'alors fermé, s'est détendu.
Je sentais toutefois que ce n'était pas gagné. Je n'avais jamais été jusqu'à présent confrontée à une adolescente malade, et j'ai pris conscience ce jour-là qu'il allait falloir que je me batte pour avoir sa confiance !

Ma fille se complaît dans son rôle de malade.

En sortant de la chambre, j'ai retrouvé la mère de E. à qui j'ai expliqué les traitements. C'est alors qu'elle m'a dit que ce n'était pas vraiment cela qui l'inquiétait : E. allait être prise en charge à l'hôpital. Ce qui la minait le plus était le mauvais climat qui s'était instauré avec sa fille, et qu'elle ne savait plus quoi faire ni que dire.
« Elle prend tout mal, elle me répond mal, parfois j'ai l'impression qu'elle se complait dans son rôle de malade, elle se sent plus forte face à moi. Et moi, je ne sais plus quoi faire, c'est extrêmement difficile à vivre ».
Telles ont été les premières paroles échangées avec la mère de E., c'est dire que je m'imaginais l'ampleur de la prise en charge psychologique à mettre en œuvre ! Mais que lui répondre ? Je ne pouvais pas me mettre à sa place, je n'avais pas moi-même d'enfant à l'époque et je n'imaginais pas à quel point être la mère d'un enfant malade, d'une pathologie mortelle qui plus est, devait être extrêmement difficile à vivre.
C'est ce que je lui ai finalement répondu. J'ai ajouté que je m'efforcerai de tout lui expliquer, qu'il ne faudrait hésiter à venir me voir. C'était peu probablement, mais je ne pouvais pas à mon niveau lui proposer autre chose…

Peur de ne pas soulager la douleur de E. et de sa mère.

Je ne me sentais très mal à l'aise entre cette jeune malade et sa mère mais aussi pour traiter sa douleur. Les morphiniques m'ont toujours fait peur : peur du surdosage, peur des effets indésirables, et surtout, peur de ne pas soulager mes patients.
Je me suis rendue compte ce jour-là que je n'étais pas tout à fait au point dans la relation médecin malade.

E. déverse sa rancœur par des regards.

Aux moments des ponctions évacuatrices d'ascite, E. refusait de me parler, se contentant de me jeter des regards noirs… Je savais qu'elle souffrait et qu'il fallait bien qu'elle déverse sa rancœur sur quelqu'un. C'était sur moi lors des ponctions. Ce n'a pas été très facile à vivre, je dois l'avouer.

Je m'étais attachée à cette jeune fille, qui avait presque l'âge de mon petit frère. Je sais maintenant que c'était un tort mais à ce moment précis, je ne pouvais pas faire autrement…

L'arrêt de la chimiothérapie

L'état général de E. s'étant encore dégradé, la décision d'arrêter la chimiothérapie a été annoncée très (voire trop) rapidement par le Pr F. en présence de sa mère. E. et sa mère n'ont pas vraiment compris pourquoi arrêter. Je ne savais pas quoi répondre à leurs questions. Je leur ai dit qu'arrêter la chimiothérapie ne voulait pas dire arrêter les soins. Je ne sais pas si j'ai été convaincante. Je les comprenais, car elles mettaient tellement d'espoir dans la reprise de la chimiothérapie que son arrêt était synonyme d'échec, d'espoir déçu, de trahison.

L'interne seule avec le « mouton noir » du service

À ce moment, j'ai eu le sentiment que E. était devenue le « mouton noir » du service. Je me souviens avoir été choquée à plusieurs reprises. Lors des visites du matin avec le chef de clinique, on a fini par « sauter » la chambre de E. : « *Bon, écoute, on te laisse la voir, tu la connais mieux, tu as un meilleur contact, et puis on ne va pas la déranger !* »

On me laissait tout assumer, ses angoisses, ses questions, sa labilité d'humeur que je comprenais parfaitement mais qui m'était difficile à vivre. Sur le plan médical pur, mes chefs étaient disponibles mais humainement, il n'y avait plus personne !

Des relations difficiles et ambivalentes

Mes relations avec E. sont devenues totalement ambivalentes. J'étais devant une adolescente dans toute sa splendeur, malade qui plus est. D'un côté, elle refusait que les externes entrent dans sa chambre, ne voulant que moi, et puis, dans la journée, sans explication, elle devenait agressive…

J'ai vraiment eu du mal à me positionner dans cette relation médecin-malade. À de nombreuses reprises, j'ai eu un sentiment d'échec, et d'inachevé. C'était très désagréable. Je pouvais heureusement partager tout cela avec les infirmières du service, dont l'une en particulier que E. avait également choisie comme confidente. Cela m'a fait beaucoup de bien de parler avec cette infirmière. J'avais également tous les jours un contact apaisant au moins téléphonique avec le Pr F. qui passait dans le service tôt (trop tôt) ou tard (trop tard) le soir.

Le Pr F. propose un nouveau projet qui ravive l'espoir : le retour à domicile

J'ai beaucoup apprécié que le Pr F. (médecin référent de E.) passe tard (trop tard) tous les soirs pour discuter avec E. de son avenir et du nouveau projet : le retour à domicile. Ayant souvent déjà quitté le service après 19 heures, c'est E. qui m'informait tous les matins du contenu de ses dialogues avec le Pr F.

La gestion des conflits et des relations anxiogènes adolescente malade-mère

Les relations mère-fille étaient assez tendues et labiles, au gré de l'humeur de E. Elles étaient en conflit notamment sur le projet de retour à domicile : E. très favorable, qui avait retrouvé le sourire, et sa mère très réticente par crainte de la non-prise en charge de la douleur à domicile.

J'ai récupéré plusieurs fois la mère d'E. dans le couloir en pleurs à me poser des tas de questions auxquelles je ne savais pas répondre. J'avais le sentiment désagréable de « botter en touche » et je n'en étais pas fière.

Elle me disait que c'était « la fin » mais qu'elle n'était pas prête à ça : « *J'ai l'impression d'avoir échoué dans mon rôle de mère, de ne pas avoir su protéger mon enfant de la maladie, de la sauver* ». Des mots très durs mais qui étaient le témoin de sa souffrance.
J'ai tenté de lui expliquer au maximum les choses, avec mes mots. Je lui ai dis que je comprenais ses angoisses et que nous étions là pour elle. Je l'ai beaucoup écoutée aussi.
J'ai eu l'impression que cela lui faisait du bien, et d'être utile. À moi aussi d'ailleurs !
Cette prise en charge parallèle s'est faite conjointement avec une psychologue qui nous a énormément aidés dans ces moments difficiles.

L'hospitalisation à domicile

Le Pr F. et un médecin de l'unité mobile de soins palliatifs ont réussi à convaincre la mère de la faisabilité d'une sortie de sa fille dans le cadre d'une hospitalisation à domicile (HAD). Le jour de sa sortie E. m'a serré la main et dit merci avec son regard apaisé. Je savais que je ne la reverrais plus. E. est décédée 4 jours plus tard à son domicile entourée de sa mère, de son frère, de sa sœur mais aussi de son père divorcé.
Je ne sais pas si j'ai su accompagner correctement E. dans sa fin de vie, mais j'ai fait mon possible, avec mes connaissances et mon humanité.

Annoncer et accompagner… Oui, mais comment ?

« ***À un certain moment, le médecin doit cesser d'être l'homme qui guérit et devenir celui qui aide à mourir*** » a dit Hans Jonas dans son livre *Le droit de mourir* (1996).
Afin de compléter l'enseignement « sur le terrain », parce que ce sujet résonnait en moi d'une façon si particulière, je m'y suis intéressée de plus près…
On nous apprend à les traiter, en un mot : à guérir nos patients.
Un médecin est d'abord un scientifique, rationnel. Devant une symptomatologie, on traite.
Tout ce qui nous est enseigné à la faculté de médecine repose sur cet adage. On apprend des symptômes, symptômes qui forment des maladies, on nous apprend à les traiter en un mot : à guérir nos patients.

On ne nous prépare pas à annoncer et accompagner

Mais on ne nous prépare pas à annoncer une maladie non guérissable. Ainsi, un sentiment d'impuissance nous envahit lorsqu'il s'agit de soins palliatifs. Confrontée à mes doutes, mes incertitudes et mes craintes, j'ai du accepter l'idée de ne pas avoir le pouvoir de guérir.
Je me suis dans un premier temps retrouvée totalement perdue, sans repères scientifiques auxquels me référer.
Et puis, face à Mme B. et à la jeune E., j'ai appris à dépasser ces appréhensions, je ne pouvais pas faire autrement, par respect pour ces patientes et leur famille. J'ai commencé à prendre conscience des concepts d'annonce et d'accompagnement : préparer, écouter, comprendre, respecter, entourer avec empathie, en étant confronté à notre propre représentation de la mort et en sachant accepter nos limites. C'est aussi comprendre qu'il s'agit là d'une toute autre médecine centrée sur une relation médecin-malade solide et empathique.

Comment annoncer ?

J'ai eu l'occasion de lire plusieurs chapitres du livre *Les annonces en cancérologie* d'Olivier Bouché et de Bernard Ulrich avant sa soumission à l'éditeur. Cet ouvrage est un outil pédagogique indispensable qui aborde à la fois les pré-requis réglementaires et les aspects théoriques et pratiques de l'annonce, aussi illustrés de nombreux témoignages.

Comment accompagner ?

L'ANAES définit l'accompagnement comme « *un processus dynamique qui engage différents partenaires dans un projet cohérent au service de la personne, soucieux de son intimité et de ses valeurs propres* ».

Il est primordial d'**être disponible et de travailler en équipe**. On ne peut prendre la même route avec tous les patients ni aller au même rythme. Il faut être **attentif à ses besoins** du moment (besoin de confort, d'écoute et/ou d'information), être tout simplement **à son écoute** et ne pas lui mentir.

Mais accompagner un malade, c'est également **accompagner ses proches**. Les informer de l'évolution de la maladie, c'est essayer de les préparer au décès du patient, l'objectif étant d'éviter un deuil pathologique.

Cas particulier de l'enfant et de l'adolescent malade : l'adolescent malade éprouve avec plus de violence encore la dépendance à la maladie grave qui affecte son autonomie et le ramène à un stade infantile et régressif, alors qu'il n'aspire qu'à une chose : s'émanciper et voler de ses propres ailes.

Concernant cette situation particulière, il est nécessaire de maintenir les parents dans leur rôle de parents, ils ne sont pas que spectateurs du déclin de leur enfant. Il est primordial de les y aider, de les entourer, de les écouter voire parfois si on le juge nécessaire de les adresser à un psychologue, une tierce personne qui n'est pas le médecin, à qui il est parfois plus facile de parler. Il est également possible de les orienter vers des associations de malades, très actives, notamment sur internet. Cela peut leur être d'un grand soutien.

Le médecin généraliste et l'annonce

Le médecin généraliste a un rôle indéniable dans l'annonce, mais aussi dans l'accompagnement. Il se doit de prendre connaissance pour son patient du projet thérapeutique afin d'être le plus à même d'assurer, s'il le faut les soins à domicile.

La personne malade fait la connaissance de manière brutale avec l'oncologue qui deviendra son référent dans la prise en charge de la maladie cancéreuse. Mais bien souvent, comme nous l'a illustré la première situation de Mme B., c'est vers son médecin généraliste que le patient va naturellement se diriger suite au choc de l'annonce pour avoir les réponses aux questions qu'il se pose. Le médecin généraliste est en effet le médecin du quotidien. Il reste donc dans ces conditions le seul point de repère, la branche à qui se raccrocher.

Il est donc absolument nécessaire qu'il soit mis au courant du projet thérapeutique.

C'est pourquoi le dispositif d'annonce a dédié un temps à la communication avec le médecin généraliste. L'oncologue se doit, en pratique, de dicter un courrier rapidement

au médecin traitant afin qu'il puisse participer en toute connaissance de cause au suivi du patient.
En effet, entre les cures de chimiothérapie, c'est lui que le patient appellera en premier !
Encore aujourd'hui, il reste parfois l'acteur principal de l'annonce. C'est pourquoi, il est indispensable qu'il y soit préparé. Cela fait encore défaut dans notre formation aujourd'hui.
Le médecin oncologue n'est plus le seul intervenant dans le projet thérapeutique.
Notons également la nécessité pour le médecin de reconnaître ses limites et de ne pas hésiter à demander un avis spécialisé. C'est parfois difficile à accepter de mettre son ego de côté (et notre profession n'est pas exempte d'ego surdimensionnés comme chacun le sait !).

Conclusion

En écrivant mon mémoire et le chapitre de ce livre, j'ai beaucoup appris sur la complexité de la prise en charge thérapeutique du cancer. Je remercie le Professeur Bouché de m'avoir proposé de contribuer à son projet pédagogique
Le cancer est une maladie grave qui tel un long chemin sinueux, à l'instar des maladies chroniques, va être jalonné d'obstacles physiques et psychiques, conscients ou inconscients que le malade et le médecin vont devoir surmonter ensemble, dans un élan commun ; les obstacles dont le premier va être l'annonce de la maladie.
Cela m'a conforté dans mes convictions que l'annonce est une étape difficile et cruciale dans la maladie. Chaque patient va réagir à sa manière, avec son histoire personnelle et sa personnalité et le médecin devra s'adapter à ces réactions avec empathie et écoute. Chaque consultation sera donc différente de la précédente, plus difficile ou plus aisée à gérer par le médecin, de parts les mécanismes de défenses réciproques.
J'ai eu le sentiment qu'entre l'annonce et l'accompagnement, cette relation avait évolué, qu'elle avait pris de l'ampleur. Elle m'a semblé plus authentique, plus réelle mais plus complexe aussi. En effet, la prise en charge de la fin de vie sous-tend l'altération physique et psychique du malade ce qui modifie le lien thérapeutique. *A posteriori*, je m'aperçois ne pas avoir eu les mêmes rapports avec Mme B. et la jeune E. Mme B. venait d'apprendre la terrible nouvelle de son cancer mais elle était encore en bon état général.
L'accompagnement de la jeune E. m'a beaucoup « touché ». J'emploie volontairement le mot « touché » car je pense que je me suis trop impliquée dans la relation médecin-malade, que je n'ai pas su prendre la bonne distance. Il faut être dans l'empathie sans tomber dans la sympathie ou la pitié. J'ai pris conscience également de la complexité des relations et de l'importance d'une communication franche, loyale, attentive, verbale ou non.
L'écriture de ce chapitre n'est rien d'autre qu'une remise en question qui m'a fait grandir et mûrir. Je m'attacherai à transposer cet apprentissage dans mon exercice futur.

7-11 Paroles d'un médecin d'une équipe mobile de soins palliatifs (EMSP) – A. Neuve-Eglise

Préambule

L'intitulé même du titre proposé « Paroles d'un médecin d'EMSP sur l'annonce » laisse entrevoir la complexité d'une situation palliative, de sa perception ou de sa connaissance par le malade et le médecin, du rôle dévolu ou attendu du médecin de l'EMSP par l'équipe demandeuse.
Cette annonce de soins palliatifs, qui frappe-t-elle ? Le malade ou le médecin ? Et de quelle façon ?

Pour un médecin d'EMSP, familier et acteur d'une démarche palliative

C'est donc un nouveau face à face de deux personnes, aux côtés de l'équipe soignante référente, l'arrivée de nouveaux intervenants au sein d'une alliance thérapeutique déjà construite. L'élargissement de cette équipe est un bouleversement possible dans l'espace du malade qui construit ses repères à l'aide des personnes, des lieux de soins et des projets qu'on lui propose. Le malade cherche le sens de ce qu'il vit maintenant et de son avenir, et il tente de dire ce qu'il attend de nous.
C'est dire que l'intervention d'une EMSP change la donne et bouscule l'équilibre des forces et des espoirs en présence, avec le risque de bloquer ou d'ouvrir le champ des possibles, d'éloigner et durcir la perception du temps médical et celui du patient.

Introduction

Qu'est-ce qu'une annonce ?

L'étymologie latine du verbe *adnuntiare* indique un message et son porteur, comme un facteur et sa nouvelle. C'est un avis par lequel on fait savoir quelque chose à quelqu'un. C'est un signal, c'est le signe certain de quelque chose qui est entrain d'arriver.
Au théâtre, l'annonceur est l'acteur chargé de dire le spectacle du lendemain.
L'annonce sera possiblement perçue et tour à tour comme une information menaçante, maintenant ou plus tard, un choc, une révélation, une confirmation, une contrainte, une déception, un soulagement, souvent une parole inaudible ou dépourvue de sens car vide d'avenir.

Que sont les soins palliatifs ?

La notion ou le concept des soins palliatifs est d'abord une création médicale, initiée dans les années 1980 en réaction à une pratique et une approche essentiellement scientifique de la maladie. Ce concept s'insère ensuite dans le *continuum* des soins du patient, comme besoin de ce dernier, nécessité, effet de mode ou exigence des plans Cancer et Douleur.
La Société française d'accompagnement et de soins palliatifs propose la définition suivante : *Les soins palliatifs sont des soins actifs délivrés dans une approche globale de la*

personne atteinte d'une maladie grave, évolutive ou terminale. L'objectif des soins palliatifs est de soulager les douleurs physiques et les autres symptômes, mais aussi de prendre en compte la souffrance psychologique, sociale et spirituelle.
Les soins palliatifs et l'accompagnement sont interdisciplinaires. Ils s'adressent au malade en tant que personne, à sa famille et à ses proches, à domicile ou en institution. La formation et le soutien des soignants et des bénévoles font partie de cette démarche.
Les soins palliatifs et l'accompagnement considèrent le malade comme un être vivant, et la mort comme un processus naturel. Ceux qui dispensent des soins palliatifs cherchent à éviter les investigations et les traitements déraisonnables (communément appelés acharnement thérapeutique). Ils se refusent à provoquer intentionnellement la mort. Ils s'efforcent de préserver la meilleure qualité de vie possible jusqu'au décès et proposent un soutien aux proches en deuil. Ils s'emploient par leur pratique clinique, leur enseignement et leurs travaux de recherche, à ce que ces principes puissent être appliqués.
La Haute autorité de santé (HAS) ainsi que l'Organisation mondiale de la santé (OMS) proposent la leur.
Trois définitions ne sont pas de trop pour dire le champ et l'évolutivité de la pratique palliative, imaginée à son début à l'approche immédiate de la mort pour intégrer les soins de supports avec la tentation de privilégier à nouveau la maladie au malade.

Quelle est la mission d'une EMSP et le rôle du médecin au sein de cette dernière ?

Les EMSP ont pour mission d'apporter une aide, un soutien, une écoute active, des conseils aux soignants qui prennent en charge des patients en fin de vie dans d'autres services. La mission des EMSP concerne : la prise en charge globale du patient et de son entourage familial, la prise en charge de la douleur et des autres symptômes, l'accompagnement psychologique et psychosocial, le rapprochement, le retour et le maintien à domicile, la sensibilisation aux soins palliatifs et à la réflexion éthique

Les questions à se poser

De la pratique du terrain depuis 10 ans, les questions s'organisent ainsi, sans ordre défini, souvent en suspens, à ne jamais écarter :
- l'annonce de soins palliatifs dans le *continuum* des annonces précédentes ;
- pourquoi annoncer le soin palliatif ;
- dans l'annonce, repérer ce que dit le médecin, ce qu'entend le patient, ce qu'il « en fait » ;
- doit-on annoncer la mort ?

L'annonce de soins palliatifs dans le continuum des annonces précédentes

Les annonces précédentes, ou ce qu'en a compris et intégré le patient, peuvent concerner le diagnostic, la rémission dont on sait qu'elle est porteuse d'anxiété, la récidive, le pronostic, le traitement (son changement ou son arrêt), voire une inclusion dans un essai thérapeutique.
La situation palliative constitue un tournant compris sinon redoutés des patients.

Repérer les conséquences des annonces passées

S'il y a un moment pour dire, il faut du temps pour comprendre. Il est important de repérer les conséquences de ces annonces passées, les défenses mises en place pour les affronter et les stratégies thérapeutiques décidées pour les corriger.

La prise en compte de tout ce qui s'est déjà dit est impérative, elle nous dit le travail psychique du patient.

Pourquoi annoncer le soin palliatif ?

La perception du palliatif pour le patient

Par commodité le « palliatif » fait suite au curatif dans l'esprit des soignants. Pour le patient, il n'en est pas de même :

- il peut savoir et ne pas le réaliser ;
- il peut s'en douter et ne pas l'accepter ;
- il paraît le comprendre mais nous demander encore et encore du soin pour guérir.

En fin de compte, s'il nous demande sans cesse de le guérir, que signifie alors l'annonce du palliatif ?

Les tentatives de consolation en minimisant les difficultés me semblent inopérantes et destructrices de la confiance que les patients nous gardent.

L'assurance de n'être pas abandonné

Ce qu'ils attendent le plus, dérisoire fil ténu de leur confiance, c'est la certitude de soins poursuivis, de temps donné, d'explications raisonnables, mais surtout l'assurance de n'être pas abandonné.

C'est dire que le « palliatif » des soignants se vit pour le patient dans une continuité de soins, un sentiment d'intérêt et d'attention.

Au pire, c'est la révélation plus ou moins brutale de ce qu'il ne veut pas entendre, au mieux, c'est une tentative d'organisation des soins dont il a besoin.

Dire à tout prix et d'emblée : une flèche mortelle

Pourquoi dire à tout prix, et d'emblée comme si on passait à autre chose, faire dire au patient « qu'il est en palliatif » ? Voudrait-on se débarrasser rapidement de cette situation, de la maladie et du malade ?

Cette façon volontariste de l'annonce au patient de soins palliatif est criminelle en ce sens qu'elle nie l'être et sa psychologie et qu'elle tient pour acquis le savoir et le pouvoir du médecin sur l'avenir.

Le déclenchement du passage en palliatif est une pratique qui nie le ressort psychique du patient et le plonge dans la déréliction. C'est-à-dire un sentiment d'abandon et de solitude morale qu'Heidegger qualifie de déchéance de l'être (là qui est une perte de soi) ; l'être demeure pris dans le tourbillon de l'inauthenticité du « on ».

En un sens, cette annonce là est une flèche mortelle.

Ouvrir le patient à cette réalité

Il est une autre manière de procéder, respectueuse et prometteuse, d'ouvrir le patient à cette réalité qu'il entrevoit et peut être découvre avec son équipe référente.

Qui doit annoncer ?

- Le médecin car c'est lui qui détient un savoir sur la maladie et c'est ce savoir que le patient va interroger pour trouver une première parade à l'émotion soulevée.
- Le médecin le plus « proche » du malade.
- C'est un acte difficile qui n'est pas enseigné et qui se heurte entre un savoir médical et un « savoir-illusion d'immortalité ».
- Sûrement pas le psychologue/psychiatre, même s'il est à même d'agir sur le vécu de l'annonce.

Quand annoncer ?

- L'urgence thérapeutique n'est jamais telle qu'elle ne peut attendre 1 ou 2 jours.
- Pas entre deux portes ou à l'issue de la grande visite !
- Il faut du temps pour percevoir ce que pressent ou non le patient et éviter la sidération de la brutalité d'une annonce, pour pouvoir supporter ce qu'il nous renvoie de nous-mêmes.

Le médecin d'EMSP n'a-t-il pas sa place à ce tournant ?

Dans l'annonce, repérer la position du médecin et ce qu'il dit

Le médecin parle-t-il comme autorité médicale de celui qui sait, comme autorité symbolique de celui qui peut, comme posture maïeutique de celui qui facilite ?

Les étapes de connaissance de la situation médicale et de rencontre avec l'équipe soignante

Le médecin de l'EMSP sait ce que le dossier médical lui apprend de la maladie et du projet thérapeutique à venir. Cette étape de connaissance précise de la situation médicale est indispensable, nécessaire, minutieuse et instructive.

La rencontre directe et apaisée avec l'équipe soignante permet de préciser les attentes du patient et les souhaits du service. On ne soulignera jamais assez la confiance nécessaire à cette étape, celle de professionnels s'interrogeant sur ce qu'ils doivent maintenant poursuivre ou entreprendre, nourris du parcours antérieur et des liens déjà tissés, en tension entre leur désir de réussir et le possible sentiment d'échec.

Comment le médecin de l'EMSP peut-il se présenter ?

Il ne me semble pas exister de règles préétablies mais des attitudes à adopter qui disent le champ de notre activité et la manière de la déployer.

Bâtir un espace de soins différents.

Mon statut de médecin généraliste et mon implication dans la prise en charge de la douleur sont le socle de présentation initiale, et je nomme toujours par la suite, au cours des rencontres ultérieures, mon activité palliative. Je n'y vois aucune attitude dilatoire, mais une prudence visant à privilégier l'état d'esprit du patient et laisser le temps indispensable aux différentes parties pour bâtir un espace de soins différents.

Plutôt que dire, le médecin ne doit-il pas rechercher ce que le patient pressent ou sait déjà ?

Laisser la parole au patient

Il existe un moyen imparable et incomparable d'y parvenir en respectant au plus près le temps et le cheminement du patient, lui laisser la parole, et de la façon suivante : « *Monsieur, nous nous rencontrons pour la première fois, c'est dire que nous ne connaissons pas encore, mais j'ai soigneusement étudié votre dossier, les médecins qui vous soignent m'ont parlé de vous et de votre état de santé, mais ce que je ne sais pas, c'est comment tout cela a commencé, comment s'en est-on aperçu et ce que vous avez ressenti...* »

Il n'est pas rare qu'un patient, présenté en déni de sa maladie, relate avec des mots et des termes précis, le diagnostic initial, les traitements de chimiothérapie et leurs conséquences, les résultats d'imagerie, et même les changements de stratégies ou de ligne de traitement, tous renseignements que le patient situe correctement dans sa prise en charge.

Ce long temps restitué au patient est aussi pour lui l'occasion de confier des craintes, au début cachées et maintenant avouées, de souligner lourdeur, fatigue et conséquences des traitements, de dire son adhésion ou sa réticence à ces derniers, d'évoquer doutes et découragement, de demander un arrêt des soins et vouloir en finir.

Le malade définit notre feuille de route

Le malade nous confie lui-même le contenu d'une annonce que certains services nous demandent de prononcer et définit en quelque sorte notre feuille de route.

Dans l'annonce, repérer ce qu'entend le patient

La situation n'est pas toujours aussi claire, le patient ne peut ou veut savoir ce qu'il en est exactement.

Humilité pour se mettre sur une même longueur d'onde

J'ai expérimenté une autre façon d'aborder le patient, c'est de reconnaître la difficulté actuelle, de dire quelque chose de simple et vrai de l'impasse du moment, du besoin de l'équipe de s'entourer d'un autre avis, de recourir à une aide supplémentaire ou différente. Ce qui est redouté comme un échec peut être perçu comme un sentiment rassurant d'être mieux compris, comme une humilité pour se mettre sur une même longueur d'onde.

Le glissement de la posture du médecin qui s'ajuste à celle du patient est une source de force et de cheminement pour tous ; famille, patient et soignants.

Triple monde objectif, subjectif et transcendantal

Revenons au trajet déjà parcouru par le patient, autant médical que personnel, c'est-à-dire dans sa façon de penser, de concevoir sa vie, le monde, son existence, ses rapports à la nature, au temps et au monde.

Tout comme le soignant, le malade organise conjointement sa pensée sur un triple mode objectif, subjectif et transcendantal. Ces trois mondes ne s'interpénètrent pas forcément, coexistent et se bagarrent. Les trois lui sont nécessaires et il s'appuie ou se relie alternativement à l'un ou l'autre.

Proust dit cela ainsi : « *Un homme qui dort tient en cercle autour de lui le fil des heures, l'ordre des années et des mondes. Il les consulte d'instinct en s'éveillant et y lit en une seconde le point de la terre qu'il occupe, le temps qui s'est écoulé jusqu'à son réveil ; mais leurs rangs peuvent se mêler et se rompre* ».
Il s'agit pour le soignant de repérer quel espace l'annonce va percuter.

Dans l'annonce, repérer ce que le patient « en fait »

Nul ne peut prévoir le temps nécessaire au patient pour s'approprier ce qu'il a entendu et compris de cette annonce, annonce d'une étape nouvelle.

De l'inadaptation et danger de l'annonce sans discernement

C'est dire l'inadaptation et le danger du « déclenchement » sans mesure ni discernement de « dispositifs d'annonce » qui assènent et assomment, dispositifs codifiés avec temps médical et infirmier.

Ne pas cacher la réalité

Pour autant, il ne s'agit pas pour le médecin de cacher la réalité et ni de se débarrasser des explications mais de s'appuyer sur son équipe et l'EMSP pour proposer les soins les plus appropriés.
Par sa position extérieure, cette dernière, en lien avec l'équipe référente, a toute sa place dans l'analyse et la restitution des mouvements intérieurs du patient. Dégagée du souci immédiat du soin, l'EMSP et son médecin tentent d'apporter un éclairage supplémentaire sur les besoins et désirs manifestés par le patient qui s'ouvre différemment dans ce nouvel espace de rencontre.

Les questions du patient

D'un prudent premier contact, la relation peut se poursuivre dans la durée avec l'évocation de souhaits ou de questions jusqu'à maintenant tus.
Les questions ne manquent, se résumant en : « *Maintenant, qu'est-ce qu'on va faire, que vais-je devenir, qui va me soigner, est-ce que je vais m'en sortir, à quand le retour à domicile, et si je n'en ressors pas, est-ce que je vais mourir ?* »

Projet thérapeutique bâti raisonnablement

L'annonce fait place au projet thérapeutique bâti raisonnablement par l'équipe référente avec le concours des professionnels et les structures d'accueil ou de soins palliatifs.

Faut-il annoncer la mort ?

Pourquoi la question se pose-t-elle ?

Parce que le dispositif d'annonce est considéré comme l'instance de l'information par le soignant au patient que l'on confond avec la possibilité pour ce dernier d'élaborer une représentation de ce qui, lui est dit.

La Rochefoucauld ne dit-il pas : « *le soleil ni la mort ne se peuvent regarder fixement* ». En face, non, mais brièvement, peut-être?
Le patient choisit de se détourner ou non.
L'annonce initiale a probablement opéré une rupture biographique ; y a-t-il lieu de provoquer une dernière rupture faisant du patient un condamné en sursis voire un mort vivant ?
Si soigner, c'est accompagner la vie jusqu'à son terme, ce n'est pas dire le terme encore moins le mettre.

La vérité de la relation se situe entre la franchise et la réserve

La vérité de la relation se situe entre la franchise et la réserve, car « *le fascisme, ce n'est pas d'empêcher de dire, mais d'obliger à dire* » a dit Roland Barthes (1978) dans *Leçons.* C'est donc le patient qui parle et dit, encore faut-il que notre posture et notre attitude lui permettent d'oser.

Le silence s'impose

Si le patient nous questionne sur sa fin prochaine sous forme interrogative, n'est-ce pas une affirmation moins violente à soutenir. À cet instant, le silence s'impose. Si le patient nous pousse un peu plus, essayons de percer un peu sa demande ; s'agit-il d'un délai, des conditions de ses derniers instants ?

Gardons-nous de dire et de fixer le temps qu'il reste à vivre

Par expérience, les médecins se trompent et n'aiment pas se tromper. Les ressources mystérieuses des patients échappent souvent à leur analyse et les mettent en défaut pour dire le temps qu'il reste à vivre. Gardons-nous de dire et de fixer.

Ne pas dire n'est pas cacher

Ne pas dire n'est pas cacher. Considérer avec le patient, avec la gravité des choses et des impasses, confirmer ce que le patient sait déjà, c'est probablement ce qu'il espère de nous pour aborder les circonstances de la fin de sa vie, qui de sa conscience, qui de sa respiration, qui de son alimentation.
Ce n'est pas le moment de mettre fin à notre fonction soignante et consolante, il faut nous emparer du cadre législatif et déontologique pour entamer en équipe la réflexion et la mise en œuvre des soins nécessaires.
Pourquoi ne pas admettre qu'il existe des situations inextricables, incompréhensibles, analysées de façon contradictoire par tous les intervenants, insoutenables, inaptes aux paroles et aux actes.

Conclusion

Selon que le patient s'ouvre ou se replie, Saint-Exupéry (1945) et Prévert (1955) pourront dire :

• pour l'un :

« – *Non, dit le petit prince. Je cherche des amis. Qu'est-ce que signifie « apprivoiser » ?*
– *C'est une chose trop oubliée, dit le renard. Ça signifie « créer des liens... ».*

– *Créer des liens ?*
– *Bien sûr, dit le renard. Tu n'es encore pour moi qu'un petit garçon tout semblable à cent mille petits garçons. Et je n'ai pas besoin de toi. Et tu n'as pas besoin de moi non plus. Je ne suis pour toi qu'un renard semblable à cent mille renards. Mais, si tu m'apprivoises, nous aurons besoin l'un de l'autre. Tu seras pour moi unique au monde. Je serai pour toi unique au monde…* »

• et pour l'autre :

« *Souvent les hommes réclament ce qu'ils appellent la vérité : avec incohérence, mais avidement, leurs yeux supplient qu'on leur mente. Beaucoup parmi eux vivent de simulacres et ces simulacres leur sont plus indispensables que le pain, l'eau, l'amour ou les lacets de leurs chaussures.* »

Chapitre 8

De la théorie à la pratique – Additifs

« Il faut croire qu'une médecine à mains nues, faite d'attention extrême, de tous ces petits gestes qui disent le respect, la tendresse, est une médecine qui compte »

Marie De Hennezel (*Le souci de l'autre*, 2004)

Chapitre 8

De la théorie à la pratique – Additifs

8-1 Les questions gênantes et les annonces difficiles : Pronostic – Récidive – Guérison – Soins palliatifs

« *On parle toujours mal quand on a rien à dire* »
Voltaire

Difficulté devant une question gênante : reformuler la question

Le médecin peut se sentir en difficulté devant une question « gênante », notamment en fin de vie. Le médecin a laissé un espoir au début de la maladie et cet espoir de guérison ou de vie longue n'est pas obtenu. Le soignant est en échec et il a peur d'une question sur un espoir de guérison déçu. Dans cette situation il convient d'écouter le patiente et de répondre aux questions par une autre question. Par exemple :

- « *Pourquoi me posez-vous cette question ?* »,
- « *Qu'est-ce qui vous inquiète ?* »,
- « *Qu'est-ce que vous entendez par là ?* ».

« **Docteur, le cancer est-il revenu ?** »

> Cette patiente avait tenté de se suicider initialement après une annonce du diagnostic par téléphone, par l'un des membres de sa famille. En fin de vie, sa famille souhaitait lui cacher la vérité, craignant un nouveau suicide… Un jour, dans sa chambre d'hospitalisation, la patiente droit dans les yeux me pose la question :
> La patiente : « *Docteur… le cancer est-il revenu ?* »,
> Le médecin après un instant d'hésitation : « *Pourquoi me posez-vous cette question, qu'est-ce qui vous fait peur ?* »
> La patiente : « *Je sais que je vais mourir comme ma sœur dans d'atroces souffrances* »
> Le médecin : « *Ne vous inquiétez pas, je vous promets que l'on fera tout pour que vous n'ayez pas de douleur…* »
> Ainsi, je n'ai pas répondu à la question et la patiente ne l'a pas reposée. Connaissant la réponse sur le pronostic, elle souhaitait simplement être rassurée sur la prise en charge de ses éventuelles douleurs.

Difficulté des questions du patient sur son pronostic

Le patient ou la famille peut aussi poser des questions insistantes sur des dates précises de durée de vie. Le médecin doit savoir répondre qu'il ne sait pas. Il faut éviter de donner des chiffres précis. On peut éventuellement, si le patient a des projets importants à mettre en œuvre avant son décès, donner des intervalles de temps :

- qui peuvent être initialement de plusieurs mois à plusieurs années ;
- de quelques semaines à plusieurs mois ;
- puis, en fin de vie, du décès brutal à quelques jours ou quelques semaines.

Hagerty *et al.* (2005) ont réalisé une revue de la littérature sur cette thématique de l'information sur le pronostic.

Difficulté des questions des proches sur le pronostic du patient

L'information donnée à la famille doit être la même que celle donnée au patient. Il faut savoir que très souvent, les proches vont répéter mot à mot au malade les informations données de façon « confidentielle » à la famille. L'information doit être donnée en priorité au malade ou à sa personne confiance. Le médecin ignore souvent les conflits familiaux.

« **L'exemple d'une famille unie** »
Pour exemple, les membres de cette famille qui semblaient très unis et qui, quelques minutes après le décès de leur père, se sont violemment disputés, en venant même aux mains, dans le service pour des sordides histoires d'argent.

Difficultés de l'annonce d'une récidive : « La rechute, c'est la chute »

Le temps de la récidive de la maladie est un moment très difficile pour le malade et aussi pour les soignants. La dépression est fréquente compte tenu de la réactivation des sentiments négatifs du diagnostic de cancer.
Il faut très vite communiquer des messages d'espoir au malade en lui proposant un nouveau projet thérapeutique.
Le mot rechute est à éviter compte tenu de connotations négatives évoquant la chute. Il faut préférer récidive, repousse, nouvel épisode…
« Votre maladie est revenue. C'est un nouvel épisode au cours de votre maladie chronique qu'est le cancer. Je comprends votre angoisse et votre tristesse. Mais nous avons des traitements à vous proposer pour essayer de contrôler la récidive. Nous allons tout faire pour essayer de bloquer la maladie… Nous allons en discuter »

Difficultés de l'annonce d'une guérison : comme une rupture

Pour Isabelle Moley-Massol (2004), la guérison c'est : « ***Quitter la maladie et renaître à soi-même*** », « ***La difficulté à se retirer du cocon thérapeutique*** », « ***La difficulté à couper le cordon médical*** », « ***Une épreuve à traverser, un chemin à refaire en sens inverse*** ».

Plus de 60 % des cancers sont curables ; ce taux est largement supérieur pour certaines localisations (thyroïde, testicule, sein, cancer baso-cellulaires de la peau, leucémies de l'enfant notamment). Ces perspectives de guérison impliquent de préparer et d'accompagner l'après-cancer en tirant les conséquences de la sortie d'Affection Longue Durée (ALD) et parallèlement d'une levée des difficultés d'accès aux assurances, au crédit et à l'emploi.

C'est pourquoi le Plan Cancer 2009-2013 (2009) propose dans sa mesure 25-3 d'expérimenter un Programme Personnalisé de l'Après Cancer (PPAC) dans la continuité du Programme Personnalisé de Soins (PPS). Ce PPAC comprendra le suivi nécessaire et l'évaluation du risque de rechute et de séquelles, la prévention du risque de second cancer et les éléments liés à la réinsertion.

Cette action implique aussi d'offrir aux personnes malades et aux aidants la possibilité d'un accompagnement psychologique après le cancer. Martine Derzelle dans un livre de Marie-Frédérique Bacqué (2010) insiste sur la différence de perception psychologique entre médecin et malade : « ***Si l'annonce de la rémission est une bonne nouvelle au plan médical, la fin de traitement qui s'y associe constitue régulièrement pour les patients un stress tout à fait particulier. Ils se disent déboussolés, abandonnés, vulnérables*** » « ***La cessation de "l'effet cadre" des traitements oblige le patient à se retrouver à découvert*** ».

Après une longue période consacrée à la maladie et à son traitement, avec des examens et des consultations régulières, il peut être difficile pour le patient de renouer avec une vie à nouveau normale. L'annonce de la « bonne nouvelle » de la guérison peut être ressentie comme une rupture ou un abandon avec perte du soutien médical. Un livre de François Pein (2007) est consacré entièrement à ce thème de cancer guéri ou en rémission.

L'après-maladie peut aussi être délicate compte tenu des difficultés de la réinsertion professionnelle et sociale. Le cancer a une image encore négative notamment dans le milieu du travail.

C'est pourquoi, même lorsqu'une surveillance n'est plus « scientifiquement recommandée », il faut savoir proposer au patient de le revoir en consultation à la date de son choix. Par exemple : « *Théoriquement, après 5 ans, il n'y a plus de surveillance obligatoire. Le risque de récidive est maintenant quasi nul. On peut même parler de guérison… Mais si vous le souhaitez, je suis prêt à vous revoir en consultation à la date de votre choix. Je vous conseille d'essayer de revivre normalement* ».

Le centre anti-cancéreux de Reims a mis en place avec Martine Derzelle une consultation dédiée au temps de la rémission : c'est un échange sur la fin des traitements et la fin du lien avec l'équipe soignante. Cela peut être aussi la conservation des entretiens psychologiques « pour réapprendre à se séparer » dit Martine Derzelle (2010).

Difficultés de l'annonce de l'arrêt des traitements et des soins palliatifs

« ***Abandonner un traitement peut être pertinent, abandonner un malade ne l'est jamais et est impardonnable : moins il y a de traitements possibles, plus la détresse est grande, et plus on a besoin du médecin.*** » Francois Goldwasser (2010)

Le choix de l'arrêt de la chimiothérapie et l'annonce de soins de confort exclusifs est difficile et redoutée. Nous proposons ci-dessous un résumé des différentes étapes de cette annonce très bien décrites par François Goldwasser (2010) dans son livre *La relation médecin-malade en cancérologie.*

Évaluation du rapport bénéfice/risque et du pronostic

Se rappeler l'objectif du soin (survie de qualité et non guérison) permet de replacer la chimiothérapie à sa juste place : elle s'oppose au syndrome tumoral mais peut aggraver une dénutrition ou le risque veineux thrombo-embolique. Faire un choix de chimiothérapie de plus, revient, souvent, à prendre le risque de ne plus pouvoir organiser, en temps utile, une fin de vie apaisée.

Faire le constat objectif de l'absence d'efficacité de la chimiothérapie

Au besoin, on peut montrer au patient « demandeur » les images radiologiques. Cela permet d'envisager de changer radicalement la nature du traitement.

Intégration du souhait du patient après écoute et dialogue en consultation

C'est souvent le malade qui sait quel bénéfice vaut la peine et quelle contrainte est acceptable.

Proposer un projet de soins positif, immédiat, alternatif

Le projet de soins peut conserver un objectif d'impact sur la survie tout en se détournant de la chimiothérapie : traitement de la dénutrition, prévention ou traitement de la maladie veineuse thrombo-embolique.

Chez le patient en très bon état général, il faut savoir proposer un essai de phase I. L'annonce de soins de confort exclusifs est redoutée et délicate. Il s'agit de fixer un objectif positif, mais réaliste. Cet objectif sera le plus souvent la régression des symptômes (dyspnée, douleur, vomissement, fatigue, hoquet, etc.)

Montrer clairement qu'arrêter la chimiothérapie, ce n'est pas arrêter le soin, ni rompre la relation thérapeutique :

Il convient de donner un rendez-vous, sensiblement au même rythme que pour la chimiothérapie pour montrer au patient que le lien thérapeutique n'est pas distendu par l'arrêt de la chimiothérapie.

Cas particulier des patients « chimio » demandeurs

Un lien exclusif entre chimiothérapie et espoir d'amélioration est souvent induit par les médecins, créant ainsi des patients « demandeurs » de chimiothérapie. Chez ces patients ayant beaucoup investi sur la chimiothérapie, proposer un arrêt définitif de celle-ci est parfois insupportable.

Il est alors possible de parler d'une pause thérapeutique, et de se fixer un objectif alternatif et conditionnel (reprise pondérale, régression de l'asthénie…) pour l'envisager à nouveau :

« Vous avez compris que vous êtes très fatigué ? Il n'est pas raisonnable de poursuivre la chimiothérapie pour l'instant… Nous allons en priorité nous occuper de soulager vos symptômes… Ensuite nous verrons »

8-2 Les pièges de l'annonce : excessive, factice, déléguée, diluée, incohérente, retardée, de routine, avec humour

« Parler beaucoup et parler à propos ne sont pas la même chose »

Sophocle

Annonce excessive : « Trop d'informations tuent l'information »

L'information doit être, comme recommandée dans le code de déontologie médicale, simple et accessible (*cf. supra* chapitre 5-6 Informer). L'excès d'informations et sa délivrance en désordre, tue l'information. Sauf si cela est demandé par le patient, il n'est pas utile de rentrer dans les détails, il n'est pas utile de tout dire en une fois. Lors de la première consultation d'annonce, il faut simplement préciser les grandes lignes du projet thérapeutique en s'aidant de document écrit pour compléter, selon le souhait du patient, l'information.

Annonce factice

C'est le médecin qui se décharge de l'information en remettant au patient des documents écrits : « *Tout est marqué sur la feuille que je vous ai remise* ».

Annonce déléguée

Le médecin référent se décharge de l'annonce en confiant le patient à un autre interlocuteur médecin ou non médecin.

Par exemple : « *Voilà, je vous ai dit les grandes lignes. Maintenant vous allez pouvoir voir mon infirmière Mme A… qui pourra vous en dire plus* ».

Annonce diluée

Un entretien pour une annonce doit être un colloque singulier entre le médecin référent et son patient accompagné des personnes de son choix.

Le médecin peut être accompagné, notamment en milieu universitaire, d'étudiants mais aussi d'infirmières ou d'attachés de recherche clinique. Cette présence ne doit pas être imposée, mais proposée au patient qui peut la refuser. Si le patient accepte la présence de personnes accompagnant le médecin, l'annonce peut être diluée par l'intervention de ces accompagnants. Le risque est aussi que le patient ou sa famille ne s'adresse plus au médecin mais à l'étudiant ou à l'infirmière.

Pour éviter la dilution de l'annonce, c'est le médecin qui doit faire respecter le silence des personnes présentes dans la salle en recentrant si besoin le dialogue entre lui et le malade.

Annonce incohérente

L'incohérence des messages transmis par des interlocuteurs différents peut déstabiliser le patient. Il est donc important que face au patient, la parole de l'équipe médicale et soignante soit cohérente.

Exemple d'une annonce incohérente avec des mots et des chiffres qui marquent

Je suis sollicité par la cousine d'un patient de 30 ans (M. C.G.) pris en charge pour un cancer gastrique de type linite dans un autre établissement. J'accepte de voir le patient sous réserve d'avoir à ma disposition le dossier médical Un contact est pris avec le médecin référent qui nous adresse le patient pour avis. La veille du rendez-vous une secrétaire m'informe que seule la famille viendra mais qu'elle me faxe un courrier. Je contacte l'oncologue qui me dit que le patient est en subocclusion sur probable carcinose péritonéale à 2 mois d'une gastrectomie. Il est également déprimé suite à l'annonce de la récidive.

Cette famille est nombreuse puisque c'est finalement une dizaine de personnes qui arrivent en salle d'attente. Après renforcement des capacités d'accueil (multiples chaises ajoutées dans la salle de consultation), je serre la main des personnes présentes.

Le médecin : « *Bonjour je suis le Pr B. Nous allons faire connaissance, je vous donnerai mon opinion et j'écouterai vos questions nombreuses je pense.* »

La famille est composée de la mère, du frère, de 4 cousins, d'un oncle et d'une tante. Plusieurs personnes interviennent ensemble, le frère est en colère et un cousin pleure.

Le médecin : « *S'il vous plaît… pouvez-vous me dire qui est la personne de confiance représentant M. C.G. et pourquoi il n'est pas présent ?* »

Le frère : « *C'est moi le relais. Mon frère, c'est terminé à 90 %, ils ont dit… ils le laissent mourir… comment voulez-vous qu'il vienne mon frère ?… sa personne de confiance ? oui, il me fait confiance pour le sauver, lui donner un peu d'espoir* »

Une cousine : « *Ils ne veulent pas que l'on demande ailleurs… hier j'avais rendez-vous avec un chirurgien à Paris mais ils n'ont pas envoyé le dossier* »

Le médecin : « *Avez-vous rencontré un médecin ? Qu'avez-vous compris ?* »

Le frère : « *Oui, trois médecins même. Mais ils racontent n'importe quoi…*

Deux jours après l'opération, le chirurgien était très content et il a dit à mon frère qu'il avait de la chance car la tumeur était retirée complètement.

Deux semaines après, le gastro faisait une drôle de tête avec une grimace et un grand silence en regardant un papier… Après un minute de silence, il a dit que cela n'était pas très beau et qu'une « petite chimio » allait être proposée pour être sûr de guérir.

Deux mois plus tard, mon frère a été hospitalisé parce qu'il vomissait tout le temps… Il a perdu 10 kilos… Alors là on n'y croyait pas… car le chirurgien content

qui a jugé mon frère chanceux nous a dit qu'à 90 % le cancer était généralisé et incurable… terminé. Il l'a condamné à mort en 1 minute.
Deux minutes plus tard, le gastro est venu avec le sourire cette fois… Il a dit qu'une chimiothérapie pourrait améliorer les choses et qu'il fallait commencer rapidement, car si on ne fait rien dans un mois c'était fini.
Deux heures après, une chimiothérapeute a examiné mon frère. Je lui ai demandé de vite commencer la chimio mais elle m'a répondu que mon frère était trop faible. À la question on ne fait rien alors ? Elle n'a rien répondu. Comprenez-vous pourquoi nous sommes là ? »

Cette histoire illustre les conséquences d'une annonce avec incohérence des discours et communication maladroite des médecins :
- le chirurgien très content dit que le malade a de la chance ;
- le gastro silencieux avec une grimace dit que cela n'était pas très beau ;
- le chirurgien qui annonce qu'à 90 % la maladie est généralisée et incurable ;
- le gastro souriant dit qu'une chimiothérapie pourrait améliorer les choses ;
- la chimiothérapeute dit qu'il est trop faible… On ne fait rien.

Annonce retardée

Une information progressive ne doit pas signifier rétention ou retard d'information. Le rythme des temps d'annonce doit être adapté aux questions et aux besoins du patient.

Annonce standardisée

Compte tenu de la fréquence des consultations d'annonce, le risque est que le médecin tombe dans la routine. Pour limiter ce risque, le médecin doit se souvenir que c'est un moment unique, pour un malade unique, à qui il doit le respect. Il doit savoir se projeter, se mettre à la place de ce malade. Il doit se souvenir qu'il y a un avant et un après l'annonce, avec la vie du malade qui va basculer.
Pour bien faire, il faut être bien. Le soignant épuisé peut rentrer dans la routine. Il doit dans ce cas se raccrocher à un protocole de communication, type PROSEIC, afin ne pas louper les étapes clés de ce temps médical.

Annonce avec humour

Cela n'a aucun sens d'utiliser l'humour chez un patient qui n'y a jamais recours. Une plaisanterie risque de donner une impression de frivolité, de refus de prendre au sérieux le malheur du patient, de volonté de se tenir le plus loin possible de sa souffrance.
Il ne faut faire de l'humour qu'en réponse à une expression humoristique de la part du patient.

8-3 Optimiser les annonces en cancérologie : formations théoriques mais aussi formation expérimentale

« Nos émotions sont dans nos mots, comme des oiseaux empaillés »
Henri de Montherlant – *Carnets* 30-44

Acquisition des savoir-faire et savoir-être

La cancérologie est une spécialité médicale technique, pas exacte, qui nécessite des connaissances biologiques, cliniques et thérapeutiques mais aussi de l'humanité, de l'humanisme ou de l'intuition et de l'empathie : « *La médecine c'est soigner avec des traitements mais aussi les maux par les mots* ».
La formation du médecin à la relation est encore peu dispensée dans les facultés de médecine française. En revanche, de nombreux autres pays intègrent systématiquement des groupes Balint dans leur formation initiale et continue.
Dans le chapitre 7-10 de ce livre, Hélène Lenglet, étudiante future médecin généraliste, écrit : « *Devant une symptomatologie, on traite. Tout ce qui nous est enseigné à la faculté de médecine repose sur cet adage. On apprend des symptômes, symptômes qui forment des maladies, on nous apprend à les traiter en un mot : à guérir nos patients. Mais on ne nous prépare pas à annoncer une maladie non guérissable.* »
La rhétorique, « l'art de parler » et aussi de communiquer, fait partie prenante de l'annonce d'un cancer. L'enseignement de cette rhétorique peut être théorique (c'est l'objet de cet ouvrage) mais aussi pratique. L'apprentissage de la médecine à l'université concerne l'acquisition d'un savoir faire ; prendre en charge un patient atteint de cancer exige aussi de développer un savoir être. Il ne suffit pas d'acquérir un savoir objectif, mais aussi d'une façon d'apprendre à penser et à se mettre en question. Cet apprentissage ne doit pas conduire à une attitude standardisée et rigide. Le médecin doit savoir être souple, s'adapter aux réactions du patient et respecter ses choix.
Dans ce chapitre figurent différents types d'enseignement théorique et pratique.

1) Examen National Classant (ECN) de la fin des études médicales

Sur le plan théorique, le dispositif d'annonce du cancer est maintenant au programme de l'Examen Classant National de la fin des études médicales dans au moins 5 items :

- Item 1 : La relation médecin-malade. L'annonce d'une maladie grave. La formation du patient atteint de maladie chronique. La personnalisation de la prise en charge médicale.
- Item 6 : Le dossier médical. L'information du malade. Le secret médical.
- Item 7 : Éthique et déontologie médicale : droits du malade ; problèmes liés au diagnostic, au respect de la personne et à la mort.
- Item 10 : Responsabilités médicale pénale, civile, administrative et disciplinaire.

2) Diplômes universitaires (DU) d'éducation thérapeutique

Des DU d'éducation thérapeutique permettant de répondre aux exigences de la loi HPST (Hôpitaux Patients Santé Territoires) de juillet 2008, quant à la pratique de

l'éducation thérapeutique pour les patients atteints de pathologie(s) chronique(s), sont accessibles dans la plupart des universités.
Ces diplômes répondent aux besoins des soignants exerçant l'éducation thérapeutique en enseignant les diverses approches pour agir sur les ressources et résistances des patients quant à la prise en charge de leur pathologie, et sur les différentes structures et réseaux sanitaires et socio-éducatives susceptibles de soutenir les patients quant à la gestion de leur santé.
L'approche pédagogique est basée sur l'interactivité et la mise en situation clinique, et comprend un enseignement méthodologique original centré sur la réflexion et la réalisation d'un projet professionnel à partir des pratiques professionnelles de chaque étudiant en développant l'approche qualitative dans les outils pédagogiques et dans l'évaluation des actions éducatives. La formation comprend également des journées de stage dans des structures spécialisées dans l'éducation thérapeutique du patient.

3) Enseignement pratique (PROSEIC) et son évaluation par les étudiants

L'enseignement trop théorique délivré dans nos facultés est souvent mal perçu par les étudiants qui sont très demandeurs d'enseignements pratiques.
C'est pourquoi, à partir de la lecture de livre spécialisé, de l'enseignement dans les ateliers EPAC, puis de notre expérience clinique, nous avons conçu un enseignement pratique proposant le protocole de communication PROSEIC (*cf. supra* chapitre 5).
La présentation d'un diaporama interactif, enrichi de nombreux exemples, est proposée aux étudiants externes dans notre service depuis plusieurs années. La discussion de situations cliniques pratiques permet des échanges fructueux appréciés des étudiants. Les appréciations de cet enseignement par les étudiants sont présentées dans le tableau I.

Tableau I – Appréciations par les étudiants de l'enseignement pratique PROSEIC.

- *Intéressant et concret.*
- *Cette présentation a permis de mieux appréhender une partie de la consultation qui me paraissait très abstraite jusqu'alors.*
- *Il est toujours utile de bien illustrer par des exemples.*
- *Utile et clair grâce aux témoignages intéressants.*
- *La classification PROSEIC est très pédagogique et claire.*
- *C'est au moins aussi important que de connaître les pathologies.*
- *Enseignement très utile et intéressant, on se rend bien compte que la relation médecin/patient, même à partir de notre niveau.*
- *Grande utilité car absence complète de formation au niveau de la faculté.*
- *Cela permet de mettre des mots sur des situations de la vie réelle.*
- *Leçon d'humanité.*
- *Les anecdotes sont toujours plus marquantes que les cours théoriques.*
- *J'apprends à réagir devant les différentes réactions des patients que nous serons amenés à rencontrer.*
- *Les exemples vécus qui nous parlent beaucoup, une approche théorique de la communication qui nous permet d'avoir un cadre auquel se rapporter.*
- *Cela permet de mettre enfin les bons mots avec une bonne approche du patient dans nos têtes car nous ne savons pas le plus souvent affronter certaines questions ni répondre à certaines attentes des patients.*
- *Rappel théorique indispensable de l'approche relationnelle qui n'est pas souvent abordée.*
- *Moyen mnémotechnique pratique, utile, presque indispensable.*

- *Enseignement intéressant pour notre pratique future quel que soit notre choix de pratique professionnelle adaptable à d'autres pathologies que le cancer.*
- *C'est un des aspects le plus difficile de la médecine.*
- *Approche différente et complémentaire des cours du module de cancérologie.*
- *Très pratique, concret et simple.*
- *Bénéfique pour une base de méthode travail.*
- *Abord concret sur une partie médicale difficile, l'annonce d'une maladie grave ou chronique, des exemples concrets de tous les jours.*

4) L'enregistrement audio ou vidéo

L'enregistrement vidéo ou audio de jeux de rôle, ou même de consultations réelles, sont d'autres moyens pédagogiques possibles. Cette méthode est couramment utilisée dans les pays scandinaves où il est même proposé, s'il le souhaite, de remettre au patient l'enregistrement de la consultation.

Beckman *et al.* (1994) ont consacré un article à cette méthode pédagogique.

5) Sites internet

L'INCa et la Ligue contre le cancer proposent sur leur site un film pédagogique sur le dispositif d'annonce présentant différents témoignages de soignants.

Infos-Patients.net (www.infos-patients.net) est un site internet destiné aux étudiants en médecine, à leurs enseignants et plus généralement à l'ensemble des soignants. Son objectif est d'apporter des connaissances afin de permettre à chacun d'approfondir sa réflexion personnelle sur la relation médecin-patient. Il a été réalisé par le Centre régional de lutte contre le cancer, la Faculté de Médecine et l'Université de Nancy.

6) L'apprentissage par le compagnonnage et l'expérience

Cette phrase de Confucius illustre parfaitement le rôle important de l'expérience : « *J'entends et j'oublie, je vois et je me souviens, je fais et je comprends* ».

L'apprentissage par le compagnonnage (assister aux consultations) et l'expérience sont des outils indispensables pour améliorer les capacités du médecin à savoir faire, savoir être pour mieux faire et mieux être.

Les supervisions avec senior et intervisions entre pairs médecins sont des temps indispensables à la formation.

7) Les groupes de parole Balint

« *Pour réserver aux patients le meilleur de soi-même, il faut encore se retrouver entre médecins pour lâcher enfin ce qui a précisément permis de tenir face à un patient.* »

Les groupes de parole Balint (1960, 1996) sont des endroits importants pour cultiver l'humanité. Dans le cadre de la formation initiale puis continue, ces groupes permettent d'apprendre à penser et à se remettre en question (*cf. infra* Médecin généraliste). Ces groupes de parole sont utiles pour :

- partager les erreurs et les comprendre ;
- apporter un éclairage sur les situations vécues ;
- sortir de l'isolement ;
- oser travailler avec les émotions observées chez le patient et ressenties par le médecin ;
- repérer plus rapidement les affects et mieux comprendre les réactions ;
- améliorer l'écoute ;
- trouver la bonne distance.

8) Des exercices pour mieux gérer les émotions
Dans le livre de François Goldwasser (2010), un chapitre est consacré à une méthode aidant à mieux gérer les émotions. Sébastien Delaplace y présente des exercices :
- de relaxation ;
- de dynamisation ;
- sur les émotions ;
- sur l'écoute ;
- sur les intentions.

9) Le théâtre
La médecine ne se situe pas dans l'univers du spectacle et dans le cadre de la consultation d'annonce ; il ne s'agit certainement pas de jouer la comédie au patient. Pourtant, pour Sébastien Delaplace dans le livre de François Goldwasser (2010) : « ***Les parallèles entre un spectacle d'improvisation théâtrale et une consultation médicale sont possibles et intéressants*** ».
Selon Lope de Vega (dramaturge espagnol du XVIe siècle), le théâtre c'est : « ***un tréteau, deux personnages et une passion*** ».
D'après Sébastien Delaplace, « ***On pourrait parodier la phrase de Lope de Vega et dire que la consultation c'est un bureau, deux personnages et une maladie*** ».
Dans le chapitre suivant, le Docteur Michael Bensoussan, médecin mais aussi acteur d'improvisation, nous présente l'une des expériences innovantes de formation à la consultation d'annonce dans le cadre du théâtre d'improvisation. Ces ateliers qui mettent face à face un étudiant ou un médecin et des acteurs d'improvisation sont différents et plus réalistes que les jeux de rôle entre médecin. Le niveau de satisfaction des participants est élevé. Cette formation a déjà été intégrée à la maquette de formation des internes d'oncologie de certaines régions.

8-4 Théâtre improvisé : une expérience innovante d'atelier de formation à la consultation difficile – M. Bensoussan

> *« Rien n'est jamais acquis à l'homme ; ni sa force, ni sa faiblesse »*
>
> Louis Aragon

Introduction

a) La consultation médicale : un moment particulier
Le lien qui se tisse lors d'une consultation entre un médecin et son patient est une des relations humaines les plus fortes qui soit. Particulièrement en oncologie, où les thèmes abordés lors d'une consultation médicale sont lourds de conséquence. En effet, il est assez souvent, trop souvent, question de la mort. La relation qui se construit sur un

tel terrain est fragile et difficile à systématiser. Elle aura cependant un impact fort sur le traitement de la maladie, puisqu'il est évident qu'un lien de confiance établi entre le patient et son médecin sera au cours de la maladie un facteur d'adhésion au traitement et plus largement aux propositions thérapeutiques.

Cette relation repose donc d'une part sur la confiance que place le patient en son médecin, et d'autre part sur l'empathie et le sang froid dont le médecin fait preuve vis-à-vis de son patient. Enfin, nous (les docteurs) ne devons jamais perdre de vue que suite à ces 20, 30, ou même 60 minutes de rencontre, la vie du patient sera souvent changée pour toujours, alors que nous devrons tout de même poursuivre notre demi-journée de consultation quand le patient sera sorti, et ce dans les mêmes conditions d'écoute et d'empathie.

b) Le manque d'enseignement

Bien qu'il n'existe pas d'arbre décisionnel, ni de méthode infaillible pour bien annoncer des choses graves, il est évident qu'il existe une multitude de mauvaises manières de le faire. Dans ce domaine, les lacunes d'enseignement universitaire sont à ce jour toujours importantes ; on voit à peine se développer dans les facultés de médecine des modules contenant certaines bases théoriques, sur la relation médecin-malade. Il me semble toutefois qu'une telle relation, avec l'immensité des paramètres qui la gèrent, dont nombre sont irrationnels (car propres aux relations humaines), doit également être envisagée dans son aspect pratique.

Dans notre métier, l'apprentissage se fait beaucoup en pratiquant. Ainsi, dans une réelle volonté de compagnonnage et pour combler à mon sens un vide pédagogique, nous avons décidé de développer un projet de formation à la consultation d'annonces difficiles, en tentant de développer un véritable « simulateur » de consultation médicale. Pour ce faire, il nous est apparu logique d'aborder d'emblée la spécialité où les annonces sont certainement des plus difficiles : l'oncologie.

Genèse du projet

J'ai moi-même eu un parcours un peu atypique, puisque parallèlement à mes études de médecine, j'ai pratiqué pendant de nombreuses années l'improvisation théâtrale, sous forme de match, sorte de jeu en public qui mélange le sport et le théâtre. J'ai même fait partie de la sélection française pour le mondial francophone amateur de 1999 et pour celui de 2008. Par la suite, j'ai plutôt pratiqué « l'impro » en spectacle vivant. J'ai notamment fait partie de la troupe d'improvisation « *En construction* » qui fut programmée pendant 3 ans au Point-Virgule, célèbre café-théâtre parisien, tremplin de nombreux humoristes.

Ainsi, pétri de cette « culture impro », l'idée me travaillait depuis longtemps de pouvoir exploiter ces deux casquettes – médecin et comédien – en faisant rencontrer ces deux mondes dans le cadre d'un atelier de travail aux méthodes pragmatiques et appliquées. Il est vrai que je m'étais depuis longtemps rendu compte que la pratique de « l'impro » m'avait certainement beaucoup aidé dans mon métier de médecin. J'étais en effet entraîné à écouter, notamment pendant que moi-même j'avais beaucoup de choses à dire, à gérer mon stress, à m'adapter à des variations de script impromptues, c'est-à-dire à ne pas m'accrocher coûte que coûte à ce que je voulais dire au départ… En bref, à toutes ces subtilités du dialogue qui font le sel des spectacles de café-théâtre et la difficulté des consultations médicales.

C'est à ce moment là que nous avons reçu un coup de pouce du Professeur François Goldwasser, chef du service d'oncologie à l'hôpital Cochin de Paris. Je lui ai soumis cette idée de simulations, à peine germée au détour d'un café à la cafeteria de l'hôpital Cochin, et contre toute attente, il a tout de suite témoigné de la chaleur et de l'enthousiasme. Ainsi, c'est avec lui que nous avons commencé, par la conception d'ateliers de travail et par le développement d'objectifs pédagogiques clairs.

En restant réalistes, il apparaissait que le seul objectif pédagogique réalisable était que les participants à l'atelier progressent tous… un peu (ou en aient au moins le sentiment). Il a fallu ensuite monter une équipe complète en recrutant des comédiens, des psychologues, puis définir le nombre idéal de participants.

Ce sont les comédiens qui sont au centre de notre projet et qui en font un outil totalement novateur. Ceux-ci sont non seulement issus du milieu de l'improvisation théâtrale, mais également du théâtre classique et du cinéma. Il nous est rapidement apparu que les improvisateurs étaient extrêmement compétents pour de tels ateliers, puisque ce sont des professionnels tout à fait rompus à l'exercice de savoir rester réalistes et poignants sur des textes qui ne sont pas écrits à l'avance, ce qui est le propre finalement d'une consultation médicale.

Enfin, afin de mettre en relation cette équipe « médico-théâtrale » avec un public de jeunes médecins, cible privilégiée d'un tel projet, nous avons fait le choix de recruter un(e) psychologue clinicien(ne), dont le rôle primordial est décrit plus bas.

L'improvisation et le théâtre au centre de la création ou les méthodes et techniques théâtrales appliquées à la médecine

Il est évident (*cf. supra*) que j'ai toujours considéré que l'apprentissage de l'improvisation et du théâtre en général pouvait être un apport plus qu'aidant à la pratique du métier de médecin, et ce à plusieurs titres.

D'abord dans les méthodes d'apprentissage théâtral, on enseigne beaucoup l'écoute, au sens le plus vaste du terme, c'est-à-dire savoir qui est où, qu'y fait-il et que dit-il ?

En résumé, l'écoute aide à la délicate acrobatie de savoir parler (c'est-à-dire donner un message) et recevoir en même temps un autre message, un message de l'autre.

Les parallèles avec une consultation médicale sont alors évidents. Il faut savoir transmettre des informations importantes tout en écoutant et en intégrant diverses informations, le tout en donnant clairement au patient le sentiment qu'elles sont entendues et prises en compte.

Par ailleurs, la consultation médicale n'est-elle pas une mise en scène à part entière ? Avec :

- un bureau, avec une chaise d'un côté et deux chaises de l'autre ;
- un protagoniste (celui sur la chaise seule) en blouse blanche et les autres non ;

- un ordinateur ;
- un téléphone ;
- et des agrafes.

Cette « scénographie » est quasiment universelle ; elle établit d'emblée une distance entre le médecin et son patient. Bref, tant du point de vue de la parole que des attitudes (des expressions corporelles plus généralement), il nous paraissait limpide qu'il y a beaucoup de points communs entre une consultation médicale et une scène de théâtre.

Fallowfield *et al.* (2004) ont rapporté dans le journal *The Lancet* que la pression artérielle et la fréquence cardiaque d'étudiants anglo-saxons, qui portaient un Holter-ECG pendant leurs consultations, étaient proportionnelles à la gravité du diagnostic annoncé. Au total, quel que soit le niveau d'expérience du praticien, annoncer un diagnostic difficile est un exercice très générateur de stress.

Cela s'applique là aussi au théâtre, où l'on appelle cela le trac. Les comédiens et les gens qui travaillent autour du théâtre disposent de beaucoup d'exercices d'entraînement qui permettent de lutter contre le trac. Il nous a alors semblé utile d'essayer d'adapter de telles méthodes aux médecins, avec une véritable volonté de les autonomiser afin qu'ils puissent, tous seuls ou à deux, reproduire en quelques minutes des exercices déstressants, en général basés sur l'introspection et la respiration, sur leur lieu de travail.

Le staff

L'équipe ainsi formée en charge de ces ateliers de travail se compose de la manière suivante.

L'animateur

C'est moi qui tiens ce rôle : médecin gastroentérologue de formation (à orientation oncologique digestive), je rédige en amont les cas cliniques qui seront interprétés par les comédiens. Le soir (ou l'après-midi) des ateliers, lorsque je revêts ce rôle d'animateur, ma préoccupation principale devient la gestion des différents temps, la distribution de parole et aussi le respect des horaires. C'est aussi l'animateur qui donne la tonalité et la direction (ou leur orientation pédagogique) aux débats, avec l'aide du psychologue afin notamment d'éviter que le médecin qui a consulté devant tout le monde ne se sente jugé ou encore que l'auditoire ne se lance dans l'énumération de ses propres histoires de chasse. C'est moi enfin qui tente cette pirouette que de mettre en relation deux univers si différents que sont le monde médical et le monde du théâtre.

Le(a) psychologue clinicien(e)

Son rôle est primordial dans la tenue des débats qui suivent les simulations. En effet, les consultations sont très souvent génératrices d'émotions intenses, qu'il convient de canaliser et de gérer. C'est l'intensité très importante de ces émotions qui permet de rebondir durant le débriefing de la simulation, et de faire verbaliser aux protagonistes ce qu'ils ont pu alors ressentir pendant la consultation simulée (peur, culpabilité, colère, frustration…), ce qui est parfois très ardu.

Dans un deuxième temps de débriefing, le psychologue fait participer l'ensemble des médecins au débat afin de retirer un matériel pédagogique sur ce qui a été dit et sur ce qui s'est passé, de positif ou de plus difficile, souvent en rapport avec l'empathie ressentie par le public vis-à-vis de leur confrère qui s'est mis à nu devant eux. Cette expérience de la pratique devant des collègues est d'ailleurs tout à fait inédite en général.

Ce temps du débriefing est primordial. C'est à ce moment que se disent et que se travaillent les choses les plus importantes ; ce sont les émotions qui permettent aux protagonistes de retenir des éléments, de s'enrichir des débats et finalement de progresser dans leur pratique, autour de la mise en relief (verbalisée) des difficultés rencontrées.

Il est intéressant de noter que la plupart des psychologues avec lesquels nous avons eu l'occasion de travailler sont positivement surpris de l'expérience inédite que nos ateliers leur font vivre, à savoir d'assister enfin à une consultation d'oncologie. Cela les éclaire beaucoup sur leur propre pratique, puisque ce sont souvent eux qui « récupèrent » les patients après les consultations lourdes (de sens) puis qui les accompagnent pendant leur cheminement à travers la maladie.

Les comédiens

Ils sont recrutés après un *casting*, puis briefés sur un élément fondamental : le réalisme. En effet, la qualité du travail repose sur le fait que les situations simulées doivent être d'apparence confondante par rapport aux consultations auxquelles les praticiens-spectateurs sont habitués. Il est donc fondamental qu'en amont de l'atelier, au-delà d'une personne « malade », les comédiens s'imprègnent d'un personnage complet dans tous les secteurs de son existence (travail, famille, caractère, etc.) ; ce ne sera que dans un deuxième temps, que ce personnage réagira en fonction de ses émotions et de sa situation personnelle au versant médical que comporte le dossier et que lui expose le médecin en consultation.

Il est intéressant de noter que pour cette représentation unique, qui durera 20 à 25 minutes, les comédiens dépensent parfois plus d'énergie, et mettent plus de temps à récupérer que pour une série de 100 représentations au théâtre. Cela souligne bien que la charge émotionnelle d'une consultation d'oncologie est immense.

Le travail particulier qui leur est demandé est de participer ensuite au débriefing en sortant de leur personnage, mais en préservant leur naïveté, c'est-à-dire en exposant à l'auditoire ce que le patient a ressenti à des moments clés de la consultation.

Le médecin modérateur

Il est toujours souhaitable dans ce type d'événement d'avoir pour repère un praticien reconnu dans sa spécialité, d'autant que les participants sont souvent des jeunes médecins (internes, chef de clinique-assistant, etc.). Il fait partager son expérience des consultations et donne une assise au débat. La parole du modérateur est, comme de tradition, rare et pertinente. L'idéal, lorsque l'atelier est organisé dans un centre donné, est que le modérateur appartienne audit centre de manière à ce qu'il soit déjà un visage connu pour les participants. C'est au bout du compte le seul participant qui a le devoir de parler et le droit de faire partager son expérience, qui est forcément enrichissante.

Le coach théâtral

Il gère la deuxième partie de l'atelier, qui consiste en des exercices d'improvisation et de la formation théâtrale classique, mais appliquée aux médecins. Très souvent, une grande partie de cette seconde moitié de l'atelier est occupée par des temps de relaxation et de respiration. Certains exercices ludiques et distrayants sur l'écoute sont organisés. Là encore, le travail de confection en amont de cette partie de l'atelier repose sur l'adaptation au public final, c'est-à-dire les médecins et leurs besoins, leur lieu de travail, leurs conditions de consultants…

Le coach doit savoir rapidement s'adapter à l'ambiance générale du groupe, qui vient d'achever la partie « simulations », afin d'en captiver l'attention et le reste d'énergie et de concentration. Il doit donc garder ses objectifs pédagogiques, tout en s'accommodant des difficultés que les participants ont pu rencontrer pendant l'atelier.

Par exemple, un ou deux participants ont pu très mal vivre la consultation en ayant le sentiment de ne pas avoir été à la hauteur, ou encore être toujours bouleversés par la consultation simulée. C'est au coach de « sentir » cela et de savoir consoler et valoriser le médecin en souffrance ; il faut le (la) réinclure dans le groupe pour apaiser ces moments difficiles. C'est pour cela que cette partie de l'atelier est souvent plus ludique, bien que réclamant encore de l'attention.

Un atelier en pratique

Travail préparatoire : rédaction des cas, préparation des comédiens

Le préalable aux ateliers est de rédiger les cas cliniques. Ils sont directement inspirés de consultations réelles auxquelles j'ai pu être confronté, le but étant d'obtenir des situations non pas caricaturales, mais au réalisme notable, qui sont celles qui peuvent bien fréquemment mettre le médecin en difficulté :

- un patient en colère ;
- un patient frustre qui ne comprend pas ce qu'on lui dit ;
- un patient sidéré par l'annonce du diagnostic et qui ne peut plus écouter ce qu'on lui dit ;
- un accompagnant pointilleux mais beaucoup plus insistant que le patient…

Pour ce faire, la préparation en amont des comédiens est importante : nombreuses précisions sur leur personnage (comme dit plus haut : situation familiale et professionnelle, traits de caractère, etc.) et, bien entendu, explications détaillées sur leur passé médical (Qu'est-ce qu'une radiothérapie ? Quels étaient les effets secondaires de la chimiothérapie ? Qu'est-ce qu'une opération de Hartmann ou de Patey ? …).

Enfin, le même cas clinique est rédigé sous forme de « dossier médical », c'est-à-dire plus succinct et évasif sur la personne qui est consultée mais plus détaillé sur les antécédents médicaux. La simplicité et la crédibilité de ces cas cliniques sont primordiales pour la pédagogie de l'atelier. Bien évidemment, tout n'est pas dévoilé aux comédiens, notamment certains résultats de biopsies, de scanner ou encore de biologie, qui sont annoncés « en direct » par le médecin, là aussi par souci de réalisme.

Certains tics de regard, certaines attitudes du médecin à la découverte d'un foie multinodulaire sur le scanner peuvent suffire à torpiller le moral du patient… C'est exactement à ce genre de moments clés qu'il est très enrichissant pour un médecin d'assister de l'extérieur et d'en discuter par la suite.

Définir le cadre

Il est indispensable de débuter un atelier dans l'apaisement et la concentration, par le truchement d'un discours d'accueil dont le but principal est de planter ce que nos amis psychologues appellent le « cadre ». Il est notamment indispensable d'appuyer sur le fait qu'il s'agit d'un atelier de formation professionnelle, donc placé sous le sceau de la confidentialité. Par ailleurs, l'animateur rappelle aux participants, afin de les aider à se motiver pour être volontaire, que tout ceci est un exercice et qu'en aucun cas il ne sera question (ni même autorisé) de juger la qualité intrinsèque de la consultation à venir. Il s'agit là d'un préalable nécessaire et indispensable. Il est précisé à chaque candidat qu'il pourra faire une pause voire stopper à tout moment s'il le souhaite, ou même seulement s'il se sent mal à l'aise. Les comédiens sont briefés à ce sujet et ne s'arrêtent d'interpréter le personnage que lorsque l'animateur leur en donne instruction, afin de pouvoir reprendre l'exercice si le volontaire le désire.

Parfois, c'est de ce type de consultations stoppées en cours, que naissent les débriefings les plus instructifs. J'ai comme souvenir une jeune interne qui arrêta la consultation au bout de 5 minutes, car elle se sentait incapable d'annoncer à un patient de 35 ans venu accompagné de sa femme enceinte de 6 mois, qu'il était atteint d'une maladie de Hodgkin de stade IV. Le débriefing mené avec *maestria* par la psychologue nous a permis de faire verbaliser à l'interne qu'elle se sentait en fait coupable d'annoncer une possible issue fatale à quelqu'un de son âge. Ce cas a beaucoup marqué l'équipe et les participants. Je pense que cela a permis de plus de « débloquer » quelque chose pour longtemps chez cette jeune interne.

Enfin, bien évidemment, le discours d'accueil s'achève par la présentation de toute l'équipe au public.

Le « pré-brief »

C'est cet aspect « dossier médical » qui sera présenté au médecin, assez succinctement. L'animateur expose le cas clinique, à voix haute et/ou aidé par une présentation sur écran, devant tout le monde. Il est toujours demandé au médecin volontaire ce qu'il compte dire, c'est-à-dire quel est le plan de la consultation tel qu'il l'envisage au préalable. Là encore, notre expérience prouve que ce plan n'est quasiment jamais respecté lorsque la relation se tisse en direct avec le patient-comédien. Après ce court pré-briefing, le médecin volontaire va chercher le patient, accompagné ou non, en salle d'attente, avant de s'installer dans le bureau de consultation… comme dans la vraie vie !

Consultations

Les protagonistes sont laissés à leur simulation en toute liberté et, de manière assez intrigante, dans notre expérience, la quasi totalité des consultations dure 20 minutes (± 3 minutes) ; il est très rare que l'animateur doive intervenir pour interrompre une consultation trop longue. La simulation s'achève lorsque les protagonistes se séparent. Le comédien revient ensuite pour le débriefing.

Débriefings

La parole est prise au terme de la consultation par le psychologue pour débuter le débriefing, qui dure en général 25 minutes.

La structure est simple : on part de ce qui s'est passé. On débriefe dans un 1er temps le volontaire, dans un second temps le(s) comédien(s), puis enfin tous les participants

à l'atelier, là encore pour disséquer ce qu'ils ont pu ressentir en connexion avec leur confrère et à quel moment précisément.
C'est à ce moment de l'atelier que nous constatons tous à quel point il est enrichissant et nouveau de voir des collègues, parfois amis de longue date, exercer leur métier devant nous. C'est un avantage de ce type d'exercice par rapport aux jeux de rôles, où l'on demande aux médecins de prendre la place des patients. L'exercice n'est alors pas inintéressant, mais différent.

L'atelier de théâtre

Il dure 35 à 90 minutes, selon la durée de l'atelier. Il s'agit la plupart du temps d'exercices sur la gestion du stress, l'écoute, les ambiances… tout ce qui peut s'appliquer à la consultation médicale et apporter des éléments de réflexion et de travail aux médecins.

Les différents formats

Plusieurs modalités d'ateliers sont réalisables.
La durée minimale lors d'un atelier un soir de semaine est de 2 h 30, comprenant deux cas cliniques, suivie d'une deuxième partie dite d'atelier théâtral.
Il est envisageable de faire les ateliers sur une demi-journée (le samedi en général) ce qui nous permet d'envisager une séance de travail de 4 heures. À ce moment-là, nous proposons trois simulations et un atelier d'une heure.
Enfin, dans le cadre de cours universitaires (comme par exemple les séminaires d'internes DES d'oncologie, avec le Professeur Goldwasser), on pourra proposer deux journées de travail : un préalable théorique, proposé par les médecins et les psychologues (hospitaliers et/ou universitaires dans ce cadre) qui participent au projet, suivi le lendemain par l'application pratique de ce qui a été dit. Dans ce cadre, il est même possible de faire faire aux médecins de vraies saynètes d'improvisation, où ils prennent la place de patient au cours de traitement, et où les comédiens, sur un ton humoristique, dénoncent ce « qu'il ne faut surtout pas faire ».
La palette des possibles est large et probablement pas encore totalement exploitée.

Le moment informel

Pour terminer, tous les protagonistes (médecins, psychologue, comédiens, etc.) se retrouvent autour d'une collation conviviale qui permet à tous de s'exprimer librement sur ce qui vient de se dérouler, de partager de façon plus intime leur ressenti, de poser des questions plus personnelles, d'échanger sur des difficultés qui n'ont pas été évoquées lors de la séance… C'est un moment important qui scelle les enseignements que les participants ont retenu de la soirée.

Les principales difficultés rencontrées

L'absence de jugement

J'insiste beaucoup sur ce point, mais il est indispensable que le médecin qui a participé à la simulation devant ses semblables ne se sente pas jugé pendant le débriefing, notamment si la consultation s'est mal passée ou du moins s'il (elle) en a eu le sentiment.
Dans ces moments-là, il s'agit d'être entourant, rassurant et en empathie avec le soignant qui est en souffrance et peut se sentir humilié. C'est de plus grâce à la dissection de ce qui pourrait s'assimiler à un échec, que le travail pourra se faire et que tout le monde

apprendra ; grâce à la compréhension de ce qui a pu bloquer au niveau de la relation médecin-malade (*cf. supra*).

Le volontariat

Évidemment, une difficulté importante est d'obtenir sans difficulté un volontaire, surtout en début d'atelier. Le premier candidat a souvent du mal se déclarer, par peur de cette « mise à nu » publique et inédite, mais aussi par peur d'être jugé.
Nous contournons cette difficulté par l'humour, l'ambiance studieuse et confraternelle et par l'assurance verbalisée de la volonté de l'équipe d'être bienveillante et d'éviter les jugements. Notons ici que, bien entendu, à la fin de l'atelier, tous ceux qui ne sont pas passés le regrettent car ils ont alors compris que c'est en pratiquant et en s'entraînant qu'on progresse le plus.

Le manque de concentration

Une autre difficulté repose sur les réactions initiales de l'auditoire médical pendant les simulations. Le préalable au travail pédagogique de tels ateliers est la nécessaire prise au jeu de l'auditoire. Or, certains collègues ont du mal à se concentrer et ont tendance à ne pas prendre au sérieux les événements puisque ceux-ci se déroulent en présence de comédiens. Mais fort heureusement, bien souvent le réalisme des comédiens rattrape toute l'assistance lors du moment de la première annonce et le public réalise soudainement qu'il assiste à une vraie consultation.

La charge émotionnelle

Elle est nécessairement importante et impose souvent une atmosphère grave, presque palpable. Certains participants ont alors besoin de faire des pauses. C'est tout à fait prévu par le protocole, et les comédiens sont rompus à surmonter cet obstacle. Ils ont pour instruction de maintenir la concentration, quoi qu'il arrive. Souvent, si le médecin craque, c'est à cause de la difficulté trop grande d'annoncer un diagnostic dur ou affronter les conséquences que cela provoque chez le patient.
Ces situations « critiques » n'en demeurent pas moins intéressantes du point de vue pédagogique, puisqu'elles permettent aux psychologues de faire verbaliser au médecin qui vient de stopper l'exercice les raisons qui l'y ont amené ; en général, ces situations amènent les débats autour du sentiment de culpabilité à annoncer une mort probable, et donc à l'échec de la relation qui s'en suit. Je serais presque tenté de dire que ce sont ces cas-là en général qui sont les plus intéressants à disséquer et qu'ils permettent au final tout autant de progresser en consultation, que lors d'une simulation réussie.

Conclusions

- Les simulations de consultations sont un modèle d'entraînement pratique et pédagogique, dont la seule prétention est de **faire progresser** les participants… un peu.
- Il s'agit d'un **projet très personnel**, aboutissement de mes deux parcours professionnels, que je chéris autant l'un que l'autre : la médecine et le théâtre.
- Ces ateliers viennent **en complément (indispensable) d'une base théorique** de l'enseignement de la relation médecin-malade, dont les modules commencent enfin à apparaître dans le cursus universitaire médical.

• **Leur originalité** repose sur le fait qu'il ne s'agit pas de jeux de rôle, mais bien de situations simulées où il est tout simplement demandé au médecin de faire son métier, mais devant d'autres praticiens.
• **Le réalisme** des dites simulations est indispensable à l'obtention d'une charge émotionnelle forte, préalable nécessaire à la concentration de l'auditoire et à la discussion autour des cas. Les comédiens sont donc sélectionnés sur des critères très stricts et bien souvent viennent du milieu de l'improvisation théâtrale.
• Ces « débriefings » sont menés par des **psychologues cliniciens** qui ont l'habitude de gérer des patients atteints de cancer.
• Les ateliers comportent une **2e partie de coaching théâtral,** basés sur l'autonomisation des médecins quant à leur stress et à l'écoute du message. Cette partie est non seulement riche d'enseignements, mais elle est également beaucoup plus ludique et permet de détendre les participants avant de les réunir autour d'une collation.
• Cette méthode est donc proposée par **une équipe soudée**, qui a l'habitude de travailler ensemble avec des médecins et qui sait gérer les temps et les émotions, cadre nécessaire et indispensable à un travail de qualité.
• **L'indice de satisfaction** de ce type d'ateliers est à ce jour très élevé, ce qui nous encourage à poursuivre leur développement et leur promotion, pour qu'à terme ils deviennent un passage obligé d'entraînement avant qu'un interne ou un chef de clinique assistant se lance dans l'exercice de la consultation
• **Les perspectives** en la matière sont nombreuses : ouverture à d'autres spécialités médicales, élaboration d'ateliers destinés aux médecins « seniors », confection de groupes de médecins aux objectifs pédagogiques définis sur une échelle temporelle (par exemple : refaire un atelier de niveau 2 un an plus tard, en évaluant les progrès ressentis entre temps), etc.
• Enfin, le but ultime est d'**insérer ce type de formation comme obligatoire**, car incontournable, dans le cursus médical.
• « *L'evidence based medicine* c'est bien, *la human based medicine*…aussi ! »

Exemple de déroulement d'un atelier-type

Durée : 2 h 30
Nombre de participants : 12 à 15 médecins
– 19 h 30 : Accueil
– 20 h 00 : Introduction, présentation des participants, explication du déroulement de l'atelier (10 min)
– 20 h 10 : 1re partie : Simulations de consultations

1) 1er cas clinique :
Présentation du cas (5 min) ; Consultation (20 min)
Débriefing : participants, public, intervenants (20 min)

2) 2e cas clinique :
Présentation du cas (5 min) ; Consultation (20 min)
Débriefing : participants, public, intervenants (20 min)

– 21 h 40 : 2e partie : Atelier théâtral et méthodes de relaxation appliquées à la consultation médicale (45 min)
– 22 h 30 : Fin de l'atelier ; cocktail dînatoire

8-5 Le management interculturel de l'annonce

« S'il est incertain que la vérité que vous allez dire soit comprise, alors taisez-là »
Maurice Maeterlinck

Tenir compte des particularismes nationaux

La mondialisation des échanges, le brassage des populations, l'immigration croissante imposent aux médecins comme au personnel soignant d'adapter leurs comportements et leurs discours au profil des populations indigènes concernées par l'acte de soin.

Le mot « management » vient du mot « main » et signifie « prendre le gouvernail », « diriger la manœuvre », « agir avec ». Manager une annonce, c'est savoir l'optimiser, la diriger dans l'intérêt et le respect du patient.

Manager une annonce dans « l'interculturel », c'est se doter de la capacité de dialoguer, d'entrer en relation avec des patients en tenant compte de leurs particularismes nationaux, à savoir :

- les usages sociaux : symboles – modèles d'éducation (partage de l'autorité – place de l'homme et de la femme...) – valeurs – mythes – règles de savoir-vivre ;
- les habitudes alimentaires ;
- les différences conceptuelles (importance accordée à l'image !) ;
- l'influence de la religion ;
- la gestion différenciée du stress, de l'incertitude, de l'ambiguïté.

Personne n'est réellement préparé à un management interculturel de l'annonce en cancérologie. La curiosité, l'adaptabilité, l'ouverture d'esprit, la prudence, le sens de l'observation sont les qualités essentielles pour réussir une annonce en interculturel. Dans ce domaine, peut être plus qu'ailleurs, le médecin doit faire preuve d'empathie pour décrypter les besoins et les attentes de son patient et établir une relation de confiance difficile à mettre en œuvre, par ailleurs.

Une formation spécifique à « l'interculturel »

Une formation à la gestion interculturelle de l'annonce s'impose donc pour éviter d'une part toute généralisation abusive et réductrice et d'autre part pour gommer les clichés négatifs, les idées reçues, les images archaïques, la suspicion, préjudiciables à une saine lucide appréciation de l'état du patient.

Une formation à l'interculturel se prête mal aux généralités hâtives, elle nécessite un enseignement concret et des témoignages de terrain. Une formation spécifique à l'interculturel aurait comme objectif premier de savoir manager la diversité culturelle pour qu'elle ne constitue plus un frein dans la relation thérapeutique. Une telle formation permettrait de réduire les zones d'incompréhension liées aux habitudes mentales très diverses qui sous-entendent les comportements des uns et des autres.

L'acquisition d'un rudiment d'ethnologie comparée

Pour ce faire, un rudiment d'ethnologie comparée serait très utile pour s'adapter au « logiciel mental » de compréhension, de mémorisation et d'assimilation du patient, au travers du prisme culturel qui lui est propre. L'édition de « guidelines » pragmatiques par pays serait d'un grand secours au praticien débutant.
À titre d'exemple, selon le pays :
- dire « oui » peut dire : « on ne peut pas » ou « continuez à parler » ;
- baisser les yeux est une marque de respect et non une fuite ;
- on n'emploie pas le « non » systématiquement dans le langage parlé ;
- la poignée de main est molle ou on oublie de la retirer par manque d'habitude…

Buckman (1994) a proposé cette règle de base : « ***En cas de problèmes avec un malade d'une culture différente, il faut déterminer si ces problèmes ont leur origine dans la différence culturelle ou non*** ».
D'où la nécessité en interculturel d'observer, d'écouter, d'interpréter, de répéter et de reformuler le discours en conséquence et de s'adresser à un proche qui maîtrise mieux la langue d'origine…
En interculturel, le médecin doit être « rond à l'extérieur et carré à l'intérieur », en sachant bien que la culture pour un peuple : « c'est donner aux mêmes questions, les mêmes réponses ». Il convient donc de connaître les « réponses » apportées par chaque patient.
En interculturel les mots d'ordres sont :
- respect (des différences !) ;
- pas de précipitation ;
- patience ;
- tolérance ;
- souplesse ;
- éveil ;
- et ouverture.

Pour en savoir plus, nous vous recommandons la lecture du livre de Hofstede (1994) intitulé *Vivre dans un monde multiculturel.*

8-6 Six étapes, quatre repères et trois concepts pour une relation soignant-patient optimisée

> « *L'art de communiquer de mauvaises nouvelles fait partie intégrante du travail du professionnel de santé et demande de l'expérience et de l'habilité* ».
> Robert Buckman (2001)

Trois auteurs ont largement contribué à optimiser la relation soignant-patient.

Le protocole de communication en six étapes proposé par Robert Buckman

Le protocole de communication en six étapes proposé par Robert Buckman en 1992 dans son livre « *How to break bad news* » (éditions française « S'asseoir pour parler » en 1994 et 2001) est devenu un classique.
Ce protocole repose sur le constat que les trois principales sources d'insatisfaction des patients sont :
- le médecin n'écoute pas ou ne semble pas écouter ;
- le médecin utilise des mots trop techniques ;
- le médecin parle avec condescendance.

Les six étapes qui ont été reprises dans les recommandations françaises de l'HAS (2008) (*cf. infra* Chapitre 8-7 Recommandations de la Haute Autorité de Santé (HAS) pour annoncer une mauvaise nouvelle) sont les suivantes :
1) Préliminaires et préparation de l'entretien :
- trouver l'environnement adéquat ;
- choix du lieu d'entretien ;
- choix des participants ;
- le début.

2) Que sait déjà le patient ?
3) Que veut savoir le patient ?
4) Communication de l'information :
- choix des objectifs : diagnostic, traitement, pronostic, soutien ;
- partir du point de vue du patient (« alignement ») ;
- pédagogie ; des bouts d'information digérables ;
- utilisation du langage de tous les jours ;
- contrôle fréquent de la compréhension ;
- renforcement de la compréhension ;
- contrôle du niveau de communication ;
- prise en compte des soucis du patient ;
- accorder son plan de discussion avec les préoccupations du patient.

5) Réponses au sentiment du patient :
- identification et légitimation de la réaction du patient.

6) Propositions et suivi :
- passer un contrat, préparer le suivi.
- préparation de l'avenir ;

Les quatre points de repères selon Martine Ruszniewski

La psychologue Martine Ruszniewski (1999), dans son livre *Face à la maladie grave, parents, famille, soignants*, a conseillé quatre points de repères pour orienter la relation soignant-patient et pour comprendre :
1) **Accepter les mécanismes de défense du malade** : ils sont le signe qu'une vie subjective se met en place.

2) Reconnaître l'autre comme un sujet ayant des désirs allant à l'encontre de la réalité médicale. Cela implique d'**être à l'écoute**.
3) Développement d'une écoute non médicale du patient. Une telle écoute implique que le soignant s'engage dans une **relation d'aide**.
4) Développement d'une attention particulière à l'**entourage du malade.**

Les trois concepts de la relation d'aide selon Carl Rogers

Pour Carl Rogers (1968), la relation médecin-malade doit être un pacte de soins débouchant sur une relation d'aide qui repose sur trois concepts :
1) L'**acceptation positive inconditionnelle**, qui découle de l'écoute sans jugement intempestif et consiste à accepter le patient sans le juger, tel qu'il peut être dans ses paroles et actions.
2) L'**authenticité**, qui repose sur une relation sincère où le mensonge doit être banni.
3) L'**empathie**, qui consiste à tenter d'approcher le ressenti de l'autre sans pour autant fusionner avec lui.

8-7 Recommandations de la Haute autorité de santé (HAS) pour annoncer une mauvaise nouvelle

« *La véritable éloquence consiste à dire tout ce qu'il faut et à ne dire que ce qu'il faut* » Sisyphe
La Rochefoucauld – Maximes

Des questions et des conditions matérielles permettant aux professionnels de santé de mieux aborder l'annonce d'une mauvaise nouvelle ont fait l'objet de recommandations par l'HAS (2008).

Questions à se poser avant la rencontre avec le patient

Il est important pour le médecin qui doit annoncer une mauvaise nouvelle qu'il comprenne ses propres difficultés. Lorsqu'il prépare sa rencontre avec le patient, quelques questions peuvent l'y aider.

- Ai-je des difficultés à dire et pourquoi ?
- Quelles représentations, quelles expériences personnelles (positive, négative) ai-je de cette maladie et de ses conséquences ?
- Quel rôle vais-je avoir dans la prise en charge du malade (traitement, accompagnement) et quelles en sont les limites ?

Afin de donner au patient des perspectives réalistes, le professionnel doit disposer de suffisamment d'informations sur la maladie et les options thérapeutiques qui peuvent être proposées. Lorsqu'il prépare sa rencontre avec le patient, quelques questions peuvent l'aider.

- Que sais-je de la situation clinique du patient ?
- Que sais-je de la maladie et de son évolution naturelle (survenue de handicap, mise en place de traitements de plus en plus contraignants…) ?
- Que sais-je des options thérapeutiques, des prises en charge et de leurs implications ?
- Que sais-je du rapport bénéfice-risque de chacune de ces prises en charge ?
- Quelle est la part d'incertitude du pronostic ?
- Quelle est la part de variabilité dans l'expression de la maladie ?
- Que puis-je prévoir de l'évolution de ce patient ?
- Qu'est-ce qui va changer dans la vie du patient ? Qu'est-ce qui sera probable ment le plus difficile pour lui ?
- Quelle est la filière de prise en charge (structure d'accueil lorsque le handicap ou les difficultés surviennent) ?

Des informations à obtenir lors de la rencontre avec le patient

Lors de la consultation, afin de pouvoir annoncer la mauvaise nouvelle de façon adaptée au patient, le professionnel va essayer d'obtenir des informations le concernant. Il doit les obtenir du patient lui-même.

- Ce que le patient attend de cette consultation.
- Les personnes qu'il a déjà rencontrées, l'information qu'il a déjà reçue, ce qu'il en a compris.
- Ce qu'il souhaite savoir, aujourd'hui.
- Les représentations qu'il a de cette maladie et de ses conséquences.
- Les expériences personnelles (famille, proches) qu'il a de cette maladie et de ses conséquences.

Le médecin a besoin de connaître l'environnement du patient pour pouvoir lui apporter une information personnalisée, il doit pouvoir identifier les situations susceptibles de le fragiliser et les possibilités de soutien.

- Sa situation familiale personnelle (enfant, personne à charge, isolé ou entouré).
- Les soutiens possibles.
- Sa situation matérielle, professionnelle, sociale.
- La représentation qu'ont son compagnon / ses enfants / son entourage de la maladie.
- L'information qu'il souhaite que l'on donne aux proches, s'il préfère qu'on l'aide à informer ses proches.
- Les besoins ou les souhaits d'aide ou de soutien (psychologique, social) pour lui ou ses proches.

Quelques suggestions

Pour obtenir l'information

- Poser des questions ouvertes, laisser au patient le temps de répondre, de questionner.

Pour la donner

- Le pas à pas, respectueux des mécanismes d'adaptation de chacun.
- L'information est mise à disposition du patient, il prend ce qu'il veut, ou il reçoit ce qu'il peut.
- Le respect des réactions du patient, ses silences, l'expression de ses émotions.
- La vigilance constante quant à la compréhension (reformulation).
- *Cf.* tableaux II et III.

Tableau II – La relation thérapeutique de l'annonce (de l'information à la communication).

Diagnostic – Pronostic **Certitude – Incertitude**
↓
Prise en charge globale du patient Identification du profil psychologique Évaluation de ce que sait le malade Évaluation de la situation socio-économique Écoute active – Relation attentive Favoriser dialogue et partenariat Annonce préparée et structurée
↓
Climat de confiance, compréhension, sérénité Prudence – Sang froid – Bon sens Précautions oratoires Adaptation du discours : Niveau verbal Niveau paraverbal Niveau non verbal Conditions matérielles adéquates de l'accueil
↓
Compréhension de la demande réelle du patient Empathie – Sourire Accueil chaleureux et bienveillant Promouvoir la parole non dite Évaluation de ce que veut savoir le malade Évaluation de la quantité de l'information que le malade peut recevoir Humanisation de la relation Gestion des réactions induites de l'annonce Identification des mécanismes de défense Identification du proche accompagnant
↓
Informations médicales de qualité Explications sur les possibilités thérapeutiques – Justifications – Démonstrations (Schémas) Définition d'un protocole de soins Plan d'avenir – calendrier Informations positives sur la gestion de la douleur et des effets secondaires Documentation pédagogique Informer – Rassurer – Encourager
↓
Renforcement de l'annonce par un suivi **adapté – concerté – programmé**

Tableau III – Synthèse du dispositif d'annonce.

Consultation d'annonce **Du mythe à la réalité**

↓

Écoute Questionnement Répétition Reformulation

↓

Temps médical prolongé (30 à 45 minutes) **Entretien individualisé**		
Constat de l'état émotionnel du patient		
Anxiété Sidération Mutisme	Pleurs Colère Euphorie	Peurs Phobies Irritabilité…
Recueil des attentes du patient		
Souhaits Craintes	Perceptions Historique	Besoins Attentes…
Découvertes du vécu du patient Degré de connaissance de la maladie – Antécédents Environnement familial et socio-professionnel		
Information en plusieurs temps		
Diagnostic Maladie Stade – niveau	Chances de guérison Options thérapeutiques Étapes dans le traitement	Bénéfices à obtenir Contraintes Essais thérapeutiques

↓

Consultation infirmière spécifique d'accompagnement	
Reformulation – répétition	
Validation	
Questionnement complémentaire	
Informations complémentaires et spécifiques :	
Procédures de soins **Protocoles** **Calendrier** **Équipe de soins** **Locaux Hôpital de jour**	**Effets secondaires (+ remèdes)** **Chambre implantable, infuseur portable** **Associations de malades** **Prise en charge** **Documentation**

Pour information deux protocoles de communication proposés pour les radiologues d'après Leclère *et al.* (2006).

Le C.R.E.D.O. du radiologue :

Construire une relation partenaire avec le patient
Réaliser l'examen dans les meilleures conditions
Écouter ce que le patient veut nous dire et les questions qu'il veut poser
Donner des informations
Organiser les services autour du patient.

Le protocole P.E.R.L.E.S. du radiologue :

Partenariat :	Accueil du patient Présentation du praticien Questionnement Information sur l'examen Intérêt et limites
Empathie :	Attitude relationnelle ouverte Accueil du ressenti du patient Souci du confort du patient
Respect :	Respecter le patient, sa dignité et sa pudeur Ne pas aggraver la perception négative de l'examen Expliquer des désagréments Informer sur le *process* – durée – contraintes Bénéfices et limites de l'examen Surveillance des échanges verbaux de l'équipe Courtoise – écoute et considération
Légitimation :	Accueillir des manifestations émotionnelles Attitude compréhensive et attentive Validation
Excuses :	Expliquer les attentes et retards Anticiper les plaintes, revendications et agressivité Désamorcer les tensions Courtoisie et considération – convivialité
Support :	L'image n'est pas un acte isolé Elle s'inscrit dans un ensemble de soins et de soutien Réponse loyale et sincère à la demande du patient.

Questions à se poser en fin de consultation

En fin de consultation, il est utile de s'interroger.

- Ai-je laissé au patient la possibilité de poser toutes les questions ?
- Suis-je en mesure de savoir ce qu'il a compris ?
- Qu'a-t-il retenu de la consultation ?
- Et pour la prochaine consultation : que me reste-t-il à lui dire ?

Conditions matérielles de la consultation d'annonce

En consultation ou en hospitalisation : conditions d'intimité et de confidentialité satisfaisantes

- Rendez-vous, si possible, organisé sans mise en scène excessive pour éviter de majorer l'angoisse. Dans un délai acceptable en tenant compte du fait que, si parfois la prise en charge médicale n'est pas une urgence, celle de la détresse psychique peut l'être.
- Pas trop loin dans le temps.
- Proposer au patient, s'il le souhaite, d'être accompagné d'un proche.
- Lieu dédié mais non spécifique : salle de consultation, chambre sans voisin, porte fermée.
- Environnement calme : pas de téléphone, pas de dérangement lors de l'entretien.
- Pas de bip.
- Laisser au patient le choix d'être seul ou accompagné (professionnel de santé et/ou proche du patient).
- Le médecin est seul – pas d'assistant – pas de secrétaire qui frappe le courrier.
- S'asseoir pour parler, face à face. Éviter la position debout face à un patient couché.
- Pas d'asymétrie posturale.
- Prendre le temps : entretien spécifiquement consacré à une discussion (3/4 d'heure !)

▶ Une annonce ne se fait pas n'importe où, n'importe comment, à n'importe quelle heure, par n'importe qui !

8-8 Radioscopie d'une annonce et additifs

« C'est l'espoir qui empêche l'homme de se pendre »
Ovide

Des questions pour amorcer le dialogue

Comment allez-vous depuis notre dernière entrevue ?
Savez-vous pourquoi on vous a demandé d'aller « faire un scanner » ?
Que souhaitez-vous savoir aujourd'hui ?
Avez-vous les résultats de vos dernières analyses ?
Depuis quand avez-vous pris conscience de vos symptômes ?
Quelle idée vous faites-vous de votre état ?
De quoi pensez-vous qu'il s'agit ?
Que ressentez-vous exactement ?
Comment vous vivez tout cela aujourd'hui ?
Vous avez l'air nerveux, perturbé, inquiet ?
Vous dites « cancer », c'est quoi le cancer pour vous ?
Je pense que nous sommes face à un problème sérieux ; souhaitez-vous que nous rentrions dans le détail dès aujourd'hui ou que nous en restions aux généralités ?
Cancer du côlon, quelle idée vous en avez ?
De quoi avez-vous peur ?
Avez-vous déjà entendu parler de ce cancer ?
Vous êtes-vous informé, documenté, à ce sujet ?
Comment vous voyez les jours, les mois à venir ?
Qu'est-ce que cela va bouleverser dans votre vie ?
Est-ce que vous pensez en savoir assez aujourd'hui ?
Avez-vous d'autres questions ?

Annonce en cancérologie en six questions

1 – Que dire ? → Dire ou ne pas dire – En dire assez – Dédramatisation du langage de la cancérologie – Écoute – Dialogue – Partenariat
2 – Comment le dire ? → Empathie – Adaptabilité – Disponibilité – Calibrage de l'annonce Information claire et loyale – Ambiance sereine – Attitude et discours adaptés
3 – Quand le dire ? → Progressivité – Séquençage dans le temps (une ou plusieurs annonces deux minimum !) – Annonce trop précoces ou trop tardive – Détermination du moment le plus approprié (première partie de journée, du lundi au jeudi)
4 – À qui le dire ? → Patient – Proche identifié et choisi
5 – Où le dire ? → Espace dédié – Intimité – Confidentialité
6 – Qui va le dire ? → Médecin généraliste – Spécialiste d'organes – Cancérologue en milieu hospitalier : privilégier colloque singulier médecin-malade

De l'information à la communication

Il ne s'agit plus seulement d'informer le patient et de l'abandonner à son triste sort. Désormais, le patient est au centre de la relation thérapeutique, il devient aussi un acteur de sa guérison et il est associé à la stratégie thérapeutique qui lui est destinée. La relation avec le médecin est une relation de dialogue et de partenariat en devenir.
Du « que dire », il faut rapidement envisager le « comment le dire ». On passe alors de l'information à la communication.
L'aptitude à communiquer s'apprend. Celle-ci doit être enseignée dans les facultés de médecine ; certaines le font déjà. Tout s'apprend : les règles de comportement face à un malade, la façon de s'exprimer et d'adapter son discours, d'entrée en empathie avec lui, de l'approcher, de le toucher ; savoir annoncer une mauvaise nouvelle notamment. Rappelons la phrase devenue classique de la psychologue Nicole Alby (1995) : ***« L'information en cancérologie est ce qu'un médecin n'a pas envie de dire à un malade qui n'a pas envie d'entendre »***. L'aptitude à communiquer s'apprend et s'impose désormais si l'on veut respecter les prescriptions du Plan Cancer. Dans toute communication en cancérologie, il n'y a pas seulement un émetteur et un récepteur, il y a un émetteur-récepteur et un récepteur-émetteur. Sur le chemin de la révélation, il y a deux personnes en interaction. Le médecin ne doit plus laisser le patient sur le bord du chemin.
Savoir communiquer est une aptitude nécessaire et indispensable pour bien soigner. Le patient en sera reconnaissant et le médecin valorisé.

Règles et conseils de base

- Ne jamais donner de résultats non demandés, ni de réponse à des questions non formulées (progressivité – respecter le souhait et la capacité du patient à intégrer à comprendre l'information et à s'y adapter).
- Donner des résultats partiels semble être une heureuse alternative. La période d'attente, même si elle présente souvent un moment difficile à tolérer, peut constituer un temps de maturation psychologique nécessaire au malade pour accepter la mauvaise nouvelle et en intégrer le principe.
- Être maladroit en voulant bien faire est souvent bien moins dommageable pour le patient que de fuir et rester dans le non-dit.
- Montrer que l'on partage l'impuissance du patient en lui signifiant parfois que l'on ne sait pas, est, en général, très bien accepté par le patient, surtout si on lui propose d'emblée une démarche complémentaire susceptible de faire avancer le diagnostic.
- La vérité en termes de santé est souvent en soi quelque chose de subjectif qui s'éprouve plus qu'elle ne se dit.
- Les patients guettent toujours les indices et les signes qui, dans le discours des soignants, leur permettent de déceler autre chose que ce qu'ils disent.
- Le malade doit être conduit par une approche raisonnée, à constater lui-même qu'il a un cancer.
- L'annonce préparée et structurée du diagnostic doit être faite dans un temps limité pour ne pas aggraver l'angoisse de l'attente. Le patient doit toujours être préparé avec des mots qui n'enlèvent pas l'espoir (un espoir réaliste !)

- Il faut laisser le malade élaborer sa défense dans l'espoir de la vie jusqu'au bout.
- L'annonce du diagnostic est un processus continu : il n'y a pas une seule annonce, mais des annonces.
- Plus le traumatisme est important, plus le rationnel et l'irrationnel auront du mal à se rejoindre. La vérité ne peut être révélée autrement que dans un climat de confiance, de compréhension mutuelle et dans une relation attentive et compassionnelle.
- Une relation de confiance partagée ne se prescrit pas ; elle est pourtant essentielle dans la stratégie thérapeutique et le vécu de la maladie. La qualité de l'annonce et de la prise en charge va conditionner tout le cursus thérapeutique du patient.
- Il convient toujours d'insister sur ce que l'on peut faire et non sur ce que l'on ne peut pas faire.
- Trouver le juste milieu entre espoir et réalisme.
- Donner une information progressive, facilement assimilable et acceptée, dans un langage simple de tous les jours.
- Laisser le temps au patient de réagir, de s'adapter et lui donner l'occasion de poser des questions.
- Aider autant que possible le patient à se projeter dans un avenir accessible en laissant une porte ouverte sur l'espoir et en tenant compte des mécanismes d'adaptation mis en œuvre par le patient au moment des annonces.
- Ne pas prononcer un premier les mots épouvantail de la cancérologie (cancer – métastase – chimiothérapie).
- À noter que si les mots ne soignent pas, ils délivrent malgré tout de l'angoisse et du désarroi. La parole fait partie intégrante du cancer.

Chapitre 9
Épilogue

> *« En sortant leur vérité du puits, les indiscrets répandent l'eau partout »*
>
> Jules Renard

Chapitre 9

Épilogue

Regarder, c'est plus que voir.
Dans le mot regarder, il y a le mot garder.
On garde une image de quelqu'un.

Regarder, c'est mettre tout son être en action.
C'est se mettre à l'affût de l'autre,
L'attendre, le guetter, le surprendre.
C'est lui donner toutes ses chances.

Il est des regards qui vous éveillent,
D'autres au contraire qui vous glacent.
Il y a aussi des regards distraits
Qui vous effleurent à peine.
Mais il y en a d'autres qui vous font naître !
Ces regards ne vous jugent pas ;
Ils vous disent, complices :
« Mais vas-y, n'aie pas peur ! ».
Auteur inconnu

Conclusion

« La vérité n'est pas toujours bonne à croire »
Beaumarchais

L'annonce du diagnostic

Annoncer le diagnostic d'un cancer, c'est violenter, maltraiter, brutaliser, traumatiser. Mais c'est le passage obligé pour instaurer une relation thérapeutique loyale et sincère dans l'intérêt du malade. Il revient au médecin d'amortir cette brutale révélation de la maladie sans mentir, tout en veillant à préserver l'étincelle de l'espoir nécessaire à la mise en œuvre du parcours thérapeutique.

La difficulté de l'annonce est fonction du décalage qu'il existe entre l'imaginaire du malade, la réalité médicale et la représentation que le médecin se fait de la maladie, en l'occurrence du type de cancer.
Dans ce domaine, il convient « de se hâter lentement ». Il n'y a pas d'attitude, de discours stéréotypés ; il n'y a pas de protocole verbal bien codifié, de conduite universelle.
Annoncer un cancer est une expérience unique et singulière qui suscite nombre d'interrogations.
L'annonce du diagnostic est porteuse d'angoisse et de souffrances et c'est cette douleur psychique qui fait que l'annonce est un moment délicat qu'il ne faut pas traiter avec désinvolture et dans l'improvisation.
À chacun ses patients, tous différents,
À chacun ses doutes, ses certitudes,
À chacun ses procédures, ses protocoles, sa méthode,
À chacun sa dose de Vérité, d'informations jugées nécessaires,
À chacun son savoir, son savoir-faire, son savoir-être, son savoir-dire…, en sachant que le respect du patient, dans sa globalité, impose une écoute attentive, un discours humain, compréhensible et adapté.
La question de l'annonce renvoie à la question de la parole qui engage, qui résonne, qui traumatise. Il s'agit d'instaurer une communication interpersonnelle dans une situation où la charge émotionnelle est intense et destructrice si elle n'est pas considérée à sa juste valeur.
Bien réfléchir à l'annonce du diagnostic, c'est aussi pour un médecin prévenir l'acharnement thérapeutique : celui-ci est très souvent induit par un discours médical trop restrictif, limité aux seules possibilités de traitements, au risque de convaincre le patient qu'interrompre celui-ci reviendrait à interrompre la relation de soin dans sa totalité. Arrêter un traitement ne doit pas être synonyme d'abandon du malade.

Vécu et attentes des patients

Tout être humain qui apprend qu'il a un cancer subit un choc, un choc qui laissera une empreinte. Il se retrouve soudainement confronté à accepter un autre état, une autre vie, un autre genre de vie baigné d'incertitude. Après l'annonce du diagnostic, le patient ne sait plus très bien où il en est, combien de temps il lui reste à vivre. C'est pour lui la grande question dans les questions. Il veut savoir, comprendre notamment pourquoi il est malade aujourd'hui et qu'elles vont être les étapes à franchir pour accéder au statut de patient guéri.
Le malade attend donc une grande compétence de l'équipe médicale qui va le prendre en charge, mais il veut être aussi associé, la plupart du temps, aux décisions de manière « à apprivoiser » son cancer et à mieux intégrer le vocabulaire de la cancérologie. Le malade devient responsable et non plus objet de soins. Le malade souhaite de la disponibilité, de l'écoute, de l'humanité pour bénéficier d'un dialogue de qualité.
Il souhaite, par ailleurs, la vérité quant à la nature de son cancer, quant aux traitements qu'il va devoir subir et accepter, quant à l'évolution de la maladie, tout en espérant une guérison possible.

L'annonce brutale du cancer, sans un regard bienveillant, sans un questionnement compassionnel, sans reconnaissance et sans considération, n'a rien à voir avec le discours pensé et réfléchi fait à un patient qui se sent légitimé, estimé, compris, considéré et partenaire et qui va pouvoir alors cheminer avec le médecin à partir d'une vérité atténuée, avancée, mesurée, aménagée et progressive.

Des paroles d'espoir

Il s'agit pour le médecin de ne pas verrouiller le malade dans une vérité médicale définitive. Il convient de laisser une porte ouverte, « laisser du possible » dans la relation d'aide.

La plupart des malades veulent la vérité, certes, mais une vérité adaptée à ce qu'ils peuvent supporter. Le médecin doit donc orienter son discours vers une vie possible avec le cancer et après le cancer et non vers l'angoisse et le tourment. Le malade pourra ainsi élaborer sa défense dans « l'espoir de la vie jusqu'au bout ».

« *Les patients ont besoin de recourir à l'espoir appuyé sur la confiance en leur médecin, investi du pouvoir de guérir* » déclare Dominique Féminier, secrétaire générale de l'Association de patients Europa Donna, dans le rapport de l'observatoire de la communication et du langage du groupe EPAC (2002).

L'espoir n'est peut-être pas seulement l'espoir de guérir ; ce peut être aussi l'espoir d'être bien soigné, accompagné ; de ne pas souffrir, de pouvoir vivre encore assez longtemps pour réaliser des objectifs personnels, familiaux… Chez le patient, il ne saurait y avoir d'adhésion aux traitements sans un minimum d'espoir.

Désormais, le diagnostic et surtout le pronostic d'un cancer ne sauraient être proposés sans une exigence d'anticipation et une exigence d'accompagnement qui préservent la faculté de réception, d'appropriation du patient, en d'autres termes, qui préservent son espace de liberté, sa vérité et son intimité.

Il faut donc aider le malade à intégrer une vérité qui ne détruira pas ses certitudes et qui ne compromette pas sa vision d'avenir. Le médecin doit laisser le malade indiquer où se situent ses espoirs de façon sincère et authentique. Le déni doit être respecté et non contrarié s'il existe ; il permet de refouler l'angoisse, d'autant plus intense que la menace est grande.

Savoir que l'on peut guérir restaure la confiance chez le malade et lui donne l'envie de supporter, de prolonger, d'essayer de nouveaux protocoles, de se projeter…

« ***Face à cette maladie, il faut espérer le meilleur et se préparer au pire*** » écrit le Docteur David Spiegel (1994).

Un travail pluridisciplinaire

L'annonce doit s'inscrire autour de pratiques réfléchies et mesurées dans un travail pluridisciplinaire.

Chaque patient dispose désormais d'un dispositif d'annonce, d'une organisation spécifique autour de quatre temps dédiés :

- l'annonce du cancer par le corps médical ;

- l'accompagnement par un soignant ;
- l'accès à des soins de support ;
- l'implication du médecin traitant.

Ce dispositif permet de le faire bénéficier des meilleures conditions d'annonce de sa maladie, d'une coordination interprofessionnelle optimisée (associant principalement médecins et personnels paramédicaux) et d'un soutien important pour lui et ses proches.

La généralisation de la mise en œuvre de ce dispositif d'annonce contribuera à une meilleure prise en charge de patients atteints de cancer dans les années à venir et surtout à un meilleur vécu de leur maladie.

Le Plan Cancer a donc créé l'obligation de structurer les conditions du parcours du patient à partir de l'annonce du diagnostic de cancer. Intégrer ces conditions, c'est comprendre que le diagnostic est un traumatisme qui impose des temps de soins spécifiques, qui doivent être dispensés sans précipitation, dans la progressivité, la disponibilité et l'écoute. C'est également, d'insister sur le fait que la relation d'aide doit s'appuyer sur la pluridisciplinarité au sein de l'hôpital et sur la continuité du lien hôpital-ville, deux conditions de la réussite et du mieux être du patient.

L'information est un travail d'équipe, de concertation harmonieuse entre médecins généralistes et spécialistes, infirmières formées à ce travail et médecin référent. Ce dernier est encore trop souvent exclu de cette concertation et pourtant, il a une place privilégié du fait de sa proximité et de sa connaissance de l'environnement familial et social du patient.

Il est fondamental d'intégrer l'équipe soignante aux processus d'information du malade : la transmission par le médecin de ce qui a été dit au malade permet en effet à l'équipe soignante de répondre aux questions du malade, de poursuivre l'information, de soulager une angoisse et éviter les quiproquos et malentendus.

Le dispositif d'annonce au niveau du diagnostic doit être généralisé à l'ensemble des examens : résultats de laboratoires, marqueurs tumoraux, examens d'imagerie radiologique… Ainsi, ce ne sont pas seulement les cancérologues qui doivent être formés à l'annonce, mais tous les autres médecins intervenants dans la chaîne thérapeutique du cancer : radiologues, chirurgiens, spécialistes d'organes, hématologues, gériatres, sans oublier les généralistes, on vient de le dire, trop souvent confrontés à la solitude dans la prise de décision.

Une formation humaniste des médecins

Face à la souffrance physique et à la souffrance psychique, l'homme a besoin d'être entendu, écouté, compris, accueilli, considéré, accompagné. Il a besoin de s'en remettre à quelqu'un et de lui faire confiance. On consulte le médecin pour exprimer à sa manière, sa souffrance, dans l'espoir de retrouver sa propre existence sous le regard attentif de l'autre.

Il faut observer et souligner avec force, l'absence quasi-absolue, tout au long du deuxième cycle des études médicales de ce qui pourrait contribuer au développement d'une culture humaniste chez les futurs médecins. L'éthique, les notions de responsabilités professionnelles et sociales, les qualités relationnelles, tous les éléments qui sont à prendre en compte pour assurer aux malades la meilleure écoute possible et les meilleures chances d'un suivi attentif et efficace… tout ceci n'est peu, mal ou pas abordé avec les étudiants.

Il convient d'éviter, désormais, les « dérives communicationnelles » aggravées par le manque de formation à la gestion des situations difficiles, laissant l'émotionnel submerger le médecin et le conduisant alors à des comportements dommageables pour le patient : fuite, désinvolture, maladresses verbales, gestuelle inadaptée, conditions matérielles de l'annonce inhumaines…

La compétence médico-technique « savoir – savoir-faire », n'est pas suffisante, elle doit s'accompagner de compétences relationnelles et d'une volonté de participer à l'amélioration de la prise en charge globale du patient (savoir être – savoir dire – savoir devenir – savoir décider).

Pour le médecin et ses relais, cette démarche d'écoute et d'ouverture au dialogue requiert un effort personnel, souvent difficile à mener au quotidien, mais très riche en enseignements et en satisfactions personnelles. Cette démarche dynamise sa pratique soignante et met en lumière l'intensité de la dimension humaine qui lui est associée.

La qualité de la communication entre médecin et malade peut être améliorée par l'apprentissage, par la formation aux techniques de communication interpersonnelle, par la maîtrise de structures d'entretien « guides » et par la participation à des jeux de rôle, pour permettre d'optimiser la relation thérapeutique (savoir devenir !)

Ne pas oublier les proches

Même si le cancer ne se résume plus à un symbole de mort, il n'en demeure pas moins une maladie singulière qui laisse des traces. Le mot cancer est toujours un mot qui effraie, qui choque, qui dérange et qu'il convient de démystifier et d'exorciser.

L'annonce représente un moment clé dans la relation médecin-malade, un moment qui déterminera profondément les rapports de confiance mais aussi la compliance aux traitements et le vécu de la maladie.

La présence d'un proche peut être un soutien majeur, mais il faut savoir que l'annonce se fait toujours au patient, jamais en avant-première au proche. Il faut signaler notamment que si les médecins prennent généralement garde, aujourd'hui à ne pas annoncer trop brutalement une mauvaise nouvelle aux malades, les proches sont souvent avertis sans nuance ni ménagement du diagnostic souvent associé à un pronostic plus ou moins dramatisé. La vulnérabilité de l'entourage ne doit pas être oubliée ; les proches traversent souvent des phases d'intégration psychologique comparables à celles des malades.

Il n'y a pas une bonne façon d'annoncer, mais des manières d'annoncer. Il n'y a pas de « bons mots » à inventorier et à lister, mais des mots qui auront pour chaque patient une connotation heureuse et apaisante, selon leur histoire personnelle et la relation qui se sera établie avec le médecin.

Le temps de l'annonce est un temps toujours singulier pour lequel il ne saurait être question d'attitude unique, de conduite universelle ni même de savoir omniprésent.

À chacun de faire preuve de bon sens et d'humanité, de générosité et de loyauté, en son âme et conscience en sachant qu'il n'y aura toujours que de mauvais mots pour annoncer une mauvaise nouvelle.

On n'en a pas encore fini avec le mot « cancer » !

Pour nous, les auteurs le mot de la fin de cet ouvrage sera :

« *Le cœur doit rester le tamis de la vérité* ».

O. Bouché et B. Ulrich

« *Le cynique qui prétend dire la vérité de la même manière partout, en tout temps et à chaque homme, n'affiche qu'un simulacre de vérité. En se donnant le prestige d'un fanatique de la vérité qui ne veut pas avoir d'égards pour les faiblesses humaines, il détruit la vérité vivante entre les hommes, il trahit la communauté dans laquelle il vit et sourit avec suffisance des ruines qu'il a causées et de la faiblesse humaine, incapable de supporter la vérité…* »

Diedrich Bonhoeffer – 1906-1945

Postface

> *« L'éducation de ceux qui se destinent à lutter, de près ou de loin, contre la souffrance ne se rapproche jamais assez des conditions de ceux qui la vivent. On ignore trop facilement ce que l'on fait vivre aux autres ».*
>
> Denis Labayle, *Tempête sur l'hôpital*
> Le Seuil, Paris 2002

L'apprentissage d'une humanisation des soins est plus qu'une nécessité…

Il m'est arrivé, dans ma longue carrière, d'avoir à diriger, à titre intérimaire, une école d'ingénieurs. La renommée était telle que les diplômés, après trois ans de cursus à l'École, n'avaient aucune peine à trouver un emploi, d'autant que l'association des Anciens, très active, se chargeait de parrainer les promotions sortantes.

Je pris connaissance des programmes d'études lesquels, comme il est d'usage, faisaient une grande place aux mathématiques, à la physique, à la chimie. En revanche, quel ne fut pas mon étonnement de constater qu'en dehors de quelques heures consacrées aux techniques d'expression, rien n'était réservé à la psychosociologie des entreprises. Consultant l'annuaire recensant les diplômés et les postes qu'ils occupaient, je vis que nombreux étaient les cadres dirigeants et les directeurs d'entreprises. Or, comment commander à des centaines d'hommes, sans un minimum de connaissances en caractérologie, en conduite de réunion, en relations humaines, en analyse des conflits et en recherche de leurs solutions, et même en adaptation à la culture d'entreprise, culture née de son histoire plus ou moins longue. Entre les maximalistes qui prétendent que la culture générale permet de s'adapter facilement à toutes les situations et les pragmatistes qui affirment que le savoir technique est, seul, nécessaire, il y a la vérité qui est que l'homme est toujours au centre des problèmes, et que ses réactions dépendent de son milieu, de sa culture, de son histoire, et que chaque personnalité étant différente, il faut adopter pour chacune d'elle des attitudes, des paroles, des manières de se comporter singulières. Certains ont le feeling, la connaissance psychologique innée, mais la connaissance de certaines techniques ne peut qu'amplifier le don.

C'est un grand professeur de médecine, ayant brillamment entamé une carrière politique, qui s'inquiétait, auprès de moi, il y a des années, de la dérive technique des pratiques médicales. Peu à peu, à force de faire confiance aux machines, on ne s'occupera plus de l'homme mais du seul fonctionnement corporel ; pourquoi ne pas imaginer une borne, type pompe à essence, qui prendrait un peu de sang, un peu d'urine, un peu de sueur, un peu de salive et opérerait quelques prélèvements cellulaires significatifs et, à la manière des appareils Photomaton produisant à la chaîne des photos d'identité, donnerait en quelques minutes sur une fiche, les anomalies, les dysfonctionnements et une ordonnance de médicaments adéquats. On aurait ainsi supprimé l'humain, à la manière des hypermarchés dotés de scanners et réalisé ce que nous annoncent « Big Brother » et « le meilleur des mondes ». De là à remplacer les enseignants par des machines à enseigner comme dans certaines facultés, les conducteurs de trains et les chauffeurs de bus par des guides ou des bornes électroniques cachés dans le sol, ce qui est déjà possible et envisagé. On aura réalisé, ce que de sa plume acérée condamnait Bernanos, un monde de machines qui pensent à la place des hommes.

Le livre écrit, en intime collaboration par le Professeur Olivier Bouché et par mon ami et ancien étudiant Bernard Ulrich, vient faire barrage à ce monde étouffant dans le domaine le plus redouté, et qui suppose plus que dans d'autres, de l'humanité ; ce que l'homme peut faire de mieux, de plus réfléchi, de plus subtilement spirituel se retrouve dans leurs propos. L'humanité réside dans cette capacité à être conscient de l'autre, à se mettre à sa place et à sonder ses états d'âme.

Jusqu'à présent, la formation des futurs médecins ne leur permettait pas d'exercer convenablement leur métier dans sa dimension humaine.

Ce livre s'imposait !

Il peut sembler répétitif quelquefois, mais il le fallait car le drame vécu par les uns et l'effort d'intelligence demandé aux autres exigent, là où les erreurs d'appréciation sont dévastatrices, des qualités de compréhension supra-humaines. Chaque année, des dizaines de milliers d'êtres humains sont atteints par le cancer, redoutable maladie, à la réputation diabolique, et des centaines de médecins et de personnes soignantes, sont dans l'angoisse d'avoir à l'annoncer et à répondre à des questions largement biaisées. Une formation, si modeste soit-elle, à la psychologie du malade, aux techniques de communication, à la sociologie ne saurait être superflue. L'apprentissage d'une humanisation des soins est plus qu'une nécessité mais un devoir d'éthique personnel mais également un devoir d'éthique de société. Il est bon qu'un grand malade d'hier et un grand médecin d'aujourd'hui le réclament. Puissent-ils être entendus !

Roland Choiselle
Professeur émérite des Universités
Psychosociologie – Economie sociale

Pensée

« C'est avec une profonde peine que j'ai appris le décès de mon maître et ami, le Docteur Alain Béhar, survenu le 9 janvier 2011, alors qu'il venait de terminer d'écrire son témoignage de médecin généraliste. Jusqu'à la limite de ses forces, il a voulu nous accompagner dans la réalisation de cet ouvrage.

En écho à la pensée d'une grande dame de lettre, Marguerite Yourcenar, qui confiait un jour « *Ce qui nous touche, on le dit avec discrétion* », je me contenterai de redire quelques mots d'Alain, extraits d'un échange que nous avions eu à peine trois semaines avant son décès, à propos du projet d'écriture de ce livre :

- *« Comment vivre la parole, les mots, la vérité, dans une situation où se mélangent la rigueur médicale et l'amour de l'autre ? »*
- *« J'ai le sentiment d'exercer un art spécifique, dans la prise en charge pleine et entière des problèmes posés par mes patients. »*
- *« Cela donne du sens au perfectionnement de mes trois savoirs : savoir – savoir faire – savoir être et à l'envie de transmettre. »*

Je remercie chaleureusement Sonia, son épouse, d'avoir assuré la dactylographie du manuscrit d'Alain.

Alain… tu nous manques.

Olivier Bouché

Remerciements

Merci,
À tous ceux qui ont contribué à cet ouvrage, en particulier :
au Docteur Didier Touche, radiologue-sénologue ;
au Professeur Hervé Curé, oncologue médical ;
au Professeur Reza Kianmanesh, chirurgien ;
au Docteur Bruno Cutuli, onco-radiothérapeute ;
à Éric Marquis, attaché de recherche clinique ;
à Sandrine Milley, infirmière hospitalière ;
à Sylvie Demière, psychologue ;
au Docteur Thuy Nguyen Nguyen, psychiatre ;
à Hélène Lenglet, interne en médecine générale ;
au Docteur Antoine Neuve-Eglise, médecin d'une équipe mobile de soins palliatifs ;
au Docteur Michaël Bensoussan, mon « élève », médecin gastro-entérologue et acteur en théâtre d'improvisation.

Merci,
Au Professeur Paul Zeitoun, hépato-gastroentérologue, pour sa Préface,
Au Professeur Roland Choiselle, psycho-sociologue, pour sa Postface,
Un grand merci à ces deux grands maîtres à penser d'avoir cautionné et valorisé nos recherches et réflexions.

Merci,
À Roselyne Ulrich et à Adeline Gligor pour la transcription et l'adaptation des manuscrits et tapuscrits,
À François Brunet, médecin généraliste, pour sa disponibilité.

Merci,
Aux laboratoires Amgen et Pfizer qui ont facilité la diffusion de ce livre.

Merci,
À tous les patients et leurs proches, aux professionnels de la Santé qui ont participé à l'enrichissement de nos constats, analyses et conclusions.

Bibliographie

Livres

- Adonis C (1987) Regard d'une infirmière. Plon, Paris
- Alby N (1995) L'information en cancérologie. In : Pelicier Y, ed. Psychologie, cancer et société. Esprit du temps, Paris, p243
- Aubert-Godard A (2005) De l'annonce comme représentation violente et de la violence à l'acte de dire. In : Brun D, ed. 7e colloque de Médecin et Psychanalyse. Violence de l'annonce, violence du dire. Études Freudiennes, Paris, p 400
- Austin JL (1991) Quand dire c'est faire. Seuil, Paris
- Bacqué MF (2000) Le Deuil. PUF, Paris
- Bacqué MF (2008) Les vérités du cancer. Springer-Verlag, Paris
- Bacqué MF, Baillet F (2009) La force du lien face au cancer. Odile Jacob, Paris
- Bacqué MF (2010) Annoncer un cancer : Diagnostic, traitements, rémission, rechute, guérison, abstention. Springer, Paris.
- Balint M (1960, 1996) Le médecin, son malade et la maladie. Payot & Rivages, Paris
- Barthes R (1978) Leçons. Le seuil, Paris
- Bataille G (1943) L'expérience intérieure. Gallimard, Paris
- Bataille P (2003) Un cancer et la vie. Les malades face à la maladie. Balland, Paris
- Bendrihen N, Rouby P (2007). Adaptation, coping, stratégies d'ajustement et mécanismes de défense. In : Dolbeault S, ed. La Psycho-oncologie. John Libbey Eurotext, Montrouge p39
- Bensing JM (1991) Doctor-patient communication and theuality of care. An observation study into affective ans instrumental behavior in general practice. Dissertation Nivel, Utrecht
- Brulard M (1990) Ces gestes qui nous séduisent. Jouvence, Saint-Julien-en-Genevois
- Buckman R (1994, 2001) S'asseoir pour parler. Guide du professionnel de santé. Masson InterEditions, Paris
- Burdin L (1997) Parler la mort, des mots pour le vivre. Desclée de Brouwer, Paris
- Camus A (1942) Le mythe de Sisyphe. Gallimard, Paris
- Célérier MP (1998) Champ psychosomatique numéro 13. Le cancer et nous. La pensée sauvage, Grenoble
- Cudicio C (2005) Déchiffrer nos comportements. Eyrolles, Paris
- Darves JM, Charpentier L, Thepaut P (1997) Le Médecin face à ses patients : mieux communiquer avec ses patients et optimiser son organisation. Chiron, Paris
- De Hennezel M (2004) Le souci de l'autre. Robert Laffont, Paris
- Delaporte C (2001) Dire la vérité au malade. Odile Jacob, Paris
- De M'Uzan (1976, 1997) Le trajet du trépas. In : De l'art à la mort. Gallimard, Paris
- Descamps MA (1992) Le langage du corps. Communication corporelle. PUF, Paris
- Deschamps D (1997) Psychanalyse et cancer. Au fil des mots… un autre regard. L'Harmattan, Paris

- Desplats F (1998) La théorie du parachute. Anne Carrière, Paris
- Dolbeault S, Dauchy S, Brédart A, Consoli SM (1997) La psycho-oncologie. John Libbey Eurotext, Montrouge
- Dubal S, Jouvent R (2006) De la fatigue neuronale à la récidive dépressive. PIL, Paris
- Dubernard JM (1997) L'hôpital a oublié l'Homme. Plon, Paris
- Duquesnes JC (1980) Dites plutôt c'est un cancer ! Le malade et les autres. Médecine humaine-Le centurion, Québec
- EPAC (2002) Ensemble Parlons Autrement du Cancer. Observatoire de la communication et du langage. Face aux cancers : au-delà des mots. Laboratoires Aventis, Paris
- Fainzang S (2006) La relation médecin-malade : information et mensonge. PUF, Paris
- Fast J (1993) Le langage du corps. De l'Homme, Montréal
- Ferenczi S (1932) Journal Clinique. Payot, Paris
- Freud S (1905, 1987) Trois essais sur la théorie de la sexualité. Gallimard, Paris
- Freud S (1914, 1982) La vie sexuelle. PUF, Paris
- Freud S (1920, 1988) Essais de psychanalyse. PUF, Paris
- Freud S (1915, 1986) Deuil et mélancolie. In : Métapsychologie, Folio-Essais, Paris, p185
- Froucht-Hirsch S (2005) Le temps d'un cancer. Chroniques d'un médecin malade. Vuibert, Paris
- Goldwasser F (2010) La relation médecin-malade en cancérologie. De la théorie à la pratique. JHB Santé, Paris
- Grimaldi A (2009) L'hôpital malade de la rentabilité. Fayard, Paris
- Hall ET (1987) Au-delà de la culture. Seuil, Paris
- Hammel P (2008) Guérir et mieux soigner. Fayard, Paris
- Hirsch E (2004) L'instant de l'annonce. In : Boursyn E, Hirsh E, eds. Information et cancer, premier atelier de réflexion éthique et cancer. Espace éthique collection-APHP, Paris, p100
- Hœrni B (1982) L'information des personnes malades. SIMEP, Lyon-Villeurbanne
- Hœrni B, Benezech (1993) L'information en médecine. Évolution sociale, juridique, éthique. Masson, Paris
- Hœrni B (2006) Dictionnaire des cancers. Frison-Roche, Paris
- Hofstede G (1994) Vivre dans un monde multiculturel. Édition d'organisation, Paris
- Huon P (2005) Trop jeune pour mourir. Michel Lafon, Neuilly-sur-Seine
- Iandolo C (2007). Guide pratique de la communication avec le patient. Techniques, art et erreurs de la communication. Masson, Paris
- Jeammet P (2002) Démystifier les psychotropes. In : Revue française de psychanalyse. Les psychotropes sur le divan. PUF, Paris, LXVI 414-5
- Jeanteur P (2004) Cancer. Toutes les réponses à vos questions. John Libbey Eurotext, Paris
- Jonas H (1996) Le droit de mourir. Payot et Rivages, Paris
- Joseph-Jeanneney B, Bréchot JM, Ruszniewski M (2002) Autour du malade : la famille, le médecin et le psychologue. Odile Jacob, Paris
- Katz J (1984) The silent world of doctor and patients. Free Press, New York
- Khayat D (1993) Les chemins de l'espoir. Odilez Jacob, Paris

- Kerdellant C, Meyer E (2004) Les ressuscités. Flammarion, Paris
- Kübler-Ross E (1984) Vivre avec la mort et les mourants. Éditions du Rocher, Monaco
- Lacan J (1949, 1966) Le stade du miroir comme. In : Écrits, Seuil, Paris
- La Ligue Nationale contre le Cancer (1998) Les malades prennent la parole. Le livre blanc des 1ers états généraux. Ramsay, Paris
- Laplanche J, Pontalis JB (1967, 2002) Vocabulaire de la psychanalyse. PUF, Paris
- Le Breton D (1997) Du silence. Métaillé, Paris
- Le Corroler-Soriano AG, Malavolti L, Mermilliod C (2008) La vie deux ans après le diagnostic de cancer. La documentation française, Paris
- Ledogar D (2003) Au chevet des malades. Presses de la Renaissance, Paris
- Maître C (2009) De l'importance de l'activité physique dans la prévention du cancer du sein. Bull Cancer 96 : 543-51
- Manoukian A, Massebeuf A (2001) Pratiquer… La relation soignant soigné. Lamarre, Rueil-Malmaison
- Marie D (1998) Contre visite. Gallimard, Paris
- Marty F (2001) Traumatisme, une clinique renouvelle. In : Marty F (ed) Figures et traitement du traumatisme. Dunod, Paris
- Mattei JF, Etienne JC, Chabot JM (1997) De la médecine à la santé. Pour une réforme des Études médicales. Flammarion, Paris
- Mialey JP (1999) L'attention. PUF, Paris
- Moley-Massot I (2004) L'annonce de la maladie : une parole qui engage. La Pratique DaTeBe, Courbevoie
- Nietzsche F (1881, 1989) Aurore. Gallimard Folio, Paris
- Passerieux C, Hardy Bayle MC (2004) Eclairages sur la guérison des états dépressifs. Doin, Rueil-Malmaison
- Pease A (1989) Le langage du corps. Nathan, Paris
- Pedinielli JL (1990) Du travail de la maladie (tome 5). Sillage, Paris
- Pein F (2007) Cancer en rémission ou guérison : mode d'emploi. John Libbey Eurotext, Montrouge
- Perrier M, Fondras JC (2004) Soins palliatifs. Doin Groupe Liaisons SA, Rueil-Malmaison
- Pignal-Jacquard D (2003) Prier et célébrer avec les malades. Editions de l'atelier, Paris
- Pillot J (2000) Le vécu social et psychologique de la mort aujourd'hui. In : Blanchet V, ed. Soins Palliatifs : réflexions et pratiques. Formation et Développement, Paris, p228
- Pinell P (1992) Naissance d'un fléau. Histoire de la lutte contre le cancer en France (1890-1940). AM Métailié, Paris
- Pruvost J, Sicard MC (2007, 2009) L'Alphabet des mots du cancer. Tomes I, II et III. Press'Publica et Merck Sereno, Paris
- Pujol JL (2010) L'annonce du cancer. Du concept au discours. Elsevier-Masson, Issy-les-Moulineaux
- Quilliam S (2005) Interpréter le langage du corps. La Maisnie-Trédaniel, Paris
- Razavi D, Delvaux N (1998) Précis de psycho-oncologie de l'adulte. Masson, Paris

• Ricœur P (2001) Les trois niveaux du jugement médical. In : Le Juste 2. Ed Esprit. pp 227-243
• Rilke MR (1977) Œuvres poétiques et théâtrales, Œuvres en prose. La Pléiade. Gallimard, Paris
• Rogers CR (1968) Les caractéristiques des relations d'aide. In : Rogers CR, ed. Le développement de la personne. Dunod, Paris, p283
• Rogers CR (1985) Les groupes de rencontre. Dunod, Paris
• Ruszniewski M (1999) Face à la maladie grave, parents, famille, soignants. Dunod, Paris
• Sapir M (1972) La formation psychologique du médecin. Payot, Paris
• Schwartzenberg L (1977) Changer la mort. Albin Michel, Paris
• Servan-Schreiber D (2010) Guérir le stress, l'anxiété et la dépression. Pocket, Paris
• Servan-Schreiber D (2011) On peut se dire au revoir plusieurs fois. Robert Laffont, Paris
• Spiegel D (1994) Living beyond limits. Ballantine, New York
• Sulger F (1993) Les gestes vérités. Sand, Paris
• Thurin JM, Baumann N (2003) Stress, pathologies et immunité. Flammarion Médecine-Sciences, Paris
• Thurin JM (1999) Facteurs psychologiques dans la survenue et l'évolution d'un cancer. In : Mimoun S, ed. Traité de gynécologie-obstétrique psychosomatique. Flammarion Médecine-Sciences, Paris, p368
• Tubiana M (1988) Le cancer. Hier, aujourd'hui, demain. Odile Jacob, Paris
• Ulrich B (2009) La guérison se cueille dans le jardin fleuri de l'espérance. Les éditions de l'oiseau chanteur, Lucquy www.verslaguerison.com
• Vannetzel JM et groupe d'experts d'EPAC (2002) Prise en charge psychologique des patients atteints de cancer. Aventis Oncologie, Paris
• Widlöcher D (2002) L'avenir nous apprendra peut être… In : Revue française de psychanalyse. Les psychotropes sur le divan. PUF, Paris, LXVI

Articles

• Agence nationale d'accréditation et d'évaluation en santé. ANAES. (2000) Information des patients recommandations destinées aux médecins. Rev Prat Médecine générale 14 : 1053-5
• Arbuz G, Feldman E (2000) Annoncer une mauvaise nouvelle. Les pièges de l'entretien d'information. Concours Med 122 : 975-9
• Aubry R (2008) Management of a patient with cancer during all stages of disease. Rev Prat 58 : 1489-93
• Back AL, Arnold RM, Baile WF *et al.* (2007) Efficacy of communication skills training for giving bad news and discussing transitions to palliative care. Arch Intern Med 16 : 453-60
• Baile WF, Lenzi R, Parker PA *et al.* (2002) Oncologists' attitudes toward and practices in giving bad news : an exploratory study. J Clin Oncol 20 : 2189-96
• Baile WF, Buckman R, Lenzi R *et al.* (2000) SPIKES-A six-step protocol for delivering bad news : application to the patient with cancer. Oncologist 5 : 302-11

• Baile WF, Kudelka AP, Beale EA *et al.* (1999) Communication skills training in oncology. Description and preliminary outcomes of workshops on breaking bad news and managing patient reactions to illness. Cancer 86 : 887-97

• Baile WF, Lenzi R, Kudelka AP *et al.* (1997) Improving physician-patient communication in cancer care : outcome of a workshop for oncologists. J Cancer Educ 12 : 166-73

• Balboni TA, Vanderwerker LC, Block SD *et al.* (2007) Religiousness and spiritual support among advanced cancer patients and associations with end-of-life treatment preferences and quality of life. J Clin Oncol 25 : 555-60

• Barreau B, Tastet S (2007) Communicating the results in breast oncology : nonverbal and verbal exchange. J Radiol 88 : 219-23

• Barreau B (2006) La problématique du radiologue face à l'annonce d'une anomalie suspecte en imagerie mammaire ou d'un diagnostic de cancer du sein. Imagerie de la Femme 16 : 232-6

• Beck RS, Daughtridge R, Sloane PD (2002) Physician-patient communication in the primary care office : a systematic review. J Am Board Fam Pract 15 : 25-38

• Beckman HB, Frankel RM (2003) Training practitioners to communicate effectively in cancer care : it is the relationship that counts. Patient Educ Couns 50 : 85-9

• Beckman HB, Frankel RM (1994) The use of videotape in internal medicine training. J Gen Intern Med 9 : 517-21

• Beckman HB, Frankel RM (1984) The effect of physician behavior on the collection of data. Ann Intern Med 101 : 692-6

• Bouillet T, Serin D (2009) L'activité physique va t'elle avoir un impact sur la survie et l'incidence du cancer ? Différents mécanismes expliquent son efficacité. Onko Plus 1 : 17-21

• Bouleuc C, Copel L (2007) Les aspects cliniques, relationnels et éthiques de l'arrêt de la chimiothérapie. Refl Med Oncol 10 : 79-83

• Bouregba A, Lebret T (2008) Les angoisses de mort et la peur de mourir, l'accompagnement de la fin de vie. Prog Urol 18 : S426-9

• Bragard I, Etienne AM, Libert Y *et al.* (2010) Predictors and correlates of burnout in residents working with cancer patients. J Cancer Educ 25 : 120-6

• Bruera E, Palmer JL, Pace E *et al.* (2007) A randomized, controlled trial of physician postures when breaking bad news to cancer patients. Palliat Med 21 : 501-5

• Buckman R (2006) Words that make a difference: enhancing the "how" in "how we say it". Support Cancer Ther 3 : 127

• Buckman R (1996) Talking to patients about cancer. BMJ 313 : 699-700

• Cavro E., Bungener C., Bioy A (2004). Le syndrome de Lazare : une problématique de la rémission. Réflexions autour de la maladie cancéreuse chez l'adulte. Rev Fr Psycho-Oncol 2 : 74-9

• Chapet O, De Bari B, Azria D (2009) Radiothérapie exclusive des cancers de la prostate ; évolution et concepts futurs. La Lettre du Cancérologue 10 : 530-6

• Clement-Hryniewicz N, Paillaud E (2008) Quand le mot cancer fait trauma. Réflexions autour de l'annonce diagnostique du cancer. Psycho-oncologie 2: 44-8

• Comte-Sponville A (1999) Philosophie et Médecine. Neuropsychiatr Enfance Adolesc 47 : 459-67

- Derogatis LR, Morrow GR, Fetting J *et al.* (1983) The prevalence of psychiatric disorders among cancer patients. JAMA 249 : 751-7
- Derzelle M (2005) Croyances pour aujourd'hui dans le champ des soins. Cahiers psychologie clinique 2 : 65-83
- Dilhuydy JM (2006) La réinsertion professionnelle des patientes traitées pour un cancer du sein. Oncologie 8 : 245-50
- Dilhuydy JM, Dilhuydy MS, Ouhtatou F *et al.* (2001) Fatigue et radiothérapie. Revue de la littérature. Cancer Radiother 5 : 1310-80
- Dilhuydy JM, Hoarav H (2002) Les enjeux du vécu de la radiothérapie : perspectives pour un meilleur accompagnement des malades. Cancer Radiother 6 : 1960-2060
- DiMatteo MR, Hays RD, Prince LM (1986). Relationship of physicians' nonverbal communication skill to patient satisfaction, appointment non compliance, and physician workload. Health Psychol 5 : 581-94
- Eid A, Petty M, Hutchins L, Thompson R (2009) "Breaking bad news" : standardized patient intervention improves communication skills for hematology-oncology fellows and advanced practice nurses. J Cancer Educ 24 : 154-9
- Errihani H, M'rabti H, Ahid S, Ahbeddou N (2010) Troubles psychiatriques et cancer : pour une approche globale et multidimensionnelle. Psycho-Oncologie 4 : 250-5
- Errihani H, Mrabti H, Sbitti Y *et al.* (2010) Psycho-social and religious impact of cancer diagnosis on Moroccan patients : experience from the National Oncology Center of Rabat. Bull Cancer 97 : 461-8
- Espinosa E, González Barón M, Zamora P *et al.* (1996) Doctors also suffer when giving bad news to cancer patients. Support Care Cancer 4 : 61-3
- Espinosa E, Zamora P, González Barón M (1994) Informed consent, cancer, and truth in prognosis. N Engl J Med 331 : 811
- Espinosa E, González Barón M, Poveda J *et al.* (1993) The information given to the terminal patient with cancer. Eur J Cancer 29A : 1795-6
- Fainzang S (2007) Cancer patients and information : another point of view of the question. Bull Cancer 2007 94 : 313-5
- Fallowfield L. Learning (2005) How to communicate in cancer settings. Support Care Cancer 13 : 349-50
- Fallowfield L, Jenkins V (2006) Current concepts of communication skills training in oncology. Recent Results Cancer Res 168 : 105-12
- Fallowfield L, Jenkins V (2004) Communicating sad, bad, and difficult news in medicine. Lancet 363 : 312-9
- Fallowfield L, Jenkins V, Farewell V *et al.* (2002) Efficacy of a Cancer Research UK communication skills training model for oncologists : a randomised controlled trial. Lancet 359 : 650-6
- Fogarty LA, Curbow BA, Wingard JR *et al.* (1999) Can 40 seconds of compassion reduce patient anxiety? J Clin Oncol 17 : 371-9
- Garderet L, Ollivier MP, Najman A, Gorin NC (2006) L'annonce d'une mauvaise nouvelle. Revue de la littérature. Oncologie 8 : HS126-HS 131

• Goldwasser F (2008) La cancérologie clinique : entre exigence d'efficience et devoir d'humanisme. Psycho-oncologie 2 : 210-6

• Hagerty RG, Butow PN, Ellis PA *et al.* (2005) Communicating with realism and hope : incurable cancer patients'views on the disclosure of prognosis. J Clin Oncol 23 : 1278-88

• Hagerty RG, Butow PN, Ellis PM *et al.* (2005) Communicating prognosis in cancer care : a systematic review of the literature. Ann Oncol 16 : 1005-53

• Hagerty RG, Butow PN, Ellis PA *et al.* (2004) Cancer patient preferences for communicating of prognosis in the metastatic setting. J Clin Oncol 22 : 1721-30

• Halkett GK, Kristjanson LJ. Patients' perspectives on the role of radiation therapists. Patient Educ Couns 69 : 76-83

• Hall JA, Roter DL, Katz NR (1998) Meta-analysis of correlates of provider behavior in medical encounters. Med Care 26 : 657-75

• Hasegawa H, Saiki I (2002) Psychosocial Stress Augments Tumor Development through β-Adrenergic Activation in Mice. Jpn J Cancer Res 93 : 729-35

• Hoarau H, Kantor G, Dilhuydy JM *et al.* (2000) An anthropological study of radiotherapy care experience. Cancer Radiother 4 : 54-9

• Hoerni B, Soubeyran P (1995) Education des patients cancéreux. Bull Cancer 82 : 285-91

• Hoerni B, Soubeyran P (2004) Histoire de l'information aux personnes atteintes de cancer. Sociologie Sante 21 : 12-37

• Hoerni B (1999) Quelle vérité dire à un patient atteint de cancer ? Rev Prat 49 : 5-6

• Hubert A, Kantor G, Dilhuydy JM *et al.* (1997) Patient information about radiation therapy : a survey in Europe. Radiother Oncol 43 : 103-7

• IGDA Workgroup, WPA (2003) IGDA. 4 : Evaluation of symptoms and mental state. Br J Psychiatry Suppl 45 : s46-7

• Jones RB, Pearson J, Cawsey AJ *et al.* (2006) Effect of different forms of information produced for cancer patients on their use of the information, social support, and anxiety : randomised trial. BMJ 332 : 942-8

• La Ménardière (de) H., Lorne B (2007) À propos du lien soignant-soigné. L'alliance thérapeutique : le lien garant, le lien risqué. Refl Med Oncol 18: 34-9

• La Ménardière (de) H, Reich M, Vanlemmens L (2010) Repérage, clinique et évaluation de la dépression en oncologie: collaboration psychiatre, psychologue et cancérologue. Psycho-Oncologie 4 : 256-60

• Larsen KM, Smith CK (1981) Assessment of nonverbal communication in the patient-physician interview. J Fam Pract 12 : 481-8

• Laxer G, Chipponi J, Pezet D (1994) Place de l'enseignement de la communication médicale en faculté de médecine. Rev Prat 44 : 1362-5

• Leclère J, Ollivier L, Ruszniewski M, Neuenschwander S (2006) Improving overall patient care during imaging studies : the radiologist's CREDO and PERLES. J Radiol 87 : 1831-6

• Lee SW. Schwarz N. (2010) Washing away postdecisionnal dissonance. Sciences 328 : 709

• Lefetz C, Reich M (2006) La crise suicidaire en cancérologie : évaluation et prise en charge. Bull Cancer 93 : 709-13

• Levy SM, Herberman RB, Whiteside T *et al.* (1990) Perceived social support and tumor estrogen/progesterone receptor status as predictors of natural killer cell activity in breast cancer patients. Psychosomatic Medecine 52 : 73-85

• Libert Y, Merckaert I, Reynaert C, Razavi D (2006) Stakes, aims and specificities of the physician-patient communication in cancer care : state of the art and perspectives. Bull Cancer 93 : 357-62

• Liénard A, Merckaert I, Libert Y *et al.* (2010) Is it possible to improve residents breaking bad news skills? A randomised study assessing the efficacy of a communication skills training program. Br J Cancer 103 : 171-7

• Liénard A, Merckaert I, Libert Y *et al.* (2006) Factors that influence cancer patients' anxiety following a medical consultation: impact of a communication skills training programme for physicians. Ann Oncol 17 : 1450-8

• Luban-Plozza B. (2000). L'approche Balint : une formation à la relation médecin-malade. Méd Hygiéne 58 : 1250-3

• McKenzie DC (1998) A breast in a boat: a race against breast cancer. JAMC 159: 376-9

• Maître C (2009). De l'importance de l'activité physique dans la prévention du cancer du sein. Bull Cancer 96 : 543-51

• Martin P. La radiothérapie en 2009. La Lettre du Cancérologue 10 : 554-8

• Maunsell E, Brisson J, Deschenes L (1995) Social support and survival among women with breast cancer. Cancer 76 : 631-7

• Mayer C, Merckaert I, Razavi D (2003) La communication non verbale des médecins face à un patient atteint d'un cancer. Rev Fr Psycho-Oncol 3 : 57-63

• Mehrabian A, Wiener M (1967) Decoding of Inconsistent Communications. J Pers Soc Psychol 6 : 109-14

• Norman SA, Localio AR, Potarshnilk SL *et al.* (2009) Lymphedema in breast cancer survivors: incidence, degree, time course, treatment and symptoms. J Clin Oncol 27: 390-7

• Paul CL, Clinton-McHarg T, Sanson-Fisher RW *et al.* (2009) Are we there yet? The state of the evidence base for guidelines on breaking bad news to cancer patients. Eur J Cancer 45 : 2960-6

• Pujol JL, Bruere Dawson CG, Tirefort JF (2008) Diagnostic. Announcing cancer. From concept to practice. Rev Mal Respir 25 : S48-54

• Reich M, Deschamps C, Ulaszewski AL, Horner-Vallet D (2001). L'annonce d'un diagnostic de cancer : paradoxes et quiproquos. Rev Méd Interne 22: 560-6

• Ronson A (2005) Réponses post-traumatiques et dissociation en oncologie. Rev Francoph Psycho-Oncologie 1: 53-9

• Rosenbaum ME, Ferguson KJ, Lobas JG (2004) Teaching medical students and residents skills for delivering bad news: a review of strategies. Acad Med 79 : 107-17

• Rosenbaum ME, Ferguson KJ (2006) Using patient-generated cases to teach students skills in responding to patients' emotions. Med Teach 28 : 180-2

• Ruszniewski M (2004) Should we tell the patient the truth? Rev Mal Respir 21 : 19-22

• Saltel P, de Raucourt D, Derzelle M *et al.* (1995) Standards, options and recommendations for a successful practice in psycho-oncology. National Federation of Centers for the fight against cancer. Bull Cancer 82 : 847-64
• Senra A, Palmeiro R, Garcia-Blanco P (1988) Should the diagnosis of cancer be communicated to patients? Evaluation of a sample opinion survey of the Spanish population. Bull Cancer 75 : 517-22
• Serin D, Dilhuydy JM, Guiochet N *et al.* (2005) Parcours de femmes 2001. Enquête française sur la prise en charge et les besoins des patientes atteintes de cancer du sein ou gynécologique : ce qui a changé de 1993 à 2001. Bull Cancer 92 : 817-27
• Siri G (2006) Un enjeu dans la prise en charge globale. Réfl Med Oncol 3 : 12-3
• Stiefel F, Rousselle I, Despland JN, Guex P (2006). Improving communication skills is possible : «clinical » experience and scientific assessment. Rev Med Suisse 2 : 390-2.
• Stiefel F, Barth J, Bensing J *et al.* (2010) Communication skills training in oncology : a position paper based on a consensus meeting among European experts in 2009. Ann Oncol 21 : 204-7
• Strasser F, Palmer JL, Willey J *et al.* (2005) Impact of physician sitting versus standing during inpatient oncology consultations: patients' preference and perception of compassion and duration. A randomized controlled trial. J Pain Symptom Manage 29 : 489-97
• Thuné-Boyle IC, Stygall JA, Keshtgar MR, Newman SP (2006) Do religious/spiritual coping strategies affect illness adjustment in patients with cancer? A systematic review of the literature. Soc Sci Med 63 :151-64
• Turner J, Zapart S, Pedersen K *et al.* (2005) Clinical practice guidelines for the psychosocial care of adults with cancer. Psychooncology 14 : 159-73
• Wu W, Jun Murata J, Hayashi K *et al.* (2001) Social Isolation Stress Impairs the Resistance of Mice to Experimental Liver Metastasis of Murine Colon 26-L5 Carcinoma Cells Biol Pharm Bull 24 : 772-6
• Yehuda R (2003) Hypothalamic-pituitary-adrenal alterations in PTSD: are they relevant to understanding cortisol alterations in cancer? Brain Behav Immun 17 : S73-83
• Zittoun R, Ruszniewski M (1988) Psychological implications of cancer. I. Psychological consequences of the disease. Bull Cancer 75 : 943-8
• Zittoun R, Ruszniewski M (1988) Psychological implications of cancer. II. Consequences of treatment and modality of adaptation. Bull Cancer 75 : 949-55

Documents téléchargeables

• Poème « Accompagner » de Martine C. Bénévole de Association jusqu'à la mort accompagner la vie (JALMALV JAMA'VIE) disponible à partir de URL : http://www.jamavie-jalmalv18.com/453_p_18777/poemes-et-poesies.html
• Standards, Options et Recommandations (SOR) Savoir patient. Vivre pendant et après un cancer (FNCLCC) (1998) disponible à partir de URL : http://www.sor-cancer.fr/index.php?tg=fileman&idx=get&inl=1&id=1&gr=Y&path=Vivre+avec+un+cancer%2Fvivre+pendant+et+apres+un+cancer&file=IT_VVR_Psychologie_ssp_2007.pdf
• Plan Cancer 2003-2007 (2003) disponible à partir de URL : http://www.plan-cancer.gouv.fr/images/stories/fichiers/plancancer20032007.pdf

• Recommandations nationales pour la mise en œuvre du dispositif d'annonce dans les établissements de santé (2005) disponible à partir de URL : http://www.e-cancer.fr/component/docman/doc_download/1341-recommandationsnationalesdanov05pdf
• Mettre en place le dispositif d'annonce : expériences et conseils (2006) disponible à partir de URL : http://www.e-cancer.fr/component/docman/doc_download/573-mettre-en-place-le-dispositif-dannonce--experiences-et-conseils
• Annoncer une mauvaise nouvelle. Service Evaluation des Pratiques (HAS) (2008) disponible à partir de URL : http://www.has-sante.fr/portail/upload/docs/application/pdf/2008-10/mauvaisenouvelle_vf.pdf
• Plan Cancer 2009-2013 (2009) disponible à partir de URL : http://www.plan-cancer.gouv.fr/images/stories/fichiers/plancancer20092013_02112009.pdf
• Rapport sur le cancer dans les médias de 1980 à 2007 (INCa) (2010) disponible à partir de URL : http://www.e-cancer.fr/en/toutes-les-actualites/80/4741-rapport-sur-le-cancer-dans-les-medias-de-1980-a-2007
• La situation du cancer en France en 2010 (2010) disponible à partir de URL : http://www.plan-cancer.gouv.fr/images/stories/fichiers/Livrables/axe2/situationcancer2010_fev2011.pdf
• Résultats de l'enquête, les médecins généralistes face au cancer (1re rencontre organisé par la Ligue contre le cancer octobre 2010) disponible à partir de URL : http://www.ligue-cancer.net/article/6051_les-medecins-generalistes-face-au-cancer
• Modèle de PPS avec volet social (2011) Disponible à partir de URL : http://www.e-cancer.fr/component/docman/doc_download/6551-modele-de-pps-avec-volet-social
• Fiches d'informations utiles aux patients sur les effets secondaires des chimiothérapies en cancérologie digestives (2011) disponible à partir URL : http://www.ffcd.fr/

Contacts utiles

- Accompagner la fin de la vie, s'informer, en parler au 0 811 020 300
- Association « Vivre avec », pour une citoyenneté retrouvée 0 821 21 80 08 (0,12 °TTC par minute)
- Institut national du cancer (Inca), 52, avenue André Morizet 92513 – Boulogne-Billancourt 01 41 10 50 00
- Association nationale pour le dépistage du cancer colorectal, 29, rue de Metz – BP 62 – 94170 – Le Perreux – 01 48 72 31 75
- Association pour le développement des soins palliatifs – ASP, 44, rue Blanche – 75009 Paris 01 45 26 58 58
- Choisir l'Espoir – Association d'aide aux enfants atteints de cancer et leur famille, Maison Saint-Jean 5, rue Maurice Labrousse – 92160 – Antony 01 46 66 56 43
- Cancer Info service 0810810821
- European Organization for Research and Treatment of Cancer – EORTC, Avenue Emmanuel Mounier 83 b11 – 1200 Brussels – Belgique +32 2 774 16 11
- Fédération francophone de cancérologie digestive – FFCD, 7, boulevard Jeanne d'Arc BP 87900 – 21079 – Dijon cedex 03 80 38 13 14
- Fédération nationale des centres de lutte contre le cancer – FNCLCC (UNICANCER), 101, rue de Tolbiac 75013 – Paris 01 44 23 04 04
- Fédération des stomisés de France – FSF, 76-78, rue Balard – 75015 Paris 01 45 57 40 02
- Fondation ARCAD, 22, rue Mahler – 75004 – Paris 01 40 29 85 00
- Institut national de prévention et d'éducation pour la santé – Inpes, 42, boulevard de la Libération – 93203 01 49 33 22 00
- Isis – Association d'aide aux parents d'enfants atteints de cancer, Institut Gustave Roussy, service pédiatrie, Rue Camille Desmoulins – 94805 – Villejuif Cedex
- Jalmalv – Jusqu'à la mort, accompagner la vie/soins palliatifs, 132, rue du Faubourg Saint-Denis – 75010 Paris 01 42 72 41 31
- Ligue nationale contre le cancer, 12, rue Corvisart – 75013 – Paris 01 53 55 24 00
- Petits Princes – Aide psychologique aux enfants malades, 81, rue Falguière – 75015 Paris 01 43 35 49 00
- Société française de radiothérapie oncologique – SFRO, 45, rue des Saints-Pères – 75006 – Paris 01 40 15 92 05
- Société française d'endoscopie digestives – SFED, 79, rue de Tocqueville – 75017 Paris 01 44 59 01 30
- Source vive – Soutien aux enfants atteints de cancer et à leur famille, BP 70 – 95290 L'Isle-dam 01 30 34 30 40
- Vivre comme avant – femmes opérées du sein, 8, rue Taine – 75012 Paris 01 43 43 87 39

Sites internet d'information

www.plancancer.fr
www.sante.gouv.fr
www.lamaison-du-cancer.com
www.sfpo.fr (psycho-oncologie)
www.zoomcancer.com (Epac – Ensemble parlons autrement des cancers)
www.fondationarcad.org (Fondation d'Aide et de Recherche en CAncérologue Digestive)
www.e-cancer.fr (Institut National du Cancer)
www.ligue-cancer.net (Ligue Nationale contre le Cancer)
www.balint-smb-rance.org (Groupe de Parole de médecins)
www.canceronet.com (Site du GERCOR, groupe multidisciplinaire en oncologie)
www.pastoralesante.org (Proches – Eglise)
www.infos.patients.net (site ayant pour objectif d'apporter des connaissances pour approfondir sa réflexion personnelle sur la relation médecin-patient)
www.fnclcc.fr (Fédération Nationale des Centres de Lutte Contre le Cancer)
www.fsf.asso.fr (Fédération des Stomatisés de France)
www.has-sante.fr (Haute Autorité de la Santé)
www.edusante.fr (Education Thérapeutique)
www.waml.ws.com (Association Mondiale de Droit médical)
www.arfdm.asso.fr (Association de Recherche et de Formation en Droit Médical)
www.etudes-hospitalieres.fr
www.iireb.org (Institut International de Recherche en Ethique Biomédical)
www.snfge.asso.fr (Société Nationale Française de Gastroentérologie)
www.sfro.org (Société Française de Radiothérapie-Oncologique)
www.ffcd.fr (Fédération Francophone de Cancérologie Digestive)
www.vitaloptions.org (Parole et Cancer)
www.mon-cancerdigestif.com
www.inpes.sante.fr (Institut National de la Prévention et d'Education pour la Sante
www.ameli.fr (Textes législatifs – soins palliatifs)
www.annuaire-assos-sante.com (Associations de Santé)
www.associations-et-sante.net
www.arc-cancer.net (association pour la recherche)
www.dialogpalliatif.org
www.canceretpsy.be
www.comm-sante.com
www.etincelle.asso.fr
www.soignants.com
www.infirmiers.com
www.aidants.com
www.vivreavec.org
www.tribucancer.org

www.lesentreprisesdumedicaments.org
www.jscforum.net (Jeunesse Solidarité)
www.bibliotherapie.fr (site des livres pour thérapeutes)
www.pro.lecancer.fr
www.lecancer.fr
www.eu-cancer.iarc.fr (Observatoire européen)
www.frm.org (Fondation recherche médicale)
www.sparadrap.ass.fr (enfants malades)

Glossaire des sigles

ARC	Attaché de Recherche Clinique
CSP	Code de la Santé publique
EMSP	Équipe Mobile de Soins Palliatifs
UMA-CH	Unité de Médecine Ambulatoire en Cancérologie-Hématologie
ARFDM	Association de Recherche et Formation en Droit Médical
PPAC	Programme Personnalisé de l'Après-Cancer
HAD	Hôpital à Domicile
DRESS	Direction de la Recherche, des Études, de l'Évaluation et des Statistiques
ARS	Agence Régionale de Santé
ETP	Éducation Thérapeutique du Patient
HAS	Haute Autorité de Santé
RCP	Réunion de Concertation Pluridisciplinaire
PPS	Programme Personnalisé de Soins
DMP	Dossier Médical Personnalisé
DPPR	Dossier Patient Partagé Réparti
DCC	Dossier Communicant de Cancérologie
DPI	Dossier Patient Informatisé
RRC	Réseau Régional de Cancérologie
ASIP	Agence des Systèmes d'Information Partagé de santé
ALD	Affection de Longue Durée
DA	Dispositif d'Annonce
CSA	Consultation d'Annonce
CCC (3C)	Centre de Coordination en Cancérologie
IDE	Infirmière Diplômée d'État
CRLCC	Centre Régional de Lutte Contre le Cancer
FNCLCC	Fédération Nationale des Centres de Lutte Contre le Cancer
SOR	Standards Options Recommandations
SSAD	Service de Soins d'Aide à Domicile
INCa	Institut National du Cancer

Chapitre 10
Annexes

Annexe 1
Proposition de contenu minimum indispensable du Programme Personnalisé de Soins (PPS) avec volet social par l'INCa (www.e-cancer.fr)

Annexe 2
Exemple du Programme Personnalisé de Soins (PPS) du CHU de Reims

Annexe 3
Exemple d'une fiche d'information utile aux patients sur les effets secondaires des chimiothérapies en cancérologie digestive (2011) (www.ffcd.fr/)

Annexe 4
Proposition d'une fiche de détection de fragilité sociale par l'INCa (www.e-cancer.fr)

Annexe 1
Proposition de contenu minimum indispensable du Programme Personnalisé de Soins (PPS) avec volet social par l'INCa (www.e-cancer.fr)

PROGRAMME PERSONNALISE DE SOINS

INSTITUT NATIONAL DU CANCER

Proposition de contenu minimum indispensable

Version de février 2011

Nom du (de la) patient(e) :..
Prénom :..
Nom de jeune fille :..
Date de naissance :..
Lieu de naissance :..
Sexe :..
N°d'identification :..
Code postal de résidence :..

Coordonnées de la personne de
confiance :..

Présente lors de la remise du programme de soins :.....................

Oui ☐ Non ☐

Date de la consultation d'annonce :..
Programme de soins remis par le Docteur :..
Le :...

Avec votre accord, ce programme de soins sera transmis à votre médecin traitant, ainsi que votre compte-rendu d'anatomopathologie

VOLET SOINS

Calendrier prévisionnel de soins

Mr/Mme : .... **Année :...........**

		Mois 1				Mois 2				Mois 3				Mois 4				Mois 5				Mois 6				Mois 7				Mois 8				Mois 9			
		Semaines				Semaines				Semaines				Semaines				Semaines				Semaines				Semaines				Semaines				Semaines			
		1	2	3	4	1	2	3	4	1	2	3	4	1	2	3	4	1	2	3	4	1	2	3	4	1	2	3	4	1	2	3	4	1	2	3	4
CHIRURGIE *Nom du chirurgien :* *Lieu :* *Type de chirurgie :* *Date de la chirurgie :*	Hospitalisation																																				
RADIOTHERAPIE *Nom du médecin spécialiste :* *Lieu :* *Durée de la radiothérapie :* *Nombre de séances prévues :*	Traitement																																				
CHIMIOTHERAPIE *Lieu :* *Nom du protocole :* *Nombre de cures prévues :* *Intervalle entre les cures :*	Traitement																																				
HORMONOTHERAPIE *Nom du médecin spécialiste :* *Lieu :* *Nom du traitement :* *Forme Orale Intra Musculaire*	Traitement																																				
SOINS DE SUPPORT (Préciser le nom du responsable)	Traitement																																				
Prise en charge de la douleur																																					
Kinésithérapie																																					
Nutrition																																					
Soutien psychologique																																					
Autres																																					
SURVEILLANCE *Examens :* *Fréquence :*																																					

Légende :
- Traitement effectué en hospitalisation de jour
- Traitement effectué en HAD

ATTENTION

Ceci est un plan général, non définitif, destiné à illustrer votre traitement : il pourra être modifié, interrompu, adapté en fonction de votre tolérance et de vos besoins.
Nous vous suggérons d'emmener ce plan à chaque consultation et de le présenter au médecin.

VOLET SOINS (suite)

Transmission des informations au médecin traitant

Type de documents	Date de transmission
Proposition de la RCP	
Programme Personnalisé de Soins	
Compte rendu opératoire	
Compte rendu d'anatomopathologie	
Compte rendu d'examens complémentaires (biologie, scanner, IRM...)	
Lettre de sortie d'hospitalisation	
Autres, préciser :	

VOLET SOCIAL

Coordonnées de la personne ayant réalisé le bilan social :

....

☎ ....

Coordonnées de l'assistante sociale :

....

☎ ....

Bilan social du dispositif d'annonce

Date : ....

Transmission à l'assistante sociale, et si oui préciser la date : ....

Actions envisagées (dans le domaine familial, professionnel, financier, habitat, aide à domicile,...)..
....
....

Consultation sociale de mi-parcours

Date :....................................

Transmission à l'assistante sociale, et si oui préciser la date :..

Actions envisagées (dans le domaine familial, professionnel, financier, habitat, aide à domicile,...) :
....
....
....

Autres consultations sociales

Date : ....

Transmission à l'assistante sociale, et si oui préciser la date : ....

Actions envisagées (dans le domaine familial, professionnel, financier, habitat, aide à domicile,...) :
....
....
....

VOLET SOCIAL

Médecins spécialistes référents :

- .... ☎

....

- .... ☎

....

- .... ☎

....

Infirmière d'information et de coordination :

- .... ☎
....

Médecin traitant :

- .... ☎
....

Pharmacien de ville :

- .... ☎
....

Contacts associatifs :

- .... ☎

....

- .... ☎

....

Réseau de santé :
- .... ☎
....

Infirmière :
- .... ☎
....

Masseur-kinésithérapeute :
- .... ☎
....

Autres :
- .... ☎
....

Hôpital de proximité :

- .... ☎
....

HAD :

- .... ☎
....

Contacts sociaux

CAF :
- .... ☎
....

CPAM :
- .... ☎
....

Assistante sociale de secteur :
- .... ☎
....

CCAS :
- .... ☎
....

Maison départementale du handicap :
- .... ☎
....

Numéro Santé Info Droit :
- .... ☎
....

Annexe 2
Exemple du Programme Personnalisé de Soins (PPS) du CHU de Reims

En cas d'effets indésirables du traitement, contacter :

☞ Votre médecin traitant : Dr...................................... Tél. .... / .... / .... / .... / ....

☞ Votre médecin référent à l'hôpital : Dr...................... Tél. .03 / 26 / 78 / .... / ....

☞ Les unités dans lesquelles est réalisé le traitement : U.M.A. Robert Debré...... Tél. 03. / 26 / 78 / 73 / 73

Unité 72 Robert Debré .... Tél. 03 / 26 / 78 / 71 / 80

.... Tél. .... / .... / .... / .... / ....

.... Tél. .... / .... / .... / .... / ....

Si vous souhaitez bénéficier d'un soutien ou être guidé dans vos démarches, vous pouvez contacter :

☞ L'infirmière d'information et de coordination : .... Tél. 03 / 26 / 83 / 24 / 24

☞ La psychologue : .... Tél. .03 / 26 / 78 / 93 / 21

☞ La diététicienne : .... Tél. 03 / 26 / 78 / 70 / 11

☞ L'assistante sociale : .... Tél. 03 / 26 / 78 / 46 / 02

☞ Le Point Accueil-Cancer : .... Tél. 03 / 26 / 09 / 30 / 20

Centre Hospitalier Universitaire de Reims
45 Rue Cognacq Jay
51092 Reims Cedex

Programme Personnalisé de Soins

☐initial ☐modifié

Ce programme de soins est un plan général, non définitif vous donnant des indications sur le traitement prévu pour vous. C'est une approche qui vous donne des indications sur vos prochains rendez-vous et la nature du traitement qui va être engagé.

Il pourra être modifié, interrompu ou adapté en fonction de votre tolérance et de vos besoins.

Les traitements que vous allez recevoir sont validés de façon collégiale par différents spécialistes du traitement du cancer lors de la réunion de concertation pluridisciplinaire (RCP).

Remis par le Docteur ....

Le ..../ ..../ ....

Patient (éventuellement étiquette patient) :

Nom : ....

Prénom : ....

Chirurgie

Établissement : ....

Nom du chirurgien : ....

Nature de l'intervention chirurgicale : ....

Date prévue : ..../............../...............

Radiothérapie

Établissement : Institut Jean Godinot

Nom du médecin radiothérapeute : ....

Siège de l'irradiation : ....

Date de début prévue le : ..../............../...............

Durée du traitement : ....

Chimiothérapie

Etablissement / Service : CHU Reims

Médecin référent : ....

Type de chimiothérapie : ....

Mode d'administration :

- ☐ par voie orale : ....
- ☐ par voie intraveineuse : ....
- ☐ par l'intermédiaire d'une chambre implantable : ....

Date de début prévue le : ..../............../...............

Durée de la séance : ....

Intervalle entre les séances : ....

Nombre de séances prévues : ....

Effets secondaires principaux attendus : ....

Biothérapie

Type de biothérapie : ....

Date de début prévue le : ..../.............../..............

Durée prévue : ....

Hormonothérapie

Type d'hormonothérapie : ....

Date de début prévue le : ..../.............../..............

Durée prévue :...

Surveillance pendant le traitement

Examens de sang :

- ☐ à domicile
- ☐ la veille de chaque cure
- ☐ la veille de chaque consultation

Examens radiologiques :	Scanner	☐	Fréquence ....
	IRM	☐	Fréquence ....
	Echographie	☐	Fréquence ....
	TEP Scan	☐	Fréquence ....

Autres ....

Annexe 3
Exemple d'une fiche d'information utile aux patients sur les effets secondaires des chimiothérapies en cancérologie digestive (2011) (www.ffcd.fr/)

Conseils généraux

Activité physique : elle est possible et souhaitable en fonction de vos possibilités. L'activité sportive, possible, est à discuter avec votre médecin traitant

Alimentation : sauf contre-indication ou régime particulier, elle doit être variée et équilibrée. Évitez les aliments trop chauds, trop froids ou irritants qui peuvent favoriser aphtes et mucite

Tabac : il peut favoriser la survenue des aphtes. Si vous souhaitez engager un sevrage tabagique parlez-en votre médecin

Alcool : les boissons alcoolisées ne sont la plupart du temps pas interdites pendant l'intercure où elles doivent être consommées avec modération. Évitez les pendant la cure en particulier pendant les jours où vous êtes chez vous avec votre infuseur

Exposition solaire : à éviter avec la plupart des protocoles en particulier ceux comportant du 5FU. Il n'y a pas de protection particulière à envisager dans les conditions habituelles d'exposition. En cas d'ensoleillement important : protection par le port de chapeaux et de vêtements « couvrants » et utilisation de crèmes protectrices d'indice solaire 50

Conduite automobile : l'acuité visuelle et la concentration peuvent être altérées par la chimiothérapie et les médicaments qui l'accompagnent (anxiolytiques, anti-émétiques...) Évitez de conduire pendant la cure. Pendant l'intercure, d'autres médicaments, en particuliers certains antalgiques peuvent représenter une contre-indication à la conduite. Parlez-en à votre médecin

Fièvre : prenez votre température devant toute sensation de fièvre ou de froid inexpliquée ou en cas de frissons et informez-en votre médecin le jour même

Chambre implantable : Surveillez régulièrement la peau en regard de la chambre et informez l'équipe médicale en cas de rougeur et/ou de gonflement, de même qu'en cas de douleur.

Vaccinations : la plupart des vaccinations et rappels sont autorisés, voire recommandés pendant votre chimiothérapie. Cependant certaines sont formellement contre-indiquées. Questionnez votre médecin traitant

Grossesse : une contraception efficace doit impérativement être utilisée pendant toute la durée de votre chimiothérapie. Prévenez rapidement votre médecin en cas de survenue d'une grossesse

Interactions médicamenteuses : informez votre médecin traitant de votre protocole de chimiothérapie (par cette fiche et votre carnet de liaison éventuel) et inversement, informez l'équipe médicale de tout nouveau traitement mis en place par votre médecin traitant. Ne prenez pas, sans avis médical préalable, de médicaments disponibles librement et sans ordonnance

VOTRE CHIMIOTHERAPIE

VOTRE PROTOCOLE DE CHIMIOTHERAPIE SE NOMME FOLFIRI- AVASTIN

Il se déroule sur 48 heures
Il comporte l'administration de trois molécules de chimiothérapie
Et d'un anticorps monoclonal
Il est associé à des procédures contre les nausées et vomissements

AVASTIN°
IRINOTECAN
5 FLUORO-URACILE
ACIDE FOLINIQUE

} En perfusions courtes pendant 2 heure
s en hôpital de jour

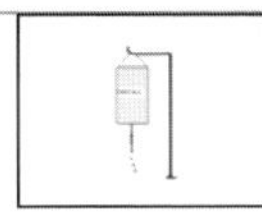

Puis

5 FU en perfusion continue à domicile par infuseur

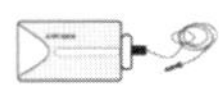

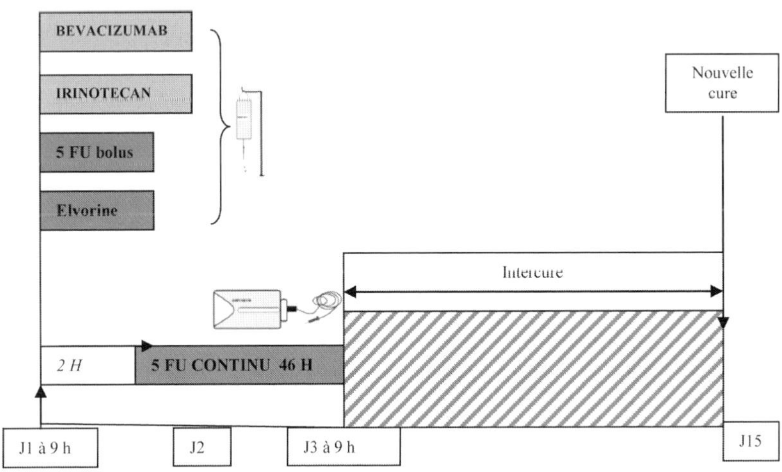

Rythme : **Une cure** de 48 heures est administrée toutes les deux semaines : **J1 = J15**
Surveillance : examen clinique, prise de sang, et analyse d'urine avant chaque cure

Site internet : ffcd.fr

Les effets secondaires *(ou indésirables)* sont propres à chaque molécule. Ils sont également fonction de la dose, du rythme d'administration et des médicaments associés. Il existe par ailleurs une variabilité entre les individus de telle sorte qu'ils sont difficilement prévisibles pour une personne.

Il existe de nombreuses possibilités pour les prévenir ou les traiter : il est important que vous soyez informé des effets secondaires potentiels, de leurs mesures de prévention et de la conduite à tenir en cas de survenue. Cette information vous permet de participer « activement » à votre prise en charge et d'accéder à une meilleure maîtrise de l'évènement. De même, il est essentiel d'informer précisément l'équipe médicale de tout ce qu'il vous arrive. Ainsi, il vous est recommandé de noter soigneusement l'apparition de tout symptôme inhabituel, éventuellement sur votre carnet de liaison.

Les symptômes énumérés ci-dessous sont les plus communément rencontrés. Vous ne les aurez pas forcément voire pas du tout. Cela ne signifie pas que le traitement est inefficace.

A l'inverse, vous pouvez ressentir des signes et symptômes non décrits ici, et qui parfois pourront être imputés au traitement : Dans tous les cas, signalez tout ce qui est inhabituel au médecin lors de chaque nouvelle cure.

Votre médecin traitant est une personne clef dans votre parcours de soins. Il pourra vous soutenir, vous accompagner, vous soulager. Il vous connaît bien et réside probablement près de votre domicile, ce qui est très précieux dans certaines situations. Il connaît également notre équipe et aura la possibilité de nous contacter si nécessaire. Il sera régulièrement tenu informé de votre parcours de soins personnalisé et pourra participer à votre propre information.

Cette fiche d'information rédigée par le comité de rédaction du site Internet de la FFCD est destinée à servir de support aux explications données par votre médecin sur la toxicité des protocoles. Volontairement simple, elle peut contenir des imprécisions ou des omissions.

FFCD

Principaux EFFETS SECONDAIRES AIGUS

Diarrhée : elle survient le plus souvent entre le 5ème et le 10 ème jour. Elle peut être très sévère et justifie la mise en route précoce du traitement prescrit en respectant scrupuleusement ses modalités. Reportez vous à la fiche d'information spécifique
Nausées-vomissements : un traitement préventif vous a été administré pendant votre cure et prescrit pour les jours suivants. Evitez les aliments gras et lourds, les plats fortement odorants et l'alcool. Prévenez votre médecin en cas de nausées sévères et/ou persistantes ou de vomissement malgré le traitement

Aphtes/mucite : leur survenue est favorisée par la consommation d'aliments irritants (noix etc...) et par un mauvais état buccodentaire (bilan préalable chez le dentiste souhaitable). La réalisation de bains de bouche 4 à 6 fois par jour et l'utilisation d'une brosse à dent souple permettent de les prévenir dans une certaine mesure. Il est important de prévenir votre médecin en cas d'aphtes/mucite sévères, responsables de douleurs et retentissant sur votre capacité à vous alimenter
Syndrome mains-pieds : caractérisé par une sensation d'engourdissement, de chaleur voire des douleurs de la paume des mains de la plante des pieds, associés à une modification de l'aspect de la peau qui devient rouge et peut peler. Des fissures peuvent apparaître. Une bonne hydratation de la peau permet de le prévenir dans une certaine mesure. Sa survenue peut conduire à réduire la dose du produit de chimiothérapie responsable

Syndrome cholinergique : caractérisé par la survenue de crampes, de douleurs abdominales, d'une diarrhée, d'une hyper salivation, de troubles visuels sans gravité pendant la perfusion d'Irinotecan. Il justifie, en l'absence de contre indication, l'administration d'une injection sous cutanée d'atropine immédiatement. Sa répétition avant les cures suivantes permettra de prévenir la récidive de ce syndrome

Cellules sanguines : la baisse des globules rouges, des globules blancs et des plaquettes est possible et identifiée par la prise de sang prévue avant chaque nouvelle cure. Surveiller la survenue d'une pâleur, de fièvre ou de saignement des gencives ou du nez et informez en votre médecin traitant

Fièvre : la survenue d'une fièvre à n'importe quel moment de l'inter cure doit vous faire consulter votre médecin traitant pour un examen clinique, une numération formule sanguine et parfois une mise sous antibiotiques. Ne négligez jamais l'apparition d'une fièvre qui peut traduire une infection et une baisse du taux de globules blancs
Allergie : une réaction allergique, exceptionnelle mais parfois grave peut survenir surtout à la première cure. Pour cette raison, un traitement préventif et une surveillance particulière seront mis en œuvre à la cure n°1

Douleur thoracique : la survenue d'une douleur dans la poitrine lors de la perfusion de 5FU, très rare, doit faire arrêter immédiatement la perfusion et nécessite un avis médical en urgence

Rhinite/ Conjonctivite se traduisant respectivement par avec écoulement nasal, clair ou mêlé d'un peu de sang, et une rougeur et une sensation d'irritation des yeux avec larmoiements, elles justifient de soins locaux (gouttes nasales ; collyre).

Perte d'appétit et troubles du goût sont possibles : une feuille de conseils vous sera remise. L'avis d'une diététicienne est également utile dans une telle situation. Des informations détaillées sont disponibles sur le site de la FFCD
http ://www.ffcd.fr/pdf/documentation/patients/livret_conseils_alimentaires.pdf

Fatigue : la fatigue est assez fréquente. Elle peut être liée au traitement et à la maladie
Libido : elle peut être altérée par la maladie, les traitements et les répercussions psychologiques. Parlez-en à l'équipe médicale

Principaux EFFETS SECONDAIRES CUMULATIFS

Alopécie : chute des cheveux, de la barbe et des poils. Elle est inconstante et d'intensité variable. Elle apparaît généralement entre la première et la troisième cure et tend à se majorer. Elle peut justifier le port d'une perruque (« prothèse capillaire ») dont la confection est prise en charge par l'assurance maladie. Dans tous les cas, il convient d'évitez l'emploi fréquent de shampoings agressifs

Atteinte rénale : l'apparition de protéine dans les urines sera dépistée à chaque cure.
Hypertension artérielle : une surveillance régulière de la tension est nécessaire. Signalez maux de tête, vertiges, bourdonnements d'oreille

Risque hémorragique : l'arrêt de l'Avastin est nécessaire plusieurs semaines avant et après tout geste chirurgical. Consultez en cas de saignements de nez
Risque de phlébite ou de thrombose artérielle : consultez votre médecin devant tout symptôme nouveau
Retard de cicatrisation : Informez l'équipe médicale de toute cicatrice récente même minime avant le traitement

Annexe 4
Proposition d'une fiche de détection de fragilité sociale par l'INCa (www.e-cancer.fr)

INSTITUT NATIONAL DU CANCER

plan cancer

Action 26.2 du Plan cancer 2009-2013

FICHE DE DETECTION DE LA FRAGILITE SOCIALE

PROPOSITION D'UN CONTENU MINIMUM INDISPENSABLE

Version de février 2011

Présentation de la fiche de détection de la fragilité sociale

La fiche de détection de la fragilité sociale est un outil de sensibilisation sur les problématiques sociales. Elle est un support permettant de faciliter la décision d'orientation vers le service social en faisant un point global de la situation du patient.

Elle est composée de 12 items qui permettent à une infirmière coordinatrice d'interroger le patient dès le début de sa prise en charge mais également au cours de celle-ci pour détecter l'apparition éventuelle d'une nouvelle fragilité sociale.

1. L'âge du patient est égal ou supérieur à 75 ans ☐

2. Le patient vit seul ☐

3. Le patient a des personnes à charge[1] ☐

4. Le patient ne vit pas chez lui[2] ☐

5. Le patient ne bénéficie pas de l'aide de son entourage en cas de besoin ☐

6. Le patient n'a pas eu des contacts amicaux et/ou des activités de loisirs, sportives, culturelles ou associatives au cours des 12 derniers mois ☐

7. Le patient n'a pas eu des contacts familiaux au cours des 6 derniers mois ☐

8. Le patient rencontre des difficultés dans ses gestes de la vie quotidienne, y compris au travail ☐

9. Le patient ne bénéficie pas d'une couverture maladie complémentaire ☐

10. Le patient n'exerce pas d'activité professionnelle ☐
(si le patient est retraité, passer directement à la question 12)

11. Son emploi n'est pas stable[3] *(ne pas répondre en cas d'inactivité)* ☐

12. La situation financière de son foyer risque d'être déstabilisée par la maladie ☐

Synthèse

Le patient présente un risque de fragilité sociale ☐ oui ☐ non

Le patient souhaite rencontrer une assistante sociale ☐ oui ☐ non

Si la réponse à ces 2 items est oui : **Signalement au service social**

Commentaires : ....
....
....
....

[1] Personnes à charge : enfants, personnes âgées, handicapées.
[2] La notion de vivre chez soi s'oppose à celle de vivre chez un parent, un enfant une tierce personne ou dans une institution.
[3] Contrat à Durée Déterminée, temps partiel, intérim, ...

Crédits
CHU de Reims – p. 125, p. 324
DRESS – p. 44, p. 45
Dunod – p. 7, p. 20, p. 23, p. 25, p.65, p. 280
Edimark Santé – p. XIX, p. 24, p. 26, p. 37, p. 107, p. 119, p. 130, p. 133, p. 258
Elsevier-Masson – p. 24, p. 27, p. 33, p. 123, p. 278, p. 279
FFCD – p. 328
INCa – p. 318, p. 332
JBH Santé – p. 25, p. 64, p. 68, p. 109, p. 259, p. 267

Maquette de couverture : Nadia Ouddane

Mise en page : DESK – Saint-Berthevin

Illustration de la couverture : O. Bouché

La légende a fait l'objet de discussion dans des groupes de parole.
Quelques interprétations sont indiquées ci-dessous :
« Lorsque la nuit tombe, faites-moi voir la lumière »
« Un obstacle à franchir pour que la vie continue »
« Après la nuit, l'espoir du jour »
« Derrière l'obstacle, l'espoir d'un horizon lumineux »
« Franchir l'obstacle pour retrouver le chemin de la vie »
« Le cancer comme une barrière qui masque l'horizon »

Impression & brochage sepec - France
Numéro d'impression : 04495120618 - Dépôt légal : octobre 2011
réimprimé en juillet 2012

IMPRIM'VERT®